Pediatria

Instituto da Criança
Hospital das Clínicas

Editores da coleção
Benita G. Soares Schvartsman
Paulo Taufi Maluf Jr.

Doenças Neoplásicas da Criança e do Adolescente

Vicente Odone Filho

Paulo Taufi Maluf Jr.

Lilian Maria Cristofani

Maria Tereza Assis de Almeida

Roberto Augusto Plaza Teixeira

EDITORES DA COLEÇÃO

Benita G. Soares Schvartsman

Doutora em Pediatria pela FMUSP. Médica Assistente da
Unidade de Nefrologia do Instituto da Criança do HC-FMUSP.

Paulo Taufi Maluf Jr.

Professor Livre-Docente em Pediatria pela FMUSP. Médico Assistente
da Unidade de Onco-Hematologia do Instituto da Criança do
HC-FMUSP. Responsável pelo Serviço de Pediatria do Hospital Nove de Julho,
São Paulo, SP.

Doenças Neoplásicas da Criança e do Adolescente

COORDENADORES

Vicente Odone Filho
Professor Titular do Departamento de Pediatria da FMUSP na área
de Onco-Hematologia. Chefe do Departamento de Pediatria da FMUSP.

Paulo Taufi Maluf Jr.
Professor Livre-Docente em Pediatria pela FMUSP. Médico Assistente
da Unidade de Onco-Hematologia do Instituto da Criança do HC-FMUSP.
Responsável pelo Serviço de Pediatria do Hospital Nove de Julho, São Paulo, SP.

Lilian Maria Cristofani
Professora Livre-Docente pelo Departamento de Pediatria da FMUSP. Médica As-
sistente do Serviço de Oncologia Pediátrica do Instituto de Tratamento do Câncer
Infantil (ITACI) do Instituto da Criança do HC-FMUSP.

Maria Tereza Assis de Almeida
Doutora pelo Departamento de Pediatria da FMUSP. Médica Assistente
do Serviço de Onco-Hematologia do Instituto de Tratamento do Câncer Infantil
(ITACI) do Instituto da Criança do HC-FMUSP.

Roberto Augusto Plaza Teixeira
Doutor pelo Departamento de Pediatria da FMUSP. Médico Assistente do Serviço
de Onco-Hematologia do Instituto de Tratamento do Câncer Infantil (ITACI) do
Instituto da Criança do HC-FMUSP.

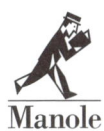

Manole

Este livro contempla as regras do Acordo Ortográfico da Língua Portuguesa de 1990, que entrou em vigor no Brasil.

Capa: Hélio de Almeida
Projeto gráfico: Departamento Editorial da Editora Manole
Editoração eletrônica: Francisco Lavorini
Ilustrações: Mary Yamazaki Yorado

Dados Internacionais de Catalogação na Publicação (CIP)
(Câmara Brasileira do Livro, SP, Brasil)

Doenças neoplásicas da criança e do adolescente/Vicente Odone Filho...
[et al.]. – Barueri, SP: Manole, 2012. – (Pediatria Instituto da Criança
do Hospital das Clínicas; 22/editores da coleção Benita G. Soares
Schvartsman, Paulo Taufi Maluf Jr.)

Outros autores: Paulo Taufi Maluf Jr., Lilian Maria Cristofani,
Maria Tereza Assis de Almeida, Roberto Augusto Plaza Teixeira

Bibliografia.
ISBN 978-85-204-3409-3

1. Neoplasias 2. Oncologia 3. Pediatria 4. Tumores em adolescentes
5. Tumores em crianças I. Odone Filho, Vicente. II. Maluf Junior, Paulo Taufi.
III. Cristofani, Lilian Maria. IV. Almeida, Maria Tereza Assis de.
V. Teixeira, Roberto Augusto Plaza. VI. Schvartsman, Benita G. Soares.

| 12-01236 | CDD-618.92994 |
| | NLM-WS 200 |

Índices para catálogo sistemático:

1. Oncologia pediátrica: Pediatria: Medicina
618.92994

1ª edição – 2012
Reimpressão – 2015

Direitos adquiridos pela:
Editora Manole Ltda.
Avenida Ceci, 672 – Tamboré
06460-120 – Barueri – SP – Brasil
Tel.: (11) 4196-6000 – Fax: (11) 4196-6021
www.manole.com.br
info@manole.com.br

Impresso no Brasil
Printed in Brazil

Autores

Adriana Ávila de Espíndola
Mestre em Neurologia Infantil pela Disciplina de Neurologia Infantil do Departamento de Neurologia da FMUSP. Médica concursada pelo Estado de São Paulo, locada no CSI Homem de Mello e no HC-FMUSP.

Alessandra Araujo Gomes
Médica Assistente do Serviço de Oncologia Infantil do Instituto de Tratamento do Câncer Infantil (ITACI) do Instituto da Criança do HC-FMUSP.

Alessandra Milani Prandini de Azambuja
Especialista em Pediatria pela Sociedade Brasileira de Pediatria (SBP) e em Oncologia Pediátrica pela Sociedade Brasileira de Oncologia Pediátrica (SOBOPE). Médica Assistente do Instituto de Tratamento do Câncer Infantil (ITACI) do Instituto da Criança do HC-FMUSP.

Ana Lucia Beltrati Cornacchioni
Mestre em Ciências pela FMUSP. Médica Assistente da Disciplina de Onco-Hematologia do Instituto de Tratamento do Câncer Infantil (ITACI) do Instituto da Criança do HC-FMUSP.

Camila Peixoto França Pereira de Souza
Médica Assistente do Serviço de Onco-Hematologia do Instituto de Tratamento do Câncer Infantil (ITACI) do Instituto da Criança do HC-FMUSP.

Carolina Sgarioni Camargo Vince
Médica Assistente do Serviço de Onco-Hematologia do Instituto de Tratamento do Câncer Infantil (ITACI) do Instituto da Criança do HC-FMUSP.

Célia Beatriz Gianotti Antoneli
Doutora em Oncologia. Professora Titular da Disciplina de Oncologia das Faculdades Unisa e Anhembi Morumbi.

Eduardo Weltman
Professor Doutor da Disciplina de Radioterapia da FMUSP. Médico Coordenador do Serviço de Radioterapia do Hospital Israelita Albert Einstein.

Fernanda Andrade
Médica Colaboradora do Grupo de Neurocirurgia Pediátrica do HC-FMUSP.

Gabriele Zamperlini Netto
Médico Assistente do Serviço de Onco-Hematologia do Instituto de Tratamento do Câncer Infantil (ITACI) do Instituto da Criança do HC-FMUSP.

Hamilton Matushita
Professor Livre-Docente da FMUSP. Neurocirurgião Pediátrico do HC-FMUSP.

Karisa Martins de Oliveira
Médica Pediatra e Oncologista Pediátrica. Residência Médica em Pediatria e em Oncologia Pediátrica pela FMUSP. Médica Colaboradora e Pesquisadora do Instituto de Tratamento do Câncer Infantil (ITACI) do Instituto da Criança do HC-FMUSP.

Lilian Maria Cristofani
Professora Livre-Docente pelo Departamento de Pediatria da FMUSP. Médica Assistente do Serviço de Oncologia Pediátrica do Instituto de Tratamento do Câncer Infantil (ITACI) do Instituto da Criança do HC-FMUSP.

Luiz Fernando Lopes
Professor Livre-Docente pelo Departamento de Pediatria da FMUSP. Diretor Médico do Hospital Infantojuvenil Presidente Luiz Inácio Lula da Silva da Fundação Pio XII. Coordenador do Departamento de Ensino e Pesquisa do Centro de Tratamento Infantojuvenil Fabiana Macedo de Morais (CTFM-GACC) de São José dos Campos. Coordenador do Grupo Cooperativo dos Tumores de Células Germinativas da Sociedade Brasileira de Oncologia Pediátrica (SOBOPE).

Maria Aparecida Zanichelli
Doutora em Oncopediatria pelo Instituto da Criança do HC-FMUSP.

Maria Dulce Silveira Collassanti
Médica Onco-Hematologista da Unidade de Transplante de Medula Óssea do Instituto de Tratamento do Câncer Infantil (ITACI) do Instituto da Criança do HC-FMUSP.

Maria Tereza Assis de Almeida
Doutora pelo Departamento de Pediatria da FMUSP. Médica Assistente do Serviço de Onco-Hematologia do Instituto de Tratamento do Câncer Infantil (ITACI) do Instituto da Criança do HC-FMUSP.

Nasjla Saba Silva
Oncologista Pediátrica do IOP, do Graac e da Unifesp. Coordenadora dos Tumores do Sistema Nervoso Central do IOP, do Graac e da Unifesp.

Paulo Taufi Maluf Jr.
Professor Livre-Docente em Pediatria pela FMUSP. Médico Assistente do Instituto de Tratamento do Câncer Infantil (ITACI) do Instituto da Criança do HC-FMUSP. Médico do Centro de Oncologia do Hospital Sírio-Libanês. Responsável pelo Serviço de Pediatria do Hospital Nove de Julho, São Paulo, SP.

Roberto Augusto Plaza Teixeira
Mestre em Pediatria pela Faculdade de Ciências Médicas da Santa Casa de São Paulo (FCMSCSP). Doutor pelo Departamento de Pediatria da FMUSP. Médico Assistente do Serviço de Onco-Hematologia do Instituto de Tratamento do Câncer Infantil (ITACI) do Instituto da Criança do HC-FMUSP. Médico Oncologista e Hematologista Pediátrico do Centro de Tratamento Infantojuvenil Fabiana Macedo de Morais (CTFM-GACC) de São José dos Campos. Coordenador do Grupo Brasileiro para Tratamento do Tumor de Wilms (GBTTW).

Uenis Tannuri
Professor Titular da Disciplina de Cirurgia Pediátrica do Departamento de Pediatria da FMUSP. Chefe do Serviço de Cirurgia Pediátrica do Instituto da Criança do HC-FMUSP. Chefe do Laboratório de Cirurgia Pediátrica (LIM-30) da FMUSP.

Vicente Odone Filho
Professor Titular do Departamento de Pediatria da FMUSP na área de Onco-Hematologia. Chefe do Departamento de Pediatria da FMUSP.

Sumário

Seção IV – Tumores do sistema nervoso central

Seção V – Tumores de origem mesenquimal

Prólogo

A Unidade de Oncologia do Instituto da Criança do HC-FMUSP foi originária, assim como tantas outras unidades de especialidades desta casa, do trabalho pioneiro e algo autodidata desenvolvido no antigo Grupo de Patologia Geral da instituição, célebre área de atividades na qual se destacava a figura de Gabriel Wolf Oselka.

Com o passar do tempo, a Unidade tornou-se o maior grupo de especialidades do Instituto e teve, para manter seu contínuo crescimento, de buscar outras áreas físicas que pudessem acomodá-la. Foi o desencadear de todo um esforço que culminou com a construção do Instituto de Tratamento do Câncer Infantil (ITACI), surgido pela força da sociedade e sempre vinculado à casa da qual foi gerado.

O ITACI, que em 2011 recebeu uma criança nova a cada 0,84 dia, pode hoje com orgulho celebrar o lançamento desta obra, particularmente gratificante por contar com toda uma gama de profissionais, de todos os níveis, de jovens entusiastas a mais velhos igualmente entusiastas que dão, a todos nós, a certeza serena da perenidade, mantendo sempre o crescimento, agindo sempre com profundo envolvimento e permeando tudo com acentuada paixão.

Vicente Odone Filho
Prof. Titular do Departamento de Pediatria
da FMUSP na área de Onco-Hematologia
Chefe do Departamento de Pediatria da FMUSP

Prefácio

É mesmo um privilégio escrever o prefácio de mais um livro da nossa vitoriosa coleção "Pediatria do Instituto da Criança", agora com a relevante temática das "Doenças Neoplásicas da Criança e do Adolescente".

Acompanhando o desenvolvimento internacional da área, a Oncologia tem sido uma especialidade de grande destaque no nosso Departamento. O interesse especial pela área começou com o Prof. Gabriel W. Oselka, ainda na antiga Clínica Pediátrica que funcionava no prédio central do HC, tendo o Grupo de Oncologia alcançado sua individualidade em 1977, já depois da transferência para o Instituto da Criança. Os primeiros especialistas foram os Profs. Vicente Odone Filho e Paulo Taufi Maluf Jr., que promoveram um crescimento tão grande e rápido dessa área no Instituto da Criança, que se sentiu a necessidade de construir-se um prédio próprio para abrigá-la, o que se tornou realidade com a inauguração do Instituto de Tratamento do Câncer Infantil (ITACI), construído com a ajuda da Fundação Criança e oficialmente incorporado ao Complexo HC-FMUSP em dezembro de 2006, fazendo hoje parte do Instituto da Criança (ICr). Quando se analisa a lista de colaboradores deste volume, é com muita satisfação que se observa a participação das três gerações de oncologistas que hoje trabalham no ICr/ITACI e já entre os coordenadores se vê essa realidade: Vicente e Paulo representando os mais experientes, Roberto, os mais jovens, e Lilian e Maria Tereza, a geração intermediária.

Analisando o conteúdo do livro, ele trata diretamente das neoplasias mais frequentes da infância e da adolescência, dentro da raridade desse grupo de doenças na faixa etária em foco. Os aspectos etiopatogênicos, em especial os genômicos, os genético-moleculares e os imunológicos, são tratados em cada um dos grandes capítulos, dentro da perspectiva prática de auxiliarem o diagnóstico e contribuírem para uma terapêutica mais específica, mais racional e consequentemente mais eficaz. Trata-se, assim, de um livro eminentemente prático, mas com grande embasamento de conceitos fisiopatogênicos, e que alcança o intuito principal da Coleção, que é o de oferecer os conhecimentos essenciais de cada especialidade pediátrica para o pediatra geral, médicos generalistas e de outras especialidades.

Este livro representa fundamentalmente a experiência da equipe do ICr/ITACI com doenças neoplásicas nas duas primeiras décadas de vida. Todos os grandes grupos de doenças (linfoproliferativas, mieloproliferativas, tumores embrionários, do sistema nervoso central e de origem mesenquimal) são abordados fundamentalmente pelos especialistas da Casa, incluindo ainda o Prof. Uenis Tannuri, Prof. Titular de Cirurgia Pediátrica do nosso Departamento. A colaboração valiosa de alguns colegas de outros serviços do HC-FMUSP, assim como de médicos do Hospital A.C. Camargo e do Hospital São Paulo, certamente muito enriquece este volume.

Desejando que este novo livro alcance o mesmo sucesso dos vinte e um que o antecederam, venho agradecer aos coordenadores desta obra, assim como a Dra. Benita Schvartsman e ao Dr. Paulo Taufi Maluf Jr. (aqui duplamente agradecido), editores da Coleção como um todo, e à Editora Manole, pela oportunidade de me manifestar também nesta obra.

São Paulo, 27 de março de 2012.

Magda Carneiro-Sampaio
Profa. Titular do Departamento de Pediatria da FMUSP
Presidente do Conselho Diretor do Instituto da Criança

Introdução

O interesse pela Oncologia Pediátrica dentro do Departamento de Pediatria da FMUSP remonta ao início dos anos de 1970, quando a enfermaria de Pediatria Clínica Geral, ainda instalada na Ala Norte do Instituto Central (IC) do HC-FMUSP, começou a admitir os primeiros casos de crianças portadoras de leucemias agudas. Sob a liderança intelectualmente privilegiada do Prof. Gabriel W. Oselka, o assim chamado Grupo Geral reunia pacientes com doenças pediátricas variadas, visto que a maioria das especialidades se encontrava ainda em seu nascedouro ou simplesmente não existia. Muitas crianças com enfermidades hematológicas diversas, que outrora eram tratadas na Disciplina de Hematologia da Clínica Médica, eram admitidas em bom número pelo Grupo, para diagnóstico e tratamento e, por conseguinte, casos de leucemias trilharam a mesma via.

A Disciplina de Cirurgia Pediátrica, ainda pertencente à Clínica Cirúrgica do IC, comandada entusiasticamente pelo Prof. João Gilberto Maksoud, recebia casos esporádicos de crianças com tumores sólidos que, após serem operados, eram encaminhados também ao Grupo Geral para orientação terapêutica.

O atendimento a crianças portadoras de neoplasia, de modo crescente, passou a ser mister do Grupo Geral e, coincidentemente, foi também no início dos anos de 1970 que se estabeleceram os primeiros conceitos quimioterápicos pertinentes a esse segmento complexo de doenças e também começaram a surgir relatos de sucesso dos tratamentos.

Em 1977, há exatos 35 anos, o Prof. Gabriel Oselka vislumbrou a possibilidade e a necessidade de que a Oncologia Pediátrica se destacasse como especialidade independente do Grupo Geral e foi daí que se deu início às atividades da Unidade de Onco-Hematologia, agora nas novas dependências do recém-criado Instituto da Criança do HC-FMUSP. A dedicação extremada de pessoas da área de enfermagem, a colaboração estreita que era prestada pelo Laboratório Central, o apoio inconteste da Disciplina de Cirurgia Pediátrica, o envolvimento de colegas da Anatomia Patológica, o interesse especial de colegas da Radioterapia e a agregação de disciplinas como Neurologia, Ortopedia, Oftalmologia, Otorrinolaringologia, Hemoterapia e Métodos de Imagem possibilitaram o rápido crescimento da Unidade, desde logo a mais numerosa entre as especialidades já então consolidadas, a ponto de merecer esforços conjuntos da comunidade que culminaram na criação do Instituto de Tratamento do Câncer Infantil (ITACI).

Debalde seria a citação de nomes, pois desde muito cedo aprendemos que o exercício da Oncologia Pediátrica não é individual, mas provém da associação de múltiplas categorias médicas e de outras áreas afeitas à saúde, como enfermagem, farmácia, profissionais auxiliares em laboratório clínico, psicologia, fisioterapia, biofísica e muitos outros igualmente responsáveis pelo êxito hoje conseguido diante do desafio em que consistem as neoplasias infantis.

A pujança da Unidade propiciou carreira acadêmica ascendente a todos os que a ela se dedicaram, alcançando-se mesmo o seu nível máximo no âmbito universitário. Durante todos esses anos, foram treinados muitos jovens que optaram pela especialidade como complemento de sua pós-graduação *lato sensu*. A muitos outros foi propiciada a iniciação ao mestrado e a obtenção do título de Doutor. O tempo fez com que alguns desses elementos, mediante o grande destaque que a excelência de sua atuação alcançou, passassem a compor o corpo da Unidade e a dar sua contribuição definitiva para que seu progresso se tornasse inexorável.

Esses 35 anos de vivência na área, e de grande experiência acumulada, levam à confecção deste volume da Coleção Pediatria do Instituto da Criança do HC--FMUSP dedicado às doenças neoplásicas da infância que, mais que a transmissão de conceitos, espelhará muito da filosofia e da personalidade da unidade lapidadas ao longo do tempo. Mais do que a exposição de evidências que sedimentam a prática da especialidade, pretende-se demonstrar aos pediatras em geral a postura da unidade perante as inúmeras controvérsias que cercam esse campo do conhecimento. Desejamos, ademais, trazer a todos os que se ocupam da assistência à infância um pouco do que se sabe da gênese dessas doenças e o tanto que ainda temos de caminhar para desvendar enigmas que o pequeno paciente enfermo nos apresenta e pede para ajudá-lo a transpor, de sorte a devolver-lhe o esplendor da aurora de sua tenra existência e a aplacar o sofrimento que a inesperada ocorrência mórbida acarretou a familiares e a todos que o cercam e o querem bem.

O leitor encontrará um fascículo didaticamente dividido em seções, obedecendo as classificações em que as neoplasias se distribuem, e terá ilustrações de imagens que exemplificam as alterações clínicas e imagenológicas que as doenças provocam, bem como alguns exemplos de demonstrações histológicas ou citológicas. A cada capítulo procurou-se expor, de forma concisa, um pouco de histórico de cada entidade nosológica, bem como epidemiologia, patogenia, patologia, apresentação, diagnóstico e tratamento. Haverá tabelas para resumir os dados contidos nos textos, e cada capítulo se seguirá de referências bibliográficas atualizadas e que podem ser sugeridas como leitura suplementar a quem tiver interesse mais aprofundado.

Certamente a obra ensejará aos pediatras uma fonte de consulta bastante acessível e um instrumento de atualização no que concerne às doenças neoplásicas da infância.

Paulo Taufi Maluf Jr.
Professor Livre-Docente
Membro da Unidade de Onco-Hematologia do HC-FMUSP

Seção I

Doenças linfoproliferativas

Leucemia linfoide aguda

1

Lilian Maria Cristofani

Após ler este capítulo, você estará apto a:

1. Descrever as hipóteses sobre a etiologia e fatores de risco para a leucemia linfoide aguda na infância.
2. Identificar os sinais e sintomas da doença e fazer o diagnóstico diferencial.
3. Reconhecer as bases do tratamento atual da doença e seu prognóstico.

INTRODUÇÃO

As leucemias são doenças clonais originárias da transformação neoplásica de células progenitoras hematopoéticas da medula óssea, que adquirem alterações genéticas que lhes conferem uma vantagem proliferativa e de sobrevivência ou um prejuízo da diferenciação e apoptose. Esse clone neoplásico prolifera-se até substituir o parênquima medular normal, com prejuízo da hematopoese e posterior disseminação pelo organismo[1].

Sob a denominação de leucemia linfoide aguda (LLA), existe um grupo heterogêneo de leucemias que têm em comum a morfologia celular e a presença de marcadores linfoides característicos.

EPIDEMIOLOGIA

As leucemias são as neoplasias mais comuns da infância, correspondendo a 30% dos casos de câncer em crianças menores de 15 anos. No Brasil, os registros de base populacional revelam uma incidência de câncer pediátrico de 154,3 casos/milhão, dos quais as leucemias correspondem de 18 a 41%[2].

Entre as leucemias da infância, 75% dos casos correspondem à LLA, 20 a 25% à leucemia mieloide aguda (LMA) e o restante, de 1 a 3%, à leucemia mieloide crônica (LMC)[3].

A incidência da LLA da infância é de quatro casos novos por ano por 100.000 crianças com menos de 15 anos. O pico de incidência da doença ocorre entre os 3 e 5 anos de idade, posteriormente declinando e subindo de novo ao redor dos 30 anos[4].

ETIOLOGIA E FATORES DE RISCO

As leucemias da infância resultam da combinação entre susceptibilidade genética e fatores ambientais. Uma sequência variável de eventos mutagênicos, ocorridos em diferentes intervalos, terminaria por desencadear a doença. Essa hipótese é sustentada pelo encontro de fusões de genes de células leucêmicas em gêmeos idênticos portadores da doença e da análise retrospectiva de sangue colhido de recém-nascidos ("teste do pezinho") e de sangue de cordão umbilical estocado, que apresentam fusões gênicas encontradas em LLA em uma incidência 100 vezes maior que a incidência de LLA na população pediátrica[5].

Essas informações permitem tecer considerações sobre os mecanismos etiológicos e a época de sua ocorrência nas leucemias da infância. Para a leucemia de lactentes menores de 12 meses, agravos relevantes e mutações consequentes ocorrem sobretudo na vida intrauterina. Para as crianças maiores, acredita-se que um primeiro evento mutagênico ocorra na vida intrauterina e, posteriormente, um segundo evento desencadeie a doença. Numerosos estudos já examinaram possíveis fatores de risco para o desenvolvimento de leucemia. Em sua maioria, os trabalhos investigam fatores ambientais, genéticos ou infecciosos. Na maioria dos casos, a neoplasia é esporádica, mas doenças congênitas como anemia de Fanconi e síndromes de Bloom, Down, Kostmann e Blackfan-Diamond podem favorecer seu surgimento. A exposição a campos eletromagnéticos (linhas de alta frequência) durante a vida intrauterina tem potencial carcinogênico, assim como a exposição intraútero ou pós-natal a benzeno, pesticidas, álcool, cigarros e drogas ilícitas[6].

As infecções também têm sido implicadas na etiologia da LLA. Duas hipóteses apontam que uma resposta anormal às infecções virais comuns da infância pode ter um papel relevante na origem da LLA[5,7], mas nenhum mecanismo dependente de vírus para sua gênese foi identificado até o momento.

Existem dados conflitantes a respeito da influência da história gestacional materna no surgimento de leucemia da infância. Perdas fetais prévias, idade dos pais superior a 40 anos, peso de nascimento acima de 4.000 g e ausência de aleitamento materno são incluídos nas variáveis de risco[8].

Níveis séricos de folato e polimorfismos gênicos de enzimas dependentes do folato também têm sido correlacionados a vários tipos de câncer, incluindo LLA[9].

QUADRO CLÍNICO

O quadro clínico da LLA depende da repercussão decorrente da infiltração leucêmica da medula óssea e de outros órgãos (Tabela 1.1). Geralmente a história é aguda, com duração de dias ou semanas, referindo palidez, astenia, manifestações hemorrágicas e febre. A perda de peso é rara.

As manifestações dolorosas em membros são frequentes, sobretudo na forma de dores ósseas ou artralgia. As artrites verdadeiras são raras[10].

Linfadenopatias e hepatoesplenomegalia são frequentes ao exame físico. Sintomas neurológicos decorrentes da invasão de sistema nervoso central (SNC) são raros na LLA.

Anemia, trombocitopenia e neutropenia são muito prevalentes, sendo as duas primeiras encontradas em mais de 75% dos casos. Metade dos pacientes tem leucometria acima de $10.000/mm^3$, e 20% apresentam leucócitos acima de $50.000/mm^3$. Células leucêmicas são habitualmente reconhecidas no sangue periférico, embora possam ser confundidas com linfócitos atípicos. Cerca de 20% dos pacientes não apresentam linfoblastos no hemograma.

A radiografia simples de tórax pode revelar alargamento do mediastino, principalmente em crianças com adenomegalia cervical importante, o que pode causar a síndrome da compressão da veia cava superior. Essa situação clínica caracteriza-se por edema de face e pálpebras, cianose perioral, estase de veias cervicais e até obnubilação, decorrentes da dificuldade de retorno venoso do segmento cefálico pela dificuldade de fluxo da veia cava superior.

Alterações metabólicas graves, como hiperuricemia, hiperfosfatemia, hipocalcemia e hiperpotassemia, podem ser encontradas especialmente em crianças com acentuada visceromegalia, leucometria acima de $50.000/mm^3$ ou infiltração renal ao diagnóstico.

O diagnóstico de LLA é firmado pela punção e análise do esfregaço de medula óssea (mielograma), que revela 25% ou mais de substituição do parênquima medular por linfoblastos.

Tabela 1.1 – Distribuição dos principais sinais e sintomas apresentados por 305 crianças tratadas de leucemia linfoide aguda no Instituto da Criança entre 1997 e 2006

Sintoma	N (%)
Febre	238 (78)
Esplenomegalia	203 (66)
Adenomegalia	128 (42)
Hepatomegalia	204 (67)
Dor óssea	102 (33)
Artrite	30 (10)
Envolvimento de testículos	2 (0,6)
Envolvimento de SNC	21 (7)
Massa mediastinal	29 (9,5)

SNC: sistema nervoso central.

DIAGNÓSTICO DIFERENCIAL

Como a criança com leucemia geralmente apresenta sintomas inespecíficos, a neoplasia pode simular várias outras doenças da infância, causando confusão na elucidação do quadro. Em consequência, o diagnóstico de leucemia poderá ser retardado e muitas vezes o paciente receberá um tratamento inadequado. O diagnóstico diferencial das leucemias agudas inclui as doenças relacionadas na Tabela 1.2.

Febre, dores articulares e anemia leve podem sugerir o diagnóstico de artrite reumatoide juvenil ou lúpus eritematoso sistêmico, as causas mais frequentes de confusão com LLA[11]. A confusão pode ser maior se algum teste laboratorial de fator antinúcleo

Tabela 1.2 – Doenças que fazem o diagnóstico diferencial com leucemia da infância[11]

Infecções	- Vírus (incluindo HIV) - Bacterianas em lactentes - Leishmaniose
Doenças imunológicas	- Púrpura trombocitopênica idiopática - Artrite reumatoide juvenil
Desordens dos macrófagos	- Osteopetrose - Linfo-histiocitose hemofagocítica
Doenças congênitas da medula óssea	- Anemia megaloblástica - Aplasia de células vermelhas - Neutropenia congênita
Falência de medula óssea	- Anemia aplástica adquirida
Tumores sólidos	- Neuroblastoma - Rabdomiossarcoma - Meduloblastoma - Tumor neuroectodérmico primitivo

HIV: vírus da imunodeficiência humana.

for positivo, o que pode ocorrer em até 30% da população normal. Contagem diferencial de leucócitos anormal, leucopenia, neutropenia, linfocitose, trombocitopenia ou falha de resposta aos salicilatos devem sugerir a hipótese de leucemia. A experiência do Instituto da Criança e de outros autores mostra que a associação de dor em membros e mais de um parâmetro hematológico alterado no hemograma sugerem fortemente a presença de neoplasia e não de doença reumatoide idiopática, mesmo na ausência de blastos no sangue periférico[12,13]. O pediatra deve estar alerta para essa situação e evitar o uso de corticosteroides, que mascaram o quadro, selecionam células leucêmicas resistentes e pioram o prognóstico de cura desses pacientes. Esse erro não é raro: em nossa experiência, 31,8% dos pacientes com manifestações osteoarticulares por neoplasias haviam recebido corticosteroides por indicação médica, previamente ao diagnóstico da doença[14]. Deve-se destacar a importância desse fato e é necessário que, antes de seu emprego, exclua-se de maneira adequada a possibilidade de LLA pelo mielograma.

Algumas infecções, sobretudo a mononucleose infecciosa, a toxoplasmose, a infecção congênita pelo vírus da imunodeficiência humana (HIV), a parvovirose e a citomegalovirose, também são caracterizadas por febre, linfadenopatia, hepatoesplenomegalia e presença de linfócitos atípicos no hemograma. Na mononucleose infecciosa, a manifestação mais proeminente é a adenomegalia cervical dolorosa, acompanhada de febre, mal-estar e faringite, e cerca de 50% dos pacientes têm esplenomegalia. Essas infecções distinguem-se da leucemia pela morfologia dos linfócitos atípicos e linfoblastos e pela ausência de alterações nas séries plaquetária e eritrocitária no hemograma. Os linfonodos e a hepatoesplenomegalia associados às doenças virais são, em geral, de consistência elástica e, nas doenças linfoproliferativas, são mais endurecidos e coalescentes[11].

Em algumas áreas endêmicas de doenças infecciosas no Brasil, algumas crianças com leucemia aguda podem ter confusão diagnóstica com calazar (febre, pancitopenia, esplenomegalia de grande tamanho), dengue (febre, dores generalizadas, manifestações hemorrágicas) ou malária crônica. O pediatra que atua nessas áreas deve estar atento a essas possibilidades.

A anemia aplástica grave pode ser indistinguível das leucemias aleucêmicas (sem blastos no sangue periférico, sem visceromegalias), tanto clínica quanto laboratorialmente, pois a pancitopenia é o achado mais comum nessa situação e as manifestações hemorrágicas são a queixa mais frequente. Cerca de 1 a 2% das LLA da infância e uma menor proporção das LMA são precedidas por um período de aparente falha da medula óssea, seguida de recuperação espontânea por algumas semanas e desenvolvimento subsequente de leucemia, em geral após 3 a 9 meses[11]. Mas, ao contrário da anemia aplástica grave, a neutropenia, nos casos de leucemia, é mais acentuada que a plaquetopenia. O diagnóstico é feito por meio do mielograma ou da biópsia de medula óssea.

A anemia megaloblástica por deficiência de vitamina B12 ou folato é rara em regiões desenvolvidas, exceto em crianças que receberam terapia citotóxica ou que apresentem anormalidades na dieta (filhos de mães vegetarianas extremas) ou metabólicas (deficiência de transcobalamina II). A pancitopenia, a diseritropoese grosseira e a presença de precursores mieloides anormais podem simular leucemia, mas essa combinação deve levantar a suspeita de anemia megaloblástica. Em geral, quando a criança atinge essa situação hematológica, sintomas de retardo no desenvolvimento neuromotor ou hipotonia já são aparentes[11].

Pancitopenia, febre e hepatoesplenomegalia progressiva podem ser sintomas de linfo-histiocitose hemofagocítica, uma doença rara e caracterizada por infiltração do baço, fígado e medula óssea por células histiocitárias. O diagnóstico é feito pelo encontro de hemofagocitose na medula óssea e outros tecidos[11].

A púrpura trombocitopênica idiopática (PTI), assim como a LLA, acomete preferencialmente crianças de 3 a 5 anos e caracteriza-se por sangramento cutâneo abrupto com petéquias e equimoses, podendo estar acompanhado de sangramento mucoso, com epistaxe, gengivorragia, hematúria e sangramento digestivo e até de SNC. A presença de outros sintomas, além das manifestações purpúricas, ou de esplenomegalia, anormalidades na leucometria ou células atípicas no hemograma sugere uma etiologia não imunológica para o quadro de trombocitopenia. A trombocitopenia isolada é muito rara na LLA. O mielograma na PTI mostra a presença de megacariócitos em número normal ou aumentado, e as demais séries são normais[11].

A histiocitose de Langerhans, assim como a LLA, pode causar febre, anemia, hepatoesplenomegalia e púrpura, porém a pele é em geral acometida por lesões de aspecto variado, fenômeno raro na LLA. A biópsia e a análise histopatológica esclarecem a etiologia das lesões.

Em crianças com hipereosinofilia, o diagnóstico diferencial de LLA também deve ser considerado. Em raros casos o aparecimento dessa neoplasia é precedido por hipereosinofilia, com o quadro clássico de hipereosinofilia, infiltrado pulmonar, cardiomegalia e insuficiência cardíaca congestiva[11].

Em alguns casos, outros tumores sólidos que acometem a medula óssea podem ser confundidos com linfoblastos. Na faixa etária pediátrica, a confusão mais frequente é com o neuroblastoma, caracterizado por febre, dores ósseas, massa abdominal e metástases em órbitas, quando em sua forma disseminada. No mielograma, as metástases de tumores sólidos apresentam-se geralmente em blocos, mas podem invadir a medula óssea de forma difusa, simulando leucemia. As reações citoquímicas e imuno-histoquímicas de fragmentos de medula óssea ajudam na diferenciação[11].

VARIÁVEIS DE PROGNÓSTICO E CLASSIFICAÇÃO CELULAR

As crianças com LLA são classificadas e tratadas de acordo com grupos de risco para recaída da doença (i.e., risco baixo, intermediário e alto), que são definidos por características clínicas e biológicas apresentadas ao diagnóstico e que possuem correlação com o prognóstico da doença[1]. Para a caracterização dos grupos de risco, são levadas em consideração as variáveis descritas a seguir.

Idade ao Diagnóstico

A idade do paciente no momento do diagnóstico de LLA tem um grande impacto no prognóstico. Crianças entre 1 e 9 anos de idade têm melhor sobrevida livre de eventos que crianças maiores de 10 anos, adolescentes e lactentes menores de 12 meses.

Os adolescentes costumam apresentar leucometria acima de 50.000/mm³, leucemia derivada de células T ou alta frequência da fusão *BCR/ABL*, que são características reconhecidas como de mau prognóstico. Os adolescentes de 16 a 21 anos de idade têm melhores resultados de sobrevida quando tratados com protocolos de tratamento de LLA para crianças do que com protocolos para adultos, porque estes últimos são mais leves e destinados a pessoas de até 60 anos, cuja tolerância às drogas é menor[15].

A LLA dos lactentes menores de 12 meses tem um prognóstico desfavorável em relação ao das crianças maiores. A sobrevida livre de eventos dos lactentes varia de 28 a 45%[16,17]. Seus linfoblastos são mais resistentes à quimioterapia, têm alta frequência de anormalidades no cromossomo 11q23, que causa anormalidades no gene *MLL* (*mixed lineage leukemia*), são de imunofenótipo B muito imaturo (pró-B) e apresentam grande quantidade de tumor ao diagnóstico (alta leucometria, visceromegalia)[16,18].

Celularidade ao Diagnóstico

A celularidade elevada ao diagnóstico é um fator de risco para os pacientes com LLA derivada de linfócitos B. A leucometria de 50.000/mm³ é geralmente o ponto de corte entre bom e mau prognóstico. Leucometrias elevadas se associam a alterações genéticas desfavoráveis da célula leucêmica, como as translocações t(4;11)(q21;q23) e t(9;22)(q34;q11)[1].

Envolvimento do Sistema Nervoso Central ao Diagnóstico

O acometimento do SNC pelos blastos linfoides pode ter importância no prognóstico. De acordo com a presença ou ausência de blastos no liquor e o número de células, definem-se as seguintes situações[1]:

- SNC1: menos de cinco células e ausência de blastos.
- SNC2: menos de cinco células e presença de blastos.
- SNC3: cinco ou mais células e presença de blastos.

Crianças com LLA e invasão de SNC ao diagnóstico (SNC3) têm maior risco de falha terapêutica quando comparadas àquelas sem invasão. Pacientes com SNC2 têm risco maior de recidiva em SNC, fato que depende do esquema terapêutico aplicado. Qualquer fator que aumente o risco de recaída na situação de SNC2 pode ser superado com a aplicação de quimioterapia intratecal mais intensiva[19].

A punção lombar traumática ao diagnóstico leva blastos ao SNC e parece estar associada a um pior prognóstico.

Sexo

O prognóstico das meninas é levemente melhor que o dos meninos em alguns estudos[20].

Etnia

A sobrevida de crianças negras ou latinas é levemente pior em alguns estudos, embora isso não seja confirmado por outros. Essa controvérsia talvez se deva ao esquema terapêutico empregado. Crianças asiáticas e caucasianas têm maior sobrevida, mas a causa não é bem conhecida, nem pode ser explicada pelos reconhecidos fatores de prognóstico[1].

Características da Célula Leucêmica

Morfologia

Os blastos de LLA podem ser subdivididos pela classificação morfológica *French-American-British* (FAB) como L1, L2 ou L3. Por ser uma classificação subjetiva, dependente do observador e sem relação direta com o prognóstico, não é mais utilizada de modo isolado, mas complementada com estudos de imunofenotipagem e citogenética.

Imunofenotipagem

A imunofenotipagem é um componente essencial para o diagnóstico de LLA, pois permite a determinação da linhagem celular, do estágio de diferenciação e algumas vezes da origem clonal da célula leucêmica. É útil também para acompanhar a resposta terapêutica e o desaparecimento do clone leucêmico durante o tratamento. Atualmente, utiliza-se o citômetro de fluxo e anticorpos monoclonais para determinar os antígenos celulares característicos de cada grupo imunofenotípico das leucemias.

Os linfoblastos da LLA podem ser de linhagem linfoide B ou T, em vários estágios de diferenciação: pró-B, pré-B, pré-B de transição, B madura e T[21].

Os pacientes com LLA B-derivada e idade entre 1 e 5 anos têm sobrevida livre de eventos ao redor de 80%. Para os pacientes com LLA T-derivada, o prognóstico não tem relação com a idade e a sobrevida livre de eventos é de aproximadamente 58% na faixa etária entre 1 e 5 anos[22].

A Tabela 1.3 mostra a classificação imunológica das LLA e sua frequência na infância.

Tabela 1.3 – Classificação imunológica da leucemia linfoide aguda da infância[21]

Subtipo	% de positividade para os vários marcadores imunológicos										
	CD19	CD22	CD79[a]	CD10	CD7	CD5	CD3[a]	Igc	Igs	Igsκ ou λ	Frequência
Pró-B	100	98	99	95	5	0	0	0	0	0	60 a 65%
Pré-B	100	100	100	98	0	< 2	0	100	0	0	20 a 25%
Pré-B de transição	100	100	100	50	0	0	0	100	100	0	1 a 35%
B	100	100	100	50	0	0	0	98	98	98	2 a 3%
T	< 5	0	0	45	100	95	100	0	0	0	15 a 18%

a: expressão citoplasmática; Igc: imunoglobulina de citoplasma; Igs: imunoglobulina de superfície.

Índice de DNA e porcentagem de células em fase S

Crianças com características clínicas e laboratoriais favoráveis (baixo risco para recaída da doença) e que apresentam uma relação entre conteúdo de DNA da célula leucêmica/conteúdo de DNA da célula normal $\geq 1,16$ e porcentagem de células em fase S $\geq 6\%$ são um grupo com sobrevida livre de doença ao redor de 90%[23].

Citogenética e genética molecular

Mais de 200 alterações gênicas, incluindo mutações, deleções e inversões, são descritas em leucemias. A presença de determinadas translocações nas células leucêmicas tem implicações no prognóstico e pode ser utilizada para definir um grupo de pacientes que requer tratamento mais agressivo.

A hiperdiploidia (> 50 cromossomos) é um fator favorável, pois torna os linfoblastos muito sensíveis à quimioterapia e propensos à apoptose espontânea. Pacientes com idade e leucometria favoráveis, associadas à trissomia dos cromossomos 4, 10 ou 17, também têm bom prognóstico[24].

A hipodiploidia (< 45 cromossomos) está presente em menos de 1% das crianças com LLA. São pacientes com grandes chances de apresentar falha terapêutica, que piora conforme diminui o número de cromossomos, com perspectiva de sobrevida ao redor de 38,5 ± 4,4%[1,23].

Os genes mais envolvidos na LLA da infância são *TEL, AML1, AF4* e *E2A*, combinados a outros genes ou entre si (*TEL/AML1*). A translocação mais comum na leucemia derivada de células B é a t(12;21)(p13;q22). Embora não seja identificável na maioria das análises de cariótipo, a fusão gênica *TEL-AML1* consequente a essa translocação é detectada em cerca de 25% das LLA B-derivadas da infância. Estudos epidemiológicos com cartões do teste do pezinho demonstraram sua presença em sangue de recém-nascidos no momento do parto de 5 a 10 anos antes do surgimento da LLA. Essas evidências sugerem que a fusão *TEL-AML1* é um evento inicial na leucemogênese. Vários estudos demonstram que a presença dessa translocação correlaciona-se com chances de sobrevida livre de eventos de 86 a 90%[25].

A t(1;19)(q23;p13), que codifica a proteína da fusão de *E2A-PBX,* está presente em cerca de 6% de todas as LLA B-derivadas e em cerca de 25% das LLA pré-B. Os pacientes portadores dessa translocação têm SLE ao redor de 90% se tratados com quimioterapia intensiva[24].

Na LLA T-derivada, os genes de fatores de transcrição são os alvos preferidos das translocações (genes *MYC, TAL1* e *LYL1*). A t(1;14) gera ativação do *TAL1*, está presente em cerca de 25% das LLA T da infância e associa-se a um prognóstico desfavorável. Fusões de genes como *MLL-ENL* – t(11;19)(q23;p13) – e mutações no gene *NOTCH-1* também são descritas nesse tipo de LLA[26].

A translocação t(9;22)(q34;q11) (cromossomo Philadelphia ou Ph1+) é encontrada em apenas 3 a 5% das crianças com LLA, e gera a fusão dos genes *BCR/ABL.* As crianças com LLA positiva para o cromossomo Ph1+ são mais velhas, têm leucometria maior e um prognóstico ruim com SLE de 10 a 30%[27].

Anormalidades que envolvem o gene *MLL* no cromossomo 11q23 ocorrem em apenas 2% das crianças acima de 12 meses de vida, mas estão presentes em 80% dos lactentes menores de 12 meses. As crianças com LLA e a t(4;11)(q21;q23), que envolve a fusão *MLL-AF4,* são consideradas de altíssimo risco para recaída[16].

Velocidade de resposta ao tratamento

O desaparecimento das células leucêmicas do sangue no 8º dia de tratamento e da medula óssea no 15º e no 35º dias de tratamento, mensurado por técnicas de citologia, citometria de fluxo e *real-time* PCR, é um importante fator na definição do risco de recaída da doença[28,29].

GRUPOS DE RISCO

Os critérios de risco do *National Cancer Institute* (NCI, Estados Unidos) são atualmente considerados os critérios-padrão, em uma tentativa de uniformizar os vários grupos de pacientes e permitir uma análise comparativa dos vários protocolos de tratamento existentes no mundo. São classificados como de risco básico (ou baixo risco de recaída) os pacientes com idade entre 1 e 9 anos e que apresentam uma leucometria menor que 50.000/mm^3 ao diagnóstico. Os demais são classificados como de alto risco para recaída[1].

Alguns grupos acrescentam outras variáveis ao padrão descrito. A Tabela 1.4 resume os fatores clínicos e biológicos que influem no prognóstico da LLA.

Tabela 1.4 – Fatores clínicos e biológicos correlacionados ao prognóstico das leucemias linfoides agudas da infância

Fator	Favorável	Desfavorável
Idade ao diagnóstico	1 a 9 anos	< 1 ou > 9 anos
Sexo	Feminino	Masculino
Leucometria inicial	Baixa (< 50.000 ou < 25.000/mm³)	Alta (> 50.000 ou > 25.000/mm³)
Genótipo	Hiperdiploidia (> 50 cromossomos) t(12;21) ou fusão TEL/AML1	Hipodiploidia (< 45 cromossomos) t(9;22) ou fusão BCR/ABL t(4;11) ou fusão MLL/AF4
Imunofenótipo	Comum ou pré-B	Pró-B ou T

TRATAMENTO

Indução da Remissão

Nesta fase, são objetivos eliminar mais de 99% das células leucêmicas e restaurar a hematopoese normal e o estado clínico do paciente. Em geral, essa fase inclui o uso de glicocorticoides (dexametasona, prednisona), vincristina e pelo menos um terceiro agente, como asparaginase e/ou antraciclina. O uso de pelo menos três ou mais drogas na fase de indução evita o surgimento de células resistentes e resulta em melhora na sobrevida[30].

A fase de indução resulta em remissão completa da doença em cerca de 98% das crianças tratadas. Para crianças de alto risco, tenta-se intensificar ainda mais essa fase, partindo-se do princípio de que a redução mais rápida e intensa da massa de células neoplásicas evitaria o surgimento de resistência e traria bons resultados a longo prazo.

Para pacientes com LLA com a fusão *BCR-ABL*, a introdução do mesilato de imatinibe, um inibidor de tirosino-quinase, parece aumentar a sua sobrevida[27].

Intensificação e Consolidação Tardia

Esta fase se inicia quando a hematopoese é restaurada e muito contribui para a melhora da sobrevida livre de eventos. Metotrexato em altas doses e 6-mercaptopurina, altas doses de asparaginase e esquemas semelhantes à indução são utilizados.

Manutenção

Após a intensificação, os pacientes com LLA devem receber terapia de manutenção por 18 a 30 meses[31,32], constituída da combinação de 6-mercaptopurina e metotrexato, administrados à máxima tolerância. O Grupo Cooperativo Brasileiro para o Tratamento da Leucemia Linfoide Aguda da Infância (GBTLI) demonstrou recentemente uma melhor evolução para as crianças tratadas com o uso intermitente de metotrexato[33].

A inclusão de "pulsos" periódicos de vincristina e glicocorticoides durante a fase de manutenção aumenta a sobrevida de crianças de baixo risco tratadas com protocolos que não incluem uma intensificação tardia[34].

Transplante Alogênico de Medula Óssea

A maioria dos estudos dessa modalidade terapêutica é feita em pacientes em segunda remissão da doença e com resultados ruins[35]. Essa modalidade terapêutica poderia beneficiar alguns pacientes de muito alto risco, como aqueles com a fusão *BCR-ABL*, indivíduos com rearranjos 11q23, lactentes menores de 12 meses com leucometria > 100.000/mm^3 ou CD10 negativo, indivíduos com leucemia T de alto risco ou os pacientes com falha de resposta ao início do tratamento[36,37]. Porém, muitos aspectos ainda devem ser estudados sobre o real valor desse procedimento no tratamento da LLA da infância.

Tratamento do Sistema Nervoso Central

A ausência de terapia específica para o SNC resulta em até 75% de recaídas nesse local. Com a introdução de tratamento profilático específico para o SNC com quimioterapia intratecal e radioterapia craniana combinadas, o número de recaídas isoladas em SNC foi reduzido a cerca de 5%[19]. Os pacientes com leucemia de células T, alta leucometria ao diagnóstico, anormalidades genéticas como as translocações t(9;22)(q34;q11) e t(4;11)(q21;q23) e presença de células leucêmicas no líquido cerebrospinal ao diagnóstico têm maior chance de recaída em SNC.

A radioterapia do SNC é uma técnica muito eficiente na prevenção e no tratamento da invasão de SNC pela LLA, mas pode desencadear complicações tardias, como deficiência cognitiva, distúrbios de crescimento e segundas neoplasias. Por isso, hoje em dia seu uso é restrito aos pacientes com alto risco de recaída em SNC, preconizando-se doses mais baixas como 12 Gy para pacientes com leucemia T e 18 Gy para aqueles com invasão de SNC, associadas a uma quimioterapia sistêmica intensiva. Nos demais, pode ser substituída pela tripla quimioterapia intratecal (metotrexato/citarabina/dexametasona) e quimioterapia sistêmica intensiva (metotrexato e citarabina em doses elevadas)[19].

Protocolos Cooperativos

Numerosos estudos multi-institucionais estão em andamento para o tratamento das LLA da infância[38]. A Tabela 1.5 mostra um resumo dos principais estudos internacionais já completados para o tratamento da LLA da infância e seus resultados de sobrevida livre de doença prolongada. A sobrevida livre de eventos em cinco anos varia de 63 a 83% nesses estudos que englobam um grande número de crianças.

Tabela 1.5 – Resultados de vários protocolos de tratamento da leucemia linfoide aguda da infância utilizados ao redor do mundo

Grupo	Período	N	Idade (a)	Ph1+ (%)	LLA-T(%)	Leuco-metria ≥ 100.000/mm³ (%)	Terapia de indução (%)			SLE 5 anos (%)	Ref.
							RC	Óbito inicial	Falha		
AIEOP-91	1991-95	1194	0 a 15	1,6	12,1	12,1	96,5	1,4	2,1	71 ± 1,8	57
BFM-95	1995-99	2012	0 a 18	-	11	13	99	0,8	0,2	79,0 ± 1,0	58
CCG-1800	1989-95	5121	0 a 21	2,3	13	11,7	-	-	-	75,0 ± 1,0	37
COALL-92	1992-97	538	0 a 18	1,7	15	12,6	98,7	0,4	0,9	76,9 ± 1,9	59
DFCI-91-01	1991-95	377	0 a 18	1,6	7,4	10,9	98,2	0,5	1,3	83 ± 2	60
EORTC-CLG-58881	1989-98	2065	0 a 18	3,1	14,5	14,3	97,8	0,9	1,3	70,9 ± 1,1	61
NOPHO ALL92	1992-98	1143	0 a 15	1,0	9,3	10,4	98,4	-	-	77,6 ± 1,4	62
SJCRH 13B	1994-98	247	0 a 18	2,9	17,6	15,4	98	1,2	0,8	80,8 ± 2,6	29
UKALL XI	1990-97	2090	1 a 15	1,5	10,7	12,1	99,3	0,3	0,4	63,1 ± 2,2	63

LLA: leucemia linfoide aguda; RC: remissão completa; SLE: sobrevida livre de eventos.

No Brasil, o GBTLI vem atuando desde 1980 no tratamento da LLA da infância. Atualmente, em sua 6ª versão, tem contribuído para a melhora dos resultados terapêuticos no Brasil. A Figura 1.1 mostra as curvas de sobrevida livre de eventos de 305 crianças portadoras de LLA tratadas no ITACI-HC-FMUSP entre 1990 e 2006[39].

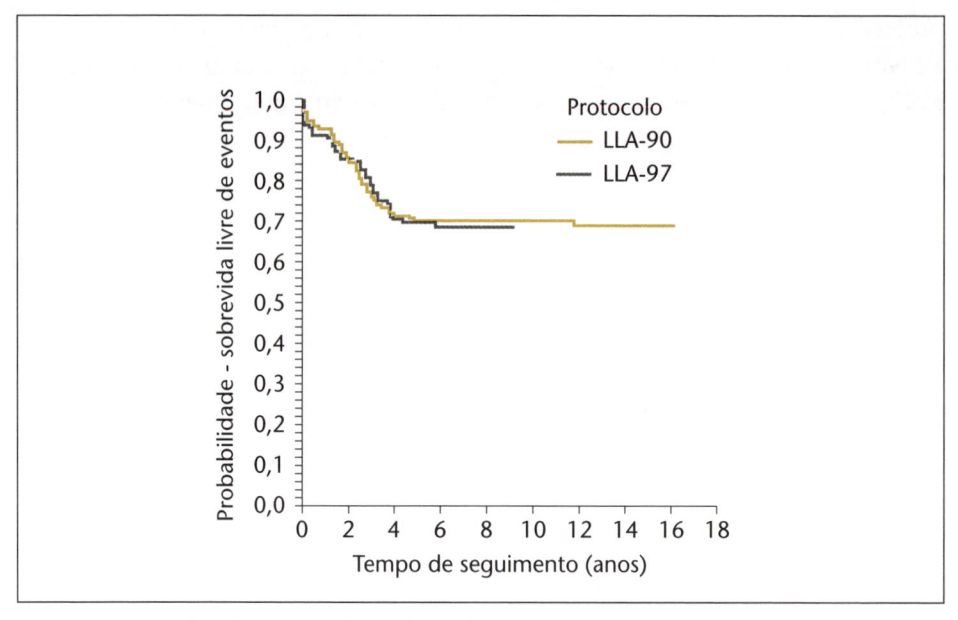

Figura 1.1 Curva de estimativa de sobrevida livre de eventos para 305 crianças portadoras de leucemia linfoide aguda tratadas no ITACI-HC-FMUSP entre 1990 e 2006[39].

CONCLUSÕES

A leucemia linfoide aguda da infância é uma neoplasia que pode simular doenças comuns da infância. O pediatra deve estar alerta a essa possibilidade de diagnóstico e garantir a identificação precoce da neoplasia, reduzindo as complicações e melhorando o prognóstico.

REFERÊNCIAS BIBLIOGRÁFICAS

1. Pui CH, Carroll WL, Meshinchi S, Arceci RJ. Biology, risk stratification, and therapy of pediatric acute leukemias: an update. J Clin Oncol. 2011;29(5):551-65.
2. de Camargo B, de Oliveira Santos M, Rebelo MS, de Souza Reis R, Ferman S, Noronha CP, et al. Cancer incidence among children and adolescents in Brazil: first report of 14 population-based cancer registries. Int J Cancer. 2010;126(3):715-20.
3. Belson M, Kingsley B, Holmes A. Risk factors for acute leukemia in children: a review. Environ Health Perspect. 2007;115(1):138-45.
4. Linabery AM, Ross JA. Trends in childhood cancer incidence in the U.S. (1992-2004). Cancer. 2008;112(2):416-32.
5. Greaves M. Infection, immune responses and the aetiology of childhood leukaemia. Nat Rev Cancer. 2006;6(3):193-203.
6. Lightfoot T. Aetiology of childhood leukemia. Bioeletromagnetics. 2005;(Suppl 7):S5-11.
7. Kinlen LJ. Epidemiological evidence for an infective basis in childhood leukaemia. Br J Cancer. 1995;71(1):1-5.

8. Koifman S, Pombo-de-Oliveira MS and the Brazilian Collaborative Study Group of Infant Acute Leukemia. High birth weight as an important risk factor for infant leukemia. Br J Cancer. 2008;98(3):664-7.

9. Zanrosso CW, Hatagima A, Emerenciano M, Ramos F, Figueiredo A, Félix TM, et al. The role of methylenetetrahydrofolate reductase in acute lymphoblastic leukemia in a Brazilian mixed population. Leuk Res. 2006;30(4):477-81.

10. Sinigaglia R, Gigante C, Bisinella G, Varotto S, Zanesco L, Turra S. Musculoskeletal manifestations in pediatric acute leukemia. J Pediatr Orthop. 2008;28(1):20-8.

11. Chessells JM. Pitfalls in the diagnosis of childhood leukemia. Br J Haematol. 2011;114(3):506-11.

12. Jones OY, Spencer CH, Bowyer SL, Dent PB, Beth S. Childhood leukemia from juvenile rheumatoid arthritis. A multicenter case-control study on predictive factors distinguishing. Pediatrics. 2006;117(5):e840-4.

13. Tamashiro MS. Diferenciação das manifestações clínicas e alterações laboratoriais iniciais entre pacientes com artrite idiopática juvenil forma sistêmica e leucemia linfoblástica aguda. [Dissertação.] São Paulo: Faculdade de Medicina da Universidade de São Paulo; 2011.

14. Campos LM, Goldstein S, Santiago RA, Jesus AA, Cristofani LM, Odone Filho V, et al. Musculoskeletal involvement as a first manifestation of neoplasm disease. Rev Assoc Med Bras. 2008;54(2):132-8.

15. De Bont JM, Holt B, Dekker AW, van der Does-van den Berg A, Sonneveld P, Pieters R. Significant difference in outcome for adolescents with acute lymphoblastic leukemia treated on pediatric vs adult protocols in Netherlands. Leukemia 2004;18(12):2032-53.

16. Pieters R. Infant acute lymphoblastic leukemia: lessons learned and future directions. Curr Hematol Malignan Rep. 2009;4(3):167-74.

17. Möricke A, Reiter A, Zimmermann M, Gadner H, Stanulla M, Dördelmann M, et al. Risk-adjusted therapy of acute lymphoblastic leukemia can decrease treatment burden and improve survival: treatment results of 2169 unselected pediatric and adolescent patients enrolled in the trial ALL-BFM 95. Blood. 2008;111(9):4477-89.

18. Biondi A, Cimino G, Pieters R, Pui CH. Biological and therapeutic insights of infant leukemia. Blood. 2000;96(1):24-33.

19. Pui CH, Howard SC. Current management and challenges of malignant disease in the CNS in paediatric leukemia. Lancet Oncol. 2008;9(3):257-68.

20. Cornacchioni ALB, Cristofani LM, Almeida MTA, et al. Recidivas extramedulares em leucemia linfocítica aguda: impacto da quimioterapia e definição de um grupo particularmente favorável. Pediatria (São Paulo). 2004;26(1):27-33.

21. Campana D, Coustain-Smith E, Howard SC, et al. Classification and monitoring of childhood leukemia in developing countries. ASCO Educational Book. 2006;553-6.

22. Pui CH, Sandlund JT, Pei D, Campana D, Rivera GK, Ribeiro RC, et al. Improved outcome for children with acute lymphoblastic leukemia: results of Total Therapy Study XIIIB at St. Jude Children's Research Hospital. Blood. 2004;104(9):2690-6.

23. Look AT, Roberson PK, Williams DL, Rivera G, Bowman WP, Pui CH, et al. Prognostic importance of blast cell DNA content in childhood acute lymphoblastic leukemia. Blood. 1985;65(5):1079-86.

24. Chauvenet AR, Martin PL, Devidas M, Linda SB, Bell BA, Kurtzberg J, et al. Antimetabolite therapy for lesser-risk B-lineage acute lymphoblastic leukemia of childhood: a report from Children's Oncology Group Study P 9201. Blood. 2007;110(4):1105-11.

25. Rubnitz JE, Wichlan D, Devidas M, Shuster J, Linda SB, Kurtzberg J, et al. Prospective analysis of TEL gene rearrangements in acute lymphoblastic leukemia: a Children's Oncology Group Study. J Clin Oncol. 2008;26(13):2186-91.

26. van Grotel M, Meijerink JP, Beverloo HB, Langerak AW, Buys-Gladdines JG, Schneider P, et al. The outcome of molecular-cytogenetic subgroups in pediatric T-cell acute lymphoblastic leukemia: a retrospective study of patients treated according to DCOG or COALL protocols. Haematologic. 2006;91(9):1212-21.

27. Schultz KR, Bowman WP, Aledo A, Slayton WB, Sather H, Devidas M, et al. Improved early event-free survival with imatinib in Philadelphia chromosome-positive acute lymphoblastic leukemia: a children's oncology group study. J Clin Oncol. 2009;27(3):5175-81.

28. Campana D. Progress of minimal residual disease studies in childhood acute leukemia. Curr Hematol Malig Rep. 2010;5:169-176.

29. Basso G, Veltroni M, Valsecchi MG, Dworzak MN, Ratei R, Silvestri D, et al. Risk of relapse of childhood acute lymphoblastic leukemia is predicted by flow cytometric measurement of residual disease on day 15 bone marrow. J Clin Oncol. 2009;27(31):5168-74.

30. Hitchcock-Bryan S, Gelber R, Cassady JR, Sallan SE. The impact of induction anthracycline on long-term failure-free survival in childhood acute lymphoblastic leukemia. Med Pediatr Oncol. 1986;14(4):211-5.

31. George SL, Aur RJ, Mauer AM, Simone JV. A reappraisal of the results of stopping therapy in childhood leukemia. N Engl J Med. 1979;300(6):269-73.

32. Toyoda Y, Manabe A, Tsuchida M, Hanada R, Ikuta K, Okimoto Y, et al. Six months of maintenance chemotherapy after intensified treatment for acute lymphoblastic leukemia of childhood. J Clin Oncol. 2000;18(7):1508-15.

33. Brandalise SR, Pinheiro VR, Aguiar SS, Matsuda EI, Otubo R, Yunes JA, et al. Benefits of the intermittent use of 6-mercaptopurine and methotrexate in maintenance treatment for low-risk acute lymphoblastic leukemia in children: randomized trial from the Brazilian Childhood Cooperative Group-protocol ALL-99. J Clin Oncol. 2010;28(11):1911-8.

34. Eden TO, Pieters R, Richards S. Childhood Acute Lymphoblastic Leukaemia Collaborative Group (CALLCG). Systematic review of the addition of vincristine plus steroid pulses in maintenance treatment for childhood acute lymphoblastic leukaemia – an individual patient data meta-analysis involving 5,659 children. Br J Haematol. 2010;149(5):722-33.

35. Gaynon PS, Harris RE, Altman AJ, Bostrom BC, Breneman JC, Hawks R, et al. Bone marrow transplantation versus prolonged intensive chemotherapy for children with acute lymphoblastic leukemia and an initial bone marrow relapse within 12 months of the completion of primary therapy: Children's Oncology Group Study CCG-1941. J Clin Oncol. 2006;24(19):3150-6.

36. Schrauder A, Reiter A, Gadner H, et al. Superiority of allogeneic hematopoietic stem-cell transplantation compared with chemotherapy alone in high-risk childhood T-cell acute lymphoblastic leukemia: results from ALL-BFM 90 and 95. J Clin Oncol. 2006;24(36):5742-9.

37. Satwani P, Sather H, Ozkaynak F, Heerema NA, Schultz KR, Sanders J, et al. Allogeneic bone marrow transplantation in first remission for children with ultra-high-risk features of acute lymphoblastic leukemia: a Children's Oncology Group Study Report. Biol Blood Marrow Transpl. 2007;13(2):218-27.

38. Schrappe M, Nachman J, Hunger S, Schmiegelow K, Conter V, Masera G, et al. Educational symposium on long-term results of large prospective clinical trials for childhood acute lymphoblastic leukemia (1985-2000). Leukemia. 2010;24(2):253-254.

39. Cristofani LM. Tratamento combinado das leucemias linfocíticas agudas da infância e adolescência: resultados dos protocolos LLA – PROP I – 90 e LLA – PROP II – 97. [Livre-Docência]. São Paulo: Faculdade de Medicina da Universidade de São Paulo; 2008.

Linfomas não Hodgkin

Paulo Taufi Maluf Jr.

Após ler este capítulo, você estará apto a:

1. Rever os linfomas não Hodgkin sob os aspectos históricos e epidemiológicos.
2. Reconhecer sua patologia e seus mecanismos patogênicos.
3. Compreender o quadro clínico e a estratificação de risco.
4. Discutir os tratamentos atuais e ter noções acerca de seu futuro.

INTRODUÇÃO

Por uma série de razões, pode-se afirmar que os linfomas não Hodgkin (LNH) da infância constituem um grupo de entidades nosológicas particulares, distintas das que recebem o mesmo epíteto na faixa etária dos adultos[1-4]. Ademais, como se verá adiante, os LNH da infância compõem um conjunto de variedades patológicas que se distinguem acentuadamente entre si, segundo todas as características, quer do ponto de vista histológico, quer quanto aos mecanismos moleculares envolvidos, quadro clínico, tipo de tratamento apropriado e prognóstico.

Muito do que leva os LNH pediátricos a se diferenciarem dos das demais idades pode ser explicado pelo aforisma segundo o qual a criança nunca é um adulto em miniatura, e sua constituição anatômica, seus recursos fisiológicos voltados ao crescimento e seu padrão imunológico conferem a esse grupo etário vias patológicas próprias. No que concerne ao sistema linfoide, sabe-se, por exemplo, que o recém--nascido possui uma pequena quantidade de tecido linfoide, em total *naïveté*, e os únicos meios de defesa de hospedeiro são os anticorpos maternos.

A quantidade de tecido linfoide da criança aumenta a ponto de, por volta dos 6 anos de idade, ela apresentar o volume correspondente ao dos adultos, e este é excedido nas idades subsequentes até a puberdade, quando a atrofia fisiológica se inicia. Nesse período citado, o número de linfonodos do indivíduo chega a ser o triplo do que habitualmente se observa nos adultos. Alguns autores antigos empregavam o termo "linfatismo", ou "diátese linfática", quando as crianças apresentavam respostas hiperplásicas acentuadas diante de eventos inflamatórios[5].

Com efeito, uma das situações comuns com que o pediatra se defronta é a do paciente portador de linfadenomegalias de causa desconhecida, quadro que comporta uma vasta possibilidade de diagnósticos diferenciais, entre os quais os linfomas sempre se impõem como passíveis de investigação.

Os LNH da faixa etária pediátrica, com toda a contribuição hoje disponível para a compreensão da imunologia e da genética molecular, representam um grupo de doenças com diferenças marcantes entre si, cujo traço comum é o fato de terem origem em células e órgãos do sistema imunológico, e incluem todas as neoplasias que diferem do linfoma de Hodgkin. A partir do fenômeno por meio do qual as células linfoides transitam pelo organismo da criança, os LNH podem ser vistos como reminiscentes de leucemias, que se desenvolvem nos sítios de origem e fazem com que os LNH tenham sempre de ser entendidos como doenças sistêmicas. Esse conceito é fundamental para o sucesso atual dos tratamentos, que se baseia na quimioterapia sistêmica para todos os casos, localizados ou não, além de tornar inúteis as tentativas do passado de procurar controle local, com cirurgia ou radioterapia. Com efeito, os programas terapêuticos modernos para os LNH possuem forte semelhança com regimes antileucêmicos[6]. Até o início dos anos 1970, quando já ocorria um progresso apreciável com respeito à grande elevação dos índices de sobrevivência em crianças portadoras de leucemias linfoides agudas, nefroblastomas e mesmo linfoma de Hodgkin, aos LNH as perspectivas de cura ainda permaneciam reservadas, certamente pelo desconhecimento que fazia com que as crianças acometidas tivessem de ser submetidas a abordagens que incluíam grandes ressecções e altas doses de radioterapia.

HISTÓRIA E CLASSIFICAÇÃO

Com respeito ao histórico[7,8], conforme se sabe foi Sir Thomas Hodgkin, por meio de sua clássica publicação de 1832, *On some morbid appearances of the ab-*

sorbant glands and the spleen, quem primeiro chamou a atenção para a neoplasia que hoje se conhece sob o nome do autor. Em seguida, dois consagrados patologistas, Virchow e Bennet, quase simultaneamente, descreveram os primeiros casos de leucemia. A seguir Virchow, em sua monumental obra *Archivs für pathologische Anatomie und Physiologie und für klinische Medizin*, dividiu as leucemias em formas leucêmicas e "aleucêmicas" e estabeleceu o termo linfossarcoma, que é uma subdivisão dessas. Outros autores da mesma época criaram a denominação "pseudoleucemias" como modo de agrupar todos os casos de pacientes com qualquer manifestação de linfadenomegalia e esplenomegalia. Já no século XX, Brill foi quem primeiro identificou linfomas nodulares ou foliculares, embora não os associasse à natureza maligna. Roulet, nos anos 1930, cunhou o termo reticulossarcoma, também para proliferações de células linfoides. Rappaport, nos anos 1950, foi quem primeiro normatizou a classificação dos linfomas, com base exclusivamente morfológica. As características imunofenotípicas das células linfomatosas passaram a ser conhecidas, e novas classificações surgiram levando em conta esses aspectos, com destaque para a de Lennert na *Kiel Universität*[9,10]. Várias outras propostas de classificação passaram a povoar a literatura médica, até que surgiu a iniciativa da Organização Mundial da Saúde[11-13] de unificar conceitos e firmar uma sistematização universal conhecida por Formulação Funcional (*Working Formulation)*. Mais recentemente, investigadores do hemisfério norte passaram a adotar a classificação chamada Classificação Europeia-Americana de Linfomas Revisada (REAL, *Revised European-American Lymphoma Classification*), que engloba aspectos morfológicos, imunológicos e citogenéticos[14].

No que tange aos NHL infantis, o primeiro relato a registrar taxas de sobrevida animadoras foi expedido por Wollner, em 1977, que usou um programa antileucêmico modificado, denominado protocolo LSA2-L2[15-18]. Em 1983, já incorporadas as técnicas de imunofenotipagem, o Grupo de Estudos de Crianças com Câncer (CCSG, *Children's Cancer Study Group*) fez demonstrar que vários subgrupos de linfomas deveriam ser tratados de forma distinta, respeitada sua ontogenia, se derivada de célula T ou B, e a partir de então passou-se a tratar os LNH T-derivados por meio de protocolos para leucemias, ao passo que os B-derivados alcançaram bons resultados com regimes constituídos por ciclos periódicos de combinações farmacológicas[9-11].

Entre tantas outras particularidades que cercam os LHN pediátricos e que os diferem dos de adultos está a pouca existência de tipos histopatológicos na infância (Figura 2.1). Com efeito, enquanto entre as neoplasias de adultos assomam as dificuldades geradas pela complexidade e pelas discordâncias entre as várias formulações classificatórias, para os LNH da infância a Formulação Funcional tem-se mostrado satisfatória e a partir dela predominam os subtipos mostrados na Tabela 2.1.

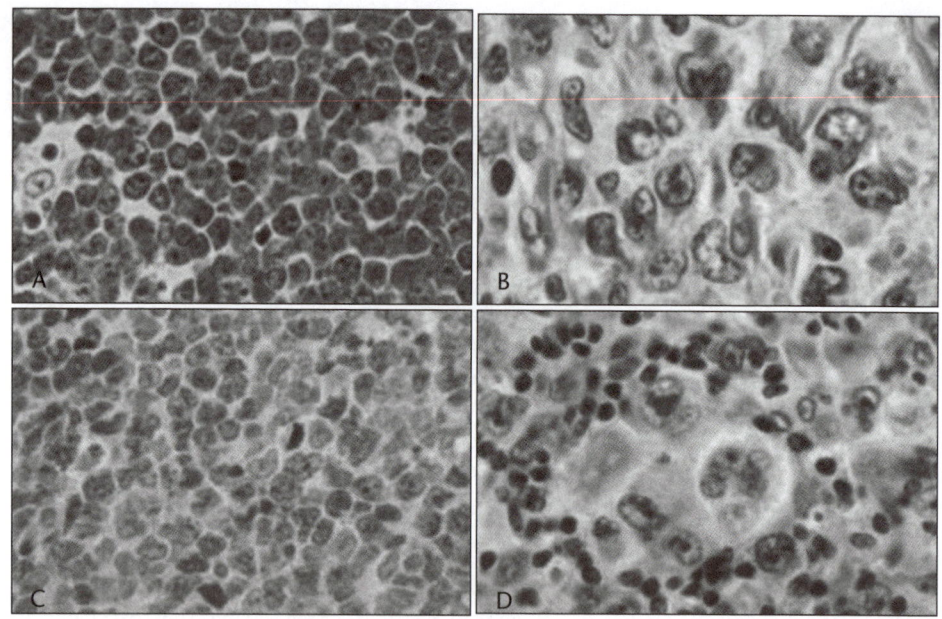

Figura 2.1 A: linfoma de Burkitt; B: linfomas difusos de grandes células B (DLBCL); C: linfoma linfoblástico; D: ALCL. (Ver imagem colorida no encarte.)

Tabela 2.1 – Classificação patológica dos linfomas

Histologia	Imunofenotipagem	Quadro clínico	Citogenética	Genes
Burkitt	B-derivados (Igs+)	Massas abdominais Trato intestinal Anel de Waldeyer	t(8;14)(q24;q32) t(2;2)(p11;q24) t(8;22)(q24;q11)	IgH-cMYC Igκ-cMYC Igλ-cMYC
DLBCL*	Células de centros germinativos	Massas abdominais Trato intestinal Anel de Waldeyer	t(8;14)(q24;q32) t(2;17)(p23;q23)	IgH-cMYC CLTC-ALK
ALCL**	Células NK (CD30+) ou células T	Pele Linfonodos Ossos	t(2;5)(p23;q35) t(1;2)(q21;p23) t(2;3)(p23;q21) t(2;17)(p23;q23) t(X;2)(q11-12;p23) inv 2(p23;q35)	NPM-ALK TPM3-ALK TFG-ALK ATIC-ALK ATIC-ALK
Linfoblástico	T-derivados	Massa mediastinal Linfonodos	t(1;14)(p32;q11) t(11;14)(p13;q11) t(11;14)(p15;q11) t(10;14)(q24;q11) t(7;19)(q35;p13) t(8;14)(q24;q11) t(1;7)(p34;q34)	TCRαδ-TAL1 TCRαδ-RHOMB2 TCRαδ-RHOMB1 TCRαδ-HOX11 TCRβ-LYL1 TCRαδ-MYC TCRβ-LCK

* Difusos de grandes células.
** Anaplásicos de grandes células.

Conforme será discutido adiante, cada subtipo de linfoma tem identidade própria com respeito à arquitetura histológica, à origem linfática de seus componentes, às alterações cromossômicas e moleculares associadas, ao quadro clínico, ao prognóstico e ao tratamento que deve ser delineado. Isso leva a deduzir que o diagnóstico de LNH nos dias de hoje é impossível de ser realizado sem patologistas experientes na parte morfológica, o que por si só não é suficiente, além de ser imprescindível uma estrutura que permita os estudos imunofenotípicos e de citogenética, o que faz com que o diagnóstico seja elaborado em função do conjunto de todas as evidências possibilitadas por essas disciplinas.

EPIDEMIOLOGIA

A incidência dos LNH varia conforme a idade e a região geográfica considerada[5]. De modo geral, os linfomas (Hodgkin e não Hodgkin) perfazem o terceiro grupo de neoplasias mais comuns da infância, superado pelas leucemias e pelos tumores de sistema nervoso central (SNC). Postos dessa forma, os LNH respondem por 5 a 10% dos tumores malignos pediátricos, salvo particularidades regionais, por exemplo, na África Equatorial, onde eles representam 50% dos registros de câncer na infância, ou na Península Arábica, na qual a incidência também é elevada. Os registros norte-americanos demonstram que, nos Estados Unidos, existem cerca de 800 casos novos ao ano.

A idade mais atingida é a de escolares entre 8 e 10 anos, e os LNH são muito menos comuns na adolescência do que os linfomas de Hodgkin. Abaixo dos 15 anos de idade, cerca de 70% dos casos ocorrem no sexo masculino. Abaixo dos 5 anos de idade, a incidência dos LNH cai cerca de 70%.

Os linfomas de tipo Burkitt e assemelhados incidem comumente entre as idades de 5 e 15 anos, enquanto os linfomas difusos de grandes células B (DLBCL) são doenças mais próprias da adolescência. As formas linfoblásticas não atingem nenhum grupo etário mais específico.

Algumas condições, especialmente as que implicam imunodeficiências, tornam seus portadores mais suscetíveis ao desenvolvimento de LNH, como é o caso das síndromes de Wiskott-Aldrich, de ataxia-telangiectasia, de Chediak-Higashi, de Bloom, de agamaglobulinemia variada, de imunodeficiência combinada severa e de agamaglobulinemia ligada ao X. Para cada uma dessas anomalias, a chance de surgimento de LNH é até 10.000 vezes maior que para a população de idade correspondente. Na aids, além do risco de incidência aumentado, os LNH podem ser a primeira manifestação da síndrome. Crianças submetidas à imunossupressão após transplantes têm apresentado evidência crescente de risco de doença proliferativa, monoclonal ou policlonal, derivada de células B e com participação etiopatogênica importante do vírus EB, cujo genoma é encontrado com múltiplas cópias nas células do processo, que muitas vezes caminham para a malignidade. Ainda com respeito ao EBV, crianças portadoras de síndrome linfoproliferativa ligada ao X têm alto de risco de, mediante infecção pelo vírus, terem manifestação clínica ou de mononucleose fatal ou de LNH B-derivado.

Antecedentes maternos gestacionais não têm implicado evidências que sugiram sua participação no desencadeamento de LNH em membros da prole. Exposições pós-natais têm sido investigadas, e pesticidas têm sido apontados como eventuais agentes de risco, embora sem nenhuma demonstração específica para nenhum deles em particular.

Drogas ou irradiações não têm sua participação definida a partir de estudos já realizados, salvo quanto à difenil-hidantoína, que poderia ser associada a uma condição de "pseudolinfoma", que em raros casos poderia se tornar LNH verdadeiro.

ESTADIAMENTO COMUM A TODOS OS LINFOMAS NÃO HODGKIN

Embora já se tenha comentado que cada subtipo de LNH comporta-se como uma entidade nosológica distinta, alguns aspectos comuns podem ser atribuídos a todos. Desse modo, cabe salientar que é crucial para o delineamento da abordagem terapêutica a ser adotada que se estabeleça o grau de extensão da neoplasia, por meio de um sistema de estadiamento, que é fundamentalmente clínico e imagenológico e muito poucas vezes cirúrgico.

Além da indiscutível importância da anamnese e do exame físico acurados, o estadiamento passa por avaliação laboratorial que tem como objetivo averiguar funções hepática e renal, acometimento de leptomeninges por meio da coleta de líquido cefalorraquidiano e acometimento de medula óssea via punção aspirativa. Estes dois últimos procedimentos possuem relevância especial, não só por elevarem o estadiamento a seu último grau, mas também por revelarem o diagnóstico citológico sem que se tenha de lançar mão de biópsia cirúrgica. Pela mesma razão, líquidos de derrames cavitários devem ser puncionados, sempre que houver viabilidade para tal, e analisados citologicamente.

Os exames de imagem – mais bem analisados adiante na discussão específica de cada subtipo – trouxeram subsídio decisivo para a boa configuração do estadiamento dos LNH e envolvem não só métodos radiológicos mas também radioisotópicos.

Entre as fórmulas de estadiamento já propostas, há muitos anos aquela elaborada no *St. Jude Children Research Hospital* (SJCRH) (Tabela 2.2), por Murphy, tem sido a mais aplicada e a que mais tem subsidiado a abordagem dos LNH[1,2,4,10,11].

Tabela 2.2 – Estadiamento SJCRH

Estádio	Descrição
I	Tumor único (extralinfonodal) ou área anatômica única (linfonodal), exceto tórax ou abdome
II	Tumor único (extralinfonodal) com envolvimento regional linfonodal Do mesmo lado do diafragma: • Duas ou mais áreas linfonodais • Dois tumores únicos (extralinfonodais) +/- envolvimento regional linfonodal • Tumor primário gastrointestinal (ileocecal), com ou sem linfonodos mesenteriais, com ressecção total

(continua)

Tabela 2.2 – Estadiamento SJCRH (continuação)	
Estádio	Descrição
III	Em ambos os lados do diafragma: ■ Duas ou mais áreas linfonodais ■ Dois tumores únicos (extralinfonodais) Tumor torácico primário (pleura, timo, mediastino) Tumor intraperitoneal irressecável Tumor paraespinhal ou epidural
IV	Envolvimento de sistema nervoso central ou medula óssea

LINFOMAS LINFOBLÁSTICOS

Os linfomas classificados histopatologicamente como linfoblásticos (LL) compreendem cerca de 30% dos LNH pediátricos. Na idade adulta esse tipo de neoplasia abrange uma faixa bem mais estreita de pacientes, que perfazem menos de 4% dos linfomas de pacientes mais velhos.

Menos de 10% dos LL têm origem em precursores de derivação B. Em sua extensa maioria, trata-se de tumores que emergem de células T imaturas, que correspondem a timócitos em vários estágios de diferenciação. Do ponto de vista formal, os LL T-derivados devem ser vislumbrados em todo o rol de neoplasias de células T que também englobam as chamadas leucemias linfoblásticas T-derivadas. Do ponto de vista ontológico, e mesmo na questão da configuração dos programas terapêuticos, as duas entidades podem ser consideradas indistinguíveis, apresentam sobreposição de quase todos os fatores citológicos, imunofenotípicos e etiopatogênicos e têm prognóstico similar.

Assim como sucede com as leucemias, o acometimento do sistema nervoso central é frequente nos LL, e isso requer decisões importantes durante o tratamento. Nos LL, é alto o índice de infiltração de medula óssea, verificada em cerca de 70% dos casos. A partir desse fenômeno, passou-se a adotar a convenção segundo a qual aspirados de medula óssea com mais de 25% de seu contingente representado por células malignas passam a designar o paciente como portador de leucemia, ainda que o quadro de apresentação sugira um LNH.

Etiopatogenia

LL e leucemias T (LLA) possuem células linfoides que expressam deoxitidil transferase terminal (TdT), cuja detecção pode ser feita por imuno-histoquímica, citometria de fluxo ou métodos citoquímicos e serve como um bom marcador. Os precurssores de LL, além disso, mostram um comportamento imunofenotípico que remonta a timócitos corticais.

LL e LLA têm os mesmos desarranjos citogenéticos que ocorrem em até 90% dos casos. Os receptores de células T (TCR) e as Ig são próprias dessa linhagem. Além da imunofenotipagem, neoplasias de derivação T ou B podem ser identificadas por meio das peculiaridades acarretadas por rearranjos, como o que ocorre com o gene TCR. Os rearranjos mais conhecidos por estudos moleculares são TCRδ, TCRγ, TCRα e TCRβ[19,20] (Tabela 2.3).

No entanto, são as translocações cromossômicas as mais frequentes aberrações citogenéticas dos LL, e justapõem elementos promotores e propulsores de gene TCR a fatores genéticos transcricionais, como *HOX11*, *TAL1* e *LYL1*, que normalmente são silenciosos em células T normais. As translocações mais notórias são as que implicam TCRα ou TCRδ (14q11), TCRβ (7q32-36) e TCRγ (7p15). A nenhuma delas tem sido possível atribuir conotação em termos de prognóstico[21].

Tabela 2.3 – Alterações genéticas de linfomas linfoblásticos

Alteração citogenética	Gene desregulado
t(1;14)(p32-34;q11)	TAL1
t(1;7)(p32;q35)	TAL1
Deleção de TAL1	TAL1
t(7;9)(q34;q32)	TAL2
t(7;19)(q35;p13)	LYL1
t(8;14)(q24;q11)	MYC
t(10;14)(q24;q11)	HOX11
t(7;10)(q34;q24)	HOX11
t(11;14)(p15;q11)	RHOM1
t(11;14)(p13;q11)	RHOM2
t(7;11)(q34;p13)	RHOM2
t(10;11)(p13;q14)	AF10-CALM
t(1;7)(p34;q34)	LCK
t(7;9)(q34;p34)	TAN1
del(9)(p21-22)	MST1/MST2

Mais recentemente, tem sido dada relevância às mutações identificadas em *NOTCH1*, cuja importância para LLA a tem levado a ser uma das mais frequentes, em cerca de 50% dos casos. *NOTCH1* codifica receptores transmembrana que controlam o desenvolvimento normal do linfócito T e o gene, em situação de ativação experimentada em modelos murinos, e induz LLA-T. Em análises de amostras de medula óssea de crianças portadoras de LLA, em mais da metade dos casos demonstrou-se ao menos uma mutação ativada, ou no domínio de heterodimerização extracelular ou no domínio PEST C-terminal de *NOTCH1*.

Com respeito aos distúrbios do gene *TAL1* (1p32), que incidem em cerca de 30% dos casos, pode-se dizer que ocorrem por duas vias separadas. Na minoria das vezes o gene se justapõe às sequências promotoras/propulsoras que resultam das translocações t(1;14) ou t(1;7); mais comumente, tem-se deleções de regiões regulatórias resultantes da posição de *TAL1* próxima ao promotor de ativação de gene *SIL*. Em ambos os casos, efetiva-se uma alteração na expressão de *TAL1* em toda a sua extensão, posto que ele se compõe de proteína ligadora de DNA que heterodimeriza na presença das proteínas EA2, controladora da transcrição de genes vitais para crescimento e diferenciação celular.

Pelo fato de os LL serem em sua maioria produto de ativação de oncogenes, originária de translocações cromossômicas, há que se considerar também mecanismos de inativação de genes supressores de tumor, como no caso do gene 1 multissupressor (*MTS1*), localizado em 9p21 e que codifica a proteína $p^{16INK4a}$, que, por sua vez, descontrola negativamente o ciclo celular.

As análises recentes com a técnica de *microarray* têm trazido às claras cada vez mais novos aspectos ligados à oncogênese das neoplasias T-derivadas. Algumas investigações dão conta de novas moléculas, que podem levar a subclassificações de LLA, com repercussão no grau de sucesso do tratamento oferecido, a exemplo do que se tem aferido quanto aos altos índices de sobrevida longa em subgrupos que expressam *HOX11* e maior taxa de malogro em casos que expressam *TAL1* e *LYL1*. Há evidências de que *HOX11* tende a se expressar a partir de timócitos corticais primitivos, ao passo que com *TAL1* sucede a expressão em formas mais maduras[20-23].

Patologia

Conforme informação previamente mencionada, os LL compreendem uma minoria de cerca de 10% de formas com B derivação.

Do ponto de vista morfológico, o que se apresenta ao examinador é uma proliferação difusa, monomorfa, de células de pequeno tamanho, em sua maior parte, ou médio, no restante, de aspecto blástico. O núcleo é arredondado, oval ou convoluto, e sua cromatina é fina e dispersa. Nucléolos são pequenos e variam em número de dois a quatro. O citoplasma é pouco abundante e moderadamente basófilo. O índice mitótico é elevado e há grande quantidade de células apoptóticas (Figura 2.1).

Os LL, diferentemente das LLA que derivam de protimócitos em estágio 1 (fase precoce de diferenciação intratímica), emergem de timócitos em fase mais avançada, em estágio 2. Quanto ao imunofenótipo, ambas dividem as mesmas combinações de glicoproteínas de superfície celular, quer sejam CD1, CD2, CD3, CD5 ou CD7. Essa mesma classe de marcadores pode variar a fim de refletir a fase de maturação, de modo que CD4 e CD8, ausentes em fases iniciais, tornam-se patentes em conjunto nas fases intermediárias, e a presença de um ou de outro materializa-se em células maduras.

Os poucos casos de derivação B têm conformação imunofenotípica própria de estágios pré-B ou pré-B precoces, ou seja, têm antígenos de superfície em suas células que são CD19, CD10, TdT e uma variável expressão de CD20, CD22, HLA-DR e Ig de citoplasma[1,2,10,11,13].

Quadro Clínico

Entre os LL T-derivados, maioria absoluta entre todos os LL, cerca de 70% são manifestados por meio de tumores de mediastino anterior[5,10,11,14]. Conforme já exposto, os LL e as LLA sobrepõem-se quanto às origens celulares e ao quadro clínico. Ademais, é comum a evolução de um LL para o que se classifica convencionalmente como LLA, e essa transição acaba por se revestir de apresentações clínicas similares para ambas as entidades:

- Anemia.
- Perda de peso.
- Febre prolongada.
- Equimoses e petéquias.
- Adenomegalias.
- Hepatoesplenomegalias.
- Dores ósseas.
- Comprometimento neurológico (alterações de pares cranianos, paresias).

A manifestação de tipo "leucêmica" é mais comum em crianças de idade escolar, enquanto em adolescentes se vê mais o quadro de aumento mediastinal e suas consequências:

- Aumento ou deformação torácica.
- Tosse persistente.
- Sibilância.
- Taquipneia.
- Ortopneia.
- Linfadenopatia cervical.
- Abaulamento de fossas supraclaviculares.
- Estase das jugulares.
- Edema palpebral.
- Aumento de volume cervical.

- Edema de extremidades superiores.
- Sinais compatíveis com derrame pleural.

Síndrome de veia cava superior

Muitas das manifestações anteriormente citadas resultam de efeito compressivo da massa tumoral sobre as estruturas do mediastino anterior. Em dado momento, tal mecanismo pode se intensificar e configurar o quadro de síndrome da veia cava superior (SVCS), cuja gravidade é de altas proporções e constitui-se em emergência oncológica, por risco de insuficiência cardíaca e ruptura de traqueia e de vasos da base[24]. Apesar de algum grau de disfunção mecânica evidenciar-se em um número considerável de pacientes, a SVCS propriamente dita, com seus requintes de seriedade, surge em cerca de 5% dos pacientes com LL mediastinal. Os sinais de alerta estão apresentados na Tabela 2.4, em ordem de frequência.

Tabela 2.4 – Manifestações de síndrome de veia cava superior	
Manifestação	Frequência (%)
Tosse/dispneia	68
Disfagia/ortopneia	63
Derrame pleural	50
Sibilância	31
Rouquidão	19
Derrame pericárdico	19
Edema facial	12
Dor torácica	6

Perante um paciente portador de SVCS, interrompem-se os procedimentos que poderiam envolver hipnoanalgesia, em especial as biópsias, introduz-se corticosteroide e quase sempre é necessária a radioterapia de alívio.

Diagnóstico

Já foi ressaltada aqui a importância da coleta de material para os patologistas, para a realização de exames morfológico, imuno-histoquímico, citogenético e molecular. Em conjunto, esses exames levam ao diagnóstico.

Para os LNH, em particular para os LL, a obtenção de tecido deve ser precedida pela aspiração de medula óssea, em decorrência da alta probabilidade de esse setor ser atingido por células malignas. Por meio dessa coleta pode-se fazer não só o diagnóstico citológico, mas também os demais já salientados. Em suma, o mielograma é o método laboratorial mais premente quando da suspeita de diagnóstico de LL. As células malignas também podem ser demonstradas a partir de derrames cavitários, como o derrame peural, que se verifica em uma parcela considerável dos casos, com a ressalva de que, para esses líquidos, a sensibilidade do exame citológico é pequena.

Os exames complementares são necessários não só para asseverar a extensão da doença, e por conseguinte seu estadiamento, mas também servem de parâmetro para a ocorrência dos efeitos colaterais, que amiúde acontecem durante o início do tratamento quimioterápico, da situação nutricional atual, do equilíbrio metabólico e eletrolítico e da função de órgãos propulsores da economia orgânica. Adicionalmente, os exames devem averiguar a presença de eventuais comorbidades que possam interferir na evolução do tratamento imposto (Quadro 2.1).

Quadro 2.1 – Exames laboratoriais

Hemograma – essencial para identificar a presença de células neoplásicas na periferia, permitindo o primeiro parecer de diagnóstico

Eletrólitos – seu desequilíbrio pode exacerbar-se já nas primeiras etapas da quimioterapia, durante a lise tumoral

Transaminases e bilirrubinas – podem refletir comprometimento hepático pela neoplasia

Enzimas canaliculares – podem indicar a presença de obstrução biliar

DHL – exame essencial, visto que uma elevação acima de 500 U/L é fator significativo de mau prognóstico, segundo vários estudos, e é diretamente proporcional ao risco de síndrome de lise tumoral

Ureia/creatinina – refletem não só o eventual acometimento renal, mas também expõem a integridade da função renal, indispensável para sobrepujar a síndrome de lise tumoral

Ácido úrico – sua elevação agrava sobremaneira os efeitos da lise tumoral e leva à insuficiência renal aguda

Estudos de coagulação – refletem a função hepática e devem estar em nível favorável para execução das biópsias

Sorologias para toxoplasmose, CMV, EBV, HIV (e outras, dependendo da área de origem do paciente) – impõe-se para o diagnóstico diferencial e para revelar comorbidades eventuais

Proteínas totais e frações – ajudam na avaliação nutricional

Avaliação imunológica – essencial principalmente se há suspeita de síndrome pertinente

Parasitológico de fezes – previne estrongiloidíase sistêmica

Mielograma – importante pelas razões já comentadas

LCR – indispensável para estadiamento

Estudo citológico e bioquímico de derrames

DHL: desidrogenase lática; CMV: citomegalovírus; EBV: vírus Epstein-Barr; HIV: vírus da imunodeficiência humana; LCR: líquido cefalorraquidiano.

No que tange aos métodos de imagem (Quadro 2.2), os assim chamados métodos convencionais têm apresentado alta eficácia quando se trata de avaliar a extensão e o estadiamento preciso dos LL. A radiografia simples é bastante suficiente para o diagnóstico da massa mediastinal quando se suspeita da presença desta, mas não é tão capaz quanto as tomografias realçadas por contraste, que permitem detectar imagens que a radiografia simples não consegue detectar (Figura 2.2).

A ultrassonografia ajuda na detecção inicial de aumento de vísceras e até de linfonodos intra-abdominais, mas não o faz com a mesma acurácia que as tomografias.

Quadro 2.2 – Exames de imagem

Radiografia de tórax – essencial para identificar a presença de massa mediastinal anterior

Ultrassonografia de abdome – identifica território hepático e renal e presença de infiltrações

Tomografia de tórax (Figura 2.2) – complementa as informações da radiografia simples e dimensiona eventuais derrames pleurais

Tomografia de sistema nervoso central – facultativa, deve ser empregada quando há sinais neurológicos

Ressonância magnética de SNC – mais acurada que a tomografia

Tomografia de abdome – necessária para estadiamento

Cintilografia com Ga-67 – exame que envolve alta sensibilidade, mas pouca especificidade, pois é absorvido por timo normal

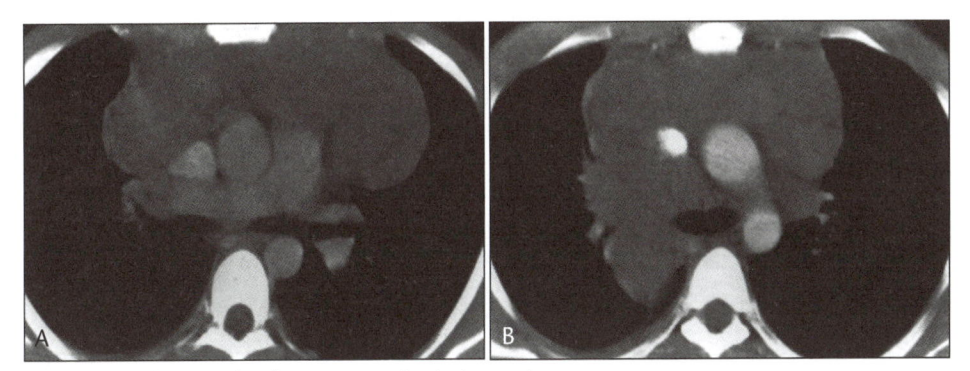

Figura 2.2 Dois exemplos de massas mediastinais anteriores.

Embora seja atribuída à ressonância magnética de tórax maior acurácia no esclarecimento de lesões, ela não tem de fato alcançado superioridade que indique sua adoção em instância primária, e recomenda-se seu uso somente para situações particulares.

A cintilografia com gálio baseia-se na forte avidez que tecidos neoplásicos linfoides têm por esse marcador. Embora de alta sensibilidade, o método não tem integral especificidade, pois também salienta bem áreas inflamatórias inespecíficas. Apesar de suas limitações, continua a ser empregada, pois serve ao acompanhamento fidedigno da resposta inicial da neoplasia e entra no conjunto de recursos para esclarecer a natureza de áreas com quadro suspeito e mesmo de recidivas.

Nos últimos anos, tem sido elevado o interesse pelo uso de mapeamento com [18]FDG PET. Isso se deve não só à pouca especificidade com o Ga, mas também à maior radioatividade absorvida pelas crianças. Ele tem sido empregado para LNH de crianças, mas análises disponíveis permitem concluir que, quanto ao método de estadiamento ao diagnóstico, o uso do PET não altera de modo significativo as impressões dos estudos de imagem convencionais, provavelmente pelo fato de, em casos avançados, estes últimos cumprirem seu papel sem dificuldade. Na assim chamada avaliação de ínterim, pela qual se mede resposta de tumores mediastinais ao tratamento, o PET parece ter maior aplicabilidade, uma vez que é altamente sensível a presenças mínimas de doença viável e poderia ter sua aferição incluída entre fatores de prognóstico. Resta saber qual seria o *timing* ideal para esse procedimento ou se, de fato, crianças com doença indetectável por outros exames, mas com PET positivo, deveriam sofrer alteração com intensificação de seu protocolo[25-28].

Uma vez finalizado o estadiamento, a biópsia passa a ser o meio pelo qual todas as características histológicas e biológicas serão conhecidas, a fim de alocar o paciente em um plano terapêutico adequado. Os linfonodos periféricos, quando acessíveis, devem ser extraídos por incisão. Quando não há esse acesso, resta a possibilidade de atingir o tumor por meio de agulha guiada por imagem, ou obtenção de tecido via mediastinoscopia ou toracotomia se o tumor atinge a parede torácica. É importante lembrar-se da dificuldade imposta ao anestesiologista em virtude da compressão aérea que essas massas em geral exercem. Calibre traqueal menor que 50% de seu normal já impõe dificuldade, que pode acarretar o uso prévio de corticosteroide para viabilizar a sedação.

Tratamento

Até o final da década de 1960, os tumores mediastinais hoje considerados LL eram muitas vezes submetidos a exérese cirúrgica e a grandes volumes de radioterapia. Os índices de sobrevida eram medíocres e não ultrapassavam 10%. Por conta da sobreposição hoje conhecida entre LLA e LL, grande parte do fracasso era atribuída a recidivas leptomeníngeas. O conhecimento adquirido para as LLA de que o SNC deveria ser tratado profilaticamente com irradiação encefálica e drogas de administração intratecal fez com que esses métodos, adicionados ao tratamento de LL, melhorassem sobremaneira o prognóstico, além de serem regimes terapêuticos traçados ao modo dos já existentes para LLA. Apesar dos progressos atingidos para os estádios precoces da doença, que são pouco comuns, as formas avançadas continuaram a ter comportamento sofrível, até que o protocolo antileucêmico denominado LSA_2L_2 trouxe os resultados para patamares bem mais satisfatórios, e esse regime ainda é representado como um dos paradigmas para o tratamento dos LL, visto que contém os requisitos necessários para impedir a disseminação leucêmica e meníngea da neoplasia[15-18]. Sua fase de indução, modificada com a introdução de agente citorredutor alquilante ao início, era seguida por consolidação por meio de L-asparaginase, carmustina, 6-tioguanina e daunorrubicina. A manutenção era feita com pares de drogas em uso rotativo, além de profilaxia de SNC com metotrexato intratecal (Figura 2.3).

O esquema LSA_2L_2 foi posteriormente empregado por outros estudos e sofreu uma modificação interessante pelos investigadores da Sociedade Francesa de On-

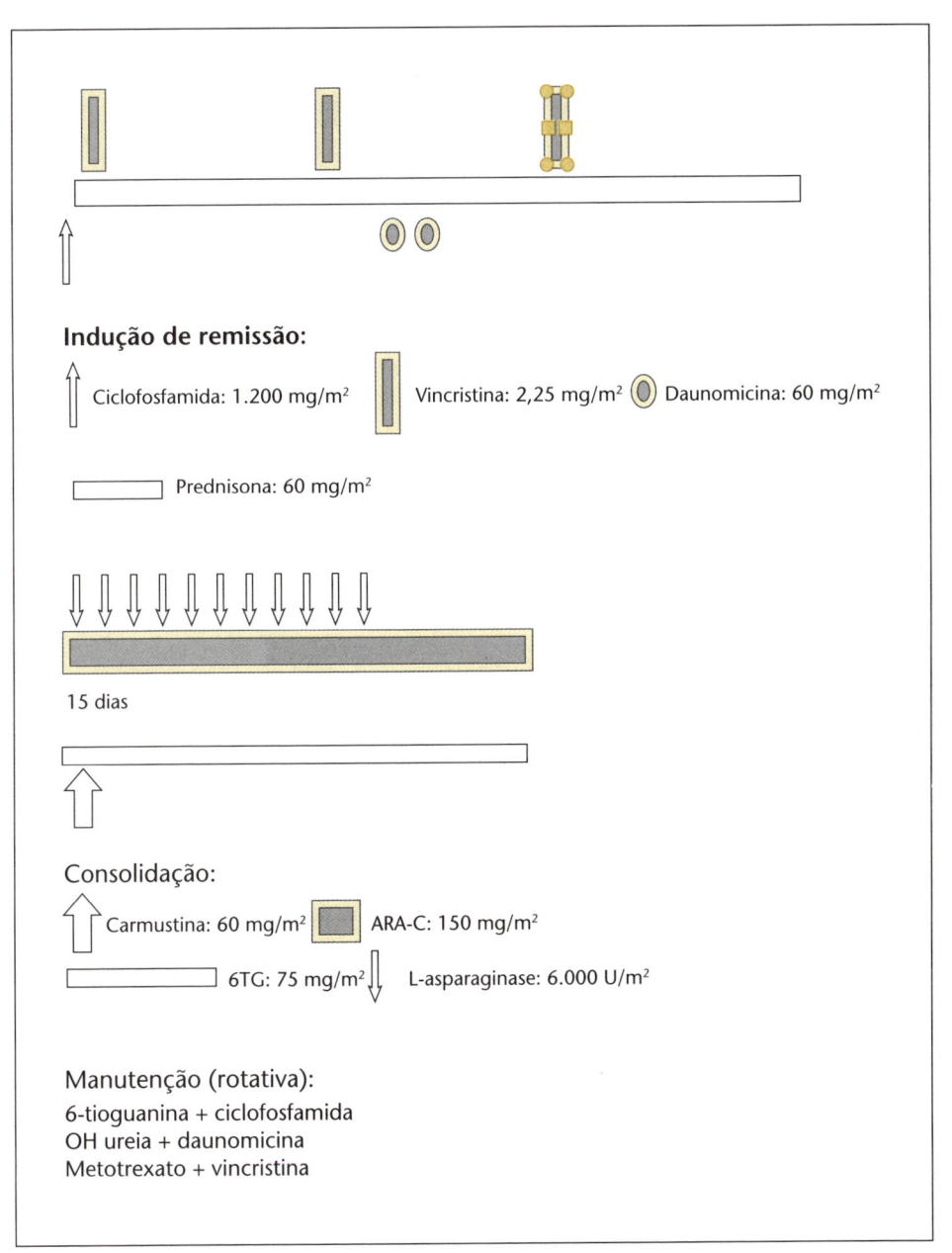

Indução de remissão:

Ciclofosfamida: 1.200 mg/m²   Vincristina: 2,25 mg/m²   Daunomicina: 60 mg/m²

Prednisona: 60 mg/m²

15 dias

Consolidação:

Carmustina: 60 mg/m²   ARA-C: 150 mg/m²

6TG: 75 mg/m²   L-asparaginase: 6.000 U/m²

Manutenção (rotativa):
6-tioguanina + ciclofosfamida
OH ureia + daunomicina
Metotrexato + vincristina

Figura 2.3 Regime LSA$_2$L$_2$.

cologia Pediátrica, que adicionaram metotrexato (MTX) em altas doses à fase de indução[29]. Mais recentemente foram apresentados os resultados de uma nova modificação ao LSA$_2$L$_2$, em protocolo denominado LMT-89[30], em que a fase de indução era precedida por uma pré-fase de doses baixas de ciclofosfamida (CICLO), vincristina (VCR) e prednisona, sucedidas por dois ciclos de COPAD-M (combinação de

CICLO, doxorrubicina, VCR, prednisona e doses altas de MTX) e por quimioterapia (QT) intratecal. A manutenção era similar à do LSA_2L_2, com substituição de carmustina por etoposide. O pior fator de prognóstico foi o envolvimento de medula óssea e, para os pacientes que a tiveram, 35% de sobrevida livre de eventos foi alcançada, contra 85% dos demais.

O grupo colaborativo BFM[31] empregou o esquema de LLA T-derivada para uso nos LL avançados, inclusive com irradiação para SNC. A indução de remissão incorporava drogas antileucêmicas, como VCR, prednisona, DAUNO, L-ASP e doses elevadas de CICLO e de MTX. A manutenção seguia com mercaptopurina e MTX. A taxa estimada de sobrevida em cinco anos foi de 90%.

Atualmente, entende-se que os LL se beneficiam de tratamentos equivalentes aos da LLA, e que devem ser empregados alquilantes e MTX para citorredução. O papel da L-ASP também parece ter relevância[32]. O COG[33,34] tem avaliado um protocolo mais intensivo e de duração mais curta, que abarca os conceitos estabelecidos e traça uma manutenção com ciclos rotativos de drogas (Tabela 2.6). A sobrevida livre de eventos em cinco anos tem sido da ordem de 78%.

Tabela 2.5 – Protocolos para linfomas linfoblásticos

Instituição	Protocolo	SLD
Memorial Sloan – Kettering (Nova York, NY)	LSA_2L2	61
Dana Farber Cancer Institute (Boston, MA)	APO	58
Pediatric Oncology Group (POG)	LSA_2L_2	93
St. Jude Children's Research Hospital (Memphis, TN)	Total	73
United Kingdom Children's Cancer Study Group	UKCCSG 8503	65
Institut Gustave Roussy (Villejuif, França)	LSA_2L_2 modificado	75
Berlin-Frankfurt-Münster kooperative multizentrische ALL Studie	BFM 81,83,86	75
Children's Cancer Study Group	COMP	35
	LSA2L2	65

Tabela 2.6 – Protocolo COG CCG 5941

Indução de remissão	Doses (mg/m²)
Vincristina	1,5 dias 0, 7, 14
Daunorrubicina	60 por 24 h dias 1 e 2
Ciclofosfamida	1.200 dia 0
L-asparaginase	Dias 3 a 15 (alternados)
Consolidação	
Vincristina	1,5 dias 0, 7
Citarabina	2.000 dias 0 e 1

(continua)

Tabela 2.6 – Protocolo COG CCG 5941 (continuação)	
Indução de remissão	**Doses (mg/m²)**
Etoposide	200 dias 0 e 1
Tioguanina	300 dias 0 a 3
Metotrexato	1.000 dia 0
Manutenção (6 cursos)	
Ciclofosfamida	1.200 1x
Tioguanina	300/dia x 4
Vincristina	1,5 dias 14, 21
Prednisona	180/dia x 7
Doxorrubicina	30 dia 14
Vincristina	1,5 dia 28
Metotrexato	1000 mg dia 28
L-asparaginase	6.000 U dia 29
Citarabina	2.000 dias 35 e 36
Etoposide	200 dias 35 e 36

Radioterapia de encéfalo para os que têm doença em sistema nervoso central, ao final da manutenção.

Apesar dos inegáveis progressos, vários são os obstáculos a serem suplantados para que se alcance uma melhor perspectiva para os LL. Embora muito exploradas, as diferenças entre as LLA e os LL não estão totalmente definidas e, se os tratamentos anti-LLA têm levado a bons resultados, está claro que ainda há o que fazer para atingir patamares próximos ao ideal.

Entre os agentes promissores para uso em neoplasias T-derivadas, o composto 506U78 (2-amino-9-B-D-arabinofuranosil-6-metoxi-9-H-purina) possui poder de citotoxicidade seletiva para células T, por meio do acúmulo intracelular de ARA-G (arabinofuranosilguanina). Na linha de tratamentos imunológicos, deve-se ressaltar o alentuzumab (Campath-1H), cujo alvo, CD52, tem expressão nessas neoplasias. Outro alvo a ser explorado são os receptores de interleucina-2, que podem ser alvejados pela toxina diftérica associada a antirreceptores, caso do DAB_{389}-IL2. Por fim, em vista das frequentes mutações ativadas pelo *NOTCH1*, tem-se estimulado a investigação de inibidores da via do *NOTCH1*, a exemplo do que se tem feito com antagonistas da γsecretase[35,36].

LINFOMAS B-DERIVADOS: BURKITT E LINFOMAS DIFUSOS DE GRANDES CÉLULAS B

Em crianças, os linfomas tipo Burkitt (BL) e seus similares são mais frequentes que os DLCBL, e correspondem a cerca de 40% de todos os LNH da infância. Do ponto de vista morfológico, os BL possuem uma característica arquitetônica, mas nem sempre totalmente identificada em tumores que podem ser classificados como BL por outros critérios, e a esse grupo correspondem os similares aos BL, ou os assim chamados *Burkitt-like lymphomas* (BLL).

O epônimo da doença remete ao nome de Denis P. Burkitt[37] (Figura 2.4), cirurgião do *Colonial Medical Service in Uganda* que, em diversas incursões pela África subsaariana, identificou um número inesperadamente alto de crianças com tumores de cabeça e pescoço, em geral de mandíbula, que se revelou ser de linhagem linfoproliferativa. A doença foi considerada endêmica de uma área que é conhecida como *lymphoma belt*. O caráter endêmico, sabe-se hoje, é atribuído a condições climáticas e geográficas peculiares da região e está muito associado à infecção precoce pelo vírus Epstein-Barr (EBV), cujo papel etiológico será mais bem discutido adiante. O mesmo tipo de neoplasia foi posteriormente descrito entre linfomas de outras regiões, e durante algum tempo foi chamado de BL esporádico.

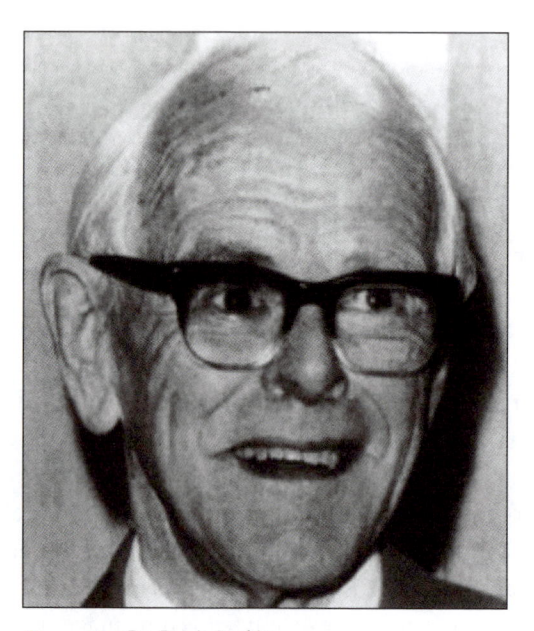

Figura 2.4 Dr. Denis Burkitt.

Os DLBCL, que correspondem a 10 a 20% de todos os LNH de crianças, às vezes englobam aspectos superponentes aos dos BLL, e a diferenciação só pode ser feita por métodos citogenéticos e imuno-histoquímicos. Enquanto os BL e BLL incidem mais em crianças em idade escolar ou na puberdade, os DLBCL são mais próprios da adolescência. Para pacientes adultos, a diferenciação entre as categorias pode ser de grande relevância, haja vista que os BL/BLL necessitam de regimes terapêuticos mais agressivos, ao contrário do que seria suficiente para os DLBCL, para os quais combinações de drogas mais simplificadas conduzem a bons resultados. Na faixa etária pediátrica, todas as neoplasias com derivação B recebem os mesmos esquemas, que serão descritos a seguir.

Genética e Etiopatogenia dos Linfomas de Burkitt e *Burkitt-Like Lymphomas*

Tanto a respeito de sua epidemiologia quanto de sua etiogenia, os BL podem ser divididos em três grupos: endêmicos (eBL), esporádicos (sBL) e os que se associam à infecção pelo HIV. O EBV exerce uma influência apreciável nos três casos, e essa ação será exposta adiante.

As alterações genéticas que têm estreita correspondência com os BL são as que se verificam por translocação do gene *MYC* e um dos *loci* de genes para imunoglobulinas (Ig), que podem ser três: cadeia pesada (IgH) ou duas variações de cadeias leves, kappa (IgK) ou lambda (IgL). Em mais de 80%, a translocação t(8;14), de IgH, está presente, enquanto as t(2;8) de IgK e t(8;22) de IgL manifestam-se nos casos restantes[38].

A t(8;14) e o proto-oncogene *MYC* também são reconhecidos em outras neoplasias, mas não consta que tenham o mesmo papel deflagrador dos BL, que é uma característica importante. Em murinos, a inserção transgênica de *MYC* para o *locus* de IgH resulta em transformações neoplásicas de células B e de plasmócitos, corroborando a acurácia de todas as informações que se tem hoje acerca da origem dos BL.

O *MYC* exerce um papel importante na regularização da proliferação celular e nos processos de diferenciação e apoptose. Sua atividade transformadora implica sua propriedade de ativador transcricional com uma sequência específica. Seu domínio em terminação C básica, em *zipper* hélice-alça-hélice, facilita a sequenciação de DNA padronizada por CACGTG, para a qual requer-se a participação de seu correspondente heterodimérico *Max*. Além disso, o *MYC* possui, em terminação N, um domínio transativador que rege uma larga faixa de genes-alvo, de cuja mutação resulta sua perda de papel oncogenético.

Os pontos de quebra do *MYC* translocado ocorrem em posições diferentes nas diversas formas de BL. Nos sBL esses pontos localizam-se em *exon* 1 ou *introm* 1, ao passo que em eBL eles guardam distância do sítio de iniciação transcricional. Tais particularidades certamente se refletem nas formas distintas de patogênese e do estado de diferenciação das células-alvo em sBL e eBL. Nas duas variedades o *MYC* é transferido de forma intacta. O ponto de quebra do gene de Ig, ao qual o *MYC* é transferido, também varia nas duas formas de BL.

A translocação de *MYC* e gene de Ig é facilitada pelas recombinações de sequenciação de *MYC*. A translocação não é o único meio de desregulação de *MYC*, e as mutações que aumentam sua expressão, atividade e estabilidade também são mecanismos imputados. Essas mutações provavelmente se dão após a translocação, já que hipermutações são observadas em centros germinativos. Outras mutações têm sido identificadas em regiões reguladoras de *exon* 1 e *introm* 1, e exercem bloqueio negativo na expressão de *MYC*.

A apoptose que é induzida pelo *MYC* é o fenômeno central para a disfunção das células de BL. O *MYC* coordena a fase S do ciclo de células somáticas, que entram em apoptose quando níveis-limite de *MYC* são excedidos. As alterações necessárias para o desenvolvimento de BL, que se contrapõem ao efeito apoptótico do *MYC*, envolvem outras mutações, por exemplo, de *T58*, que impede a expressão apoptótica de *BIM*, membro da família *BCL-2*. BIM interage com a proteína *BCL-2* e inibe sua função de apoptose. T58 e mutações transcritas a seus aminoácidos evitam fosforilação e, por consequência, as células de BL interrompem os comandos de *MYC*, e dá-se a paralisação da função de apoptose[38,39].

Papel do vírus Epstein-Barr

A presença do EBV em cada célula do BL corrobora a tese de que ele participa como um vírus tumoral no desenvolvimento da neoplasia[39-41]. Existe quem defenda que sua presença é fator predisponente para a translocação *MYC*/Ig, embora essa evidência não seja reproduzida *in vitro*.

A presença do EBV em células B de centros germinativos certamente favorece a imortalidade celular. Esse herpes-vírus causa infecções sem consequências maiores para os seres humanos, mas está envolvido em várias neoplasias; a identificação do genoma clonal viral em todas as células de um dado tumor leva a crer que a célula progenitora foi infectada, e tem-se a evidência do papel do vírus nos estágios iniciais do processo neoplásico.

Há três formas de expressão latente do gene: latências I, II e III. A latência III é caracterizada por todos os genes latentes (EBNAs, LMPs, EBERs) e é observada nas infecções primárias, em que o EBV assume o comando da proliferação celular. A expressão restrita do perfil latente de expressão genética, associada à expressão reduzida de MHC classe I, em associação com as moléculas processadoras de antígenos e com as unidades proteassômicas LMP7, auxilia as células em seu processo de perda da vigilância imunológica; da mesma forma, produtos genéticos de EBV interferem diretamente na manutenção da sobrevivência celular de BL.

A Figura 2.5 exibe um panorama geral da etiopatogenia dos BL.

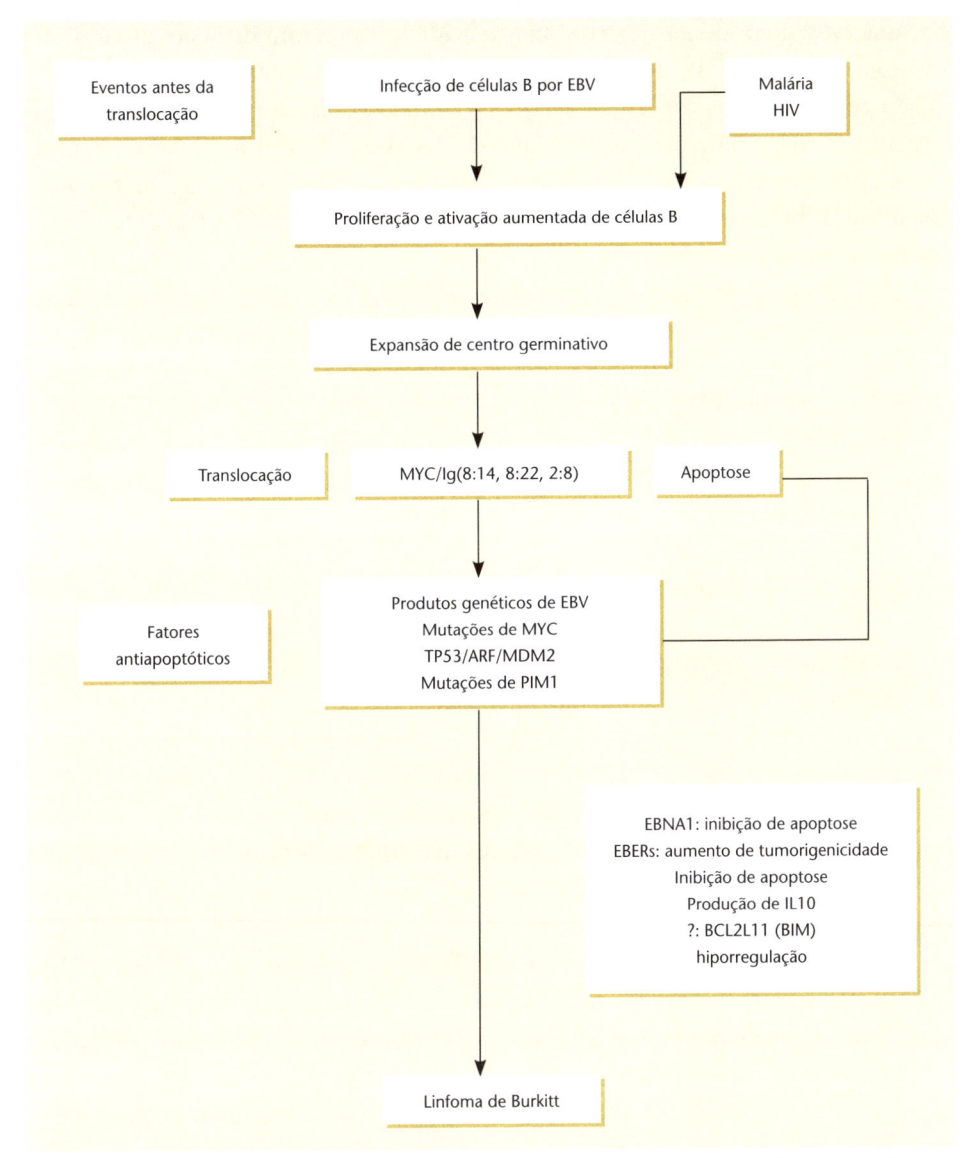

Figura 2.5 Patogênese do linfoma de Burkitt. EBV: vírus Epstein-Barr; HIV: vírus da imunodeficiência humana.

Etiopatogenia dos Linfomas Difusos de Grandes Células B

Entre os DLBCL de adultos, em cuja faixa etária ele predomina, várias anomalias que acometem diversos genes têm sido encontradas, por exemplo, aquelas relacionadas com *BCL6*, *BCL2*, *MYC*, *FAS* e *TP53*. *BCL-6*, localizado em 3q27, é um gene de repressão transcricional encontrado em células B maduras de centros germinativos, além de ter descrita sua capacidade repressora de genes atuantes na ativação linfocitária, diferenciação, interrupção do ciclo celular e apoptose.

O perfil de expressão genética tem determinado dois subtipos de DLBCL, ambos com conotação de prognóstico, que são os assemelhados a células de centros germinativos ou os assemelhados a células B ativadas[42,43]. Ressalvada a menor incidência de DLBCL em crianças, demonstra-se que mais de 80% dos pacientes desenvolvem o primeiro subtipo.

Os linfomas B primários de mediastino (PMBCL) e os DLBCL possuem características em comum. As análises do perfil de expressão genética têm encontrado semelhanças entre essas variantes e os linfomas de Hodgkin clássicos, inclusive na ativação de fatores nucleares kB e na expressão aumentada desses fatores como alvos.

Em adultos, outros proto-oncogenes têm hipermutações somáticas aberrantes, como *PIM1*, *PAX2* e *Rho/TTF*, cuja correspondência em doenças das crianças permanece desconhecida.

Patologia

Os BL apresentam aspecto monótono de um infiltrado de células blásticas com morfologia linfoide, de tamanho médio, núcleos arredondados com cromatina densa e múltiplos nucléolos proeminentes localizados na parte mais central. As células têm alto índice mitótico, e a grande quantidade de macrófagos de permeio, contendo restos apoptóticos, confere o panorama classicamente reconhecido como "céu estrelado". O citoplasma é pouco abundante, basofílico e bastante vacuolizado, mas essas vacuolizações lipofílicas podem ser mais bem visualizadas nas demonstrações citológicas (Figuras 2.1 e 2.6).

Em termos imunofenotípicos, as células têm antígenos de superfície CD20, CD19 e CD10 e expressam BCL6. Existe forte expressão de Ig de superfície de classe IgM. O índice proliferativo medido por Ki67 é muito alto e próximo de 100%.

Linfomas com o aspecto morfológico citado e com um fenótipo que reúne Sig+, CD10+, CD20+, BCL6+ e BCL2- e Mib1/Ki67+ correspondem às características mais típicas que podem ser conferidas aos BL (Tabela 2.7).

Tabela 2.7 – Marcadores próprios dos linfomas B

Marcadores	BL	DLBCL	PMCBL
CD20	+	+	+
CD79a	+	+	+
Cγμ	+	+	+
Sig	-/+	-/+	-
PAX5	+	+	+

(continua)

Tabela 2.7 – Marcadores próprios dos linfomas B (continuação)

Marcadores	BL	DLBCL	PMCBL
BCL6	+	-/+	-
CD5	-	-/+	-
CD10	+	-/+	-
CD30	-	-/+	-/+
ALK	-	-/+	-
citogenética	t(8;14)(q24;q32) t(2;8)(p11;q24) t(8;22)(q24q11)		

BL: linfomas de Burkitt; DLBCL: linfomas difusos de grandes células B; PMCBL: linfomas B primários de mediastino.

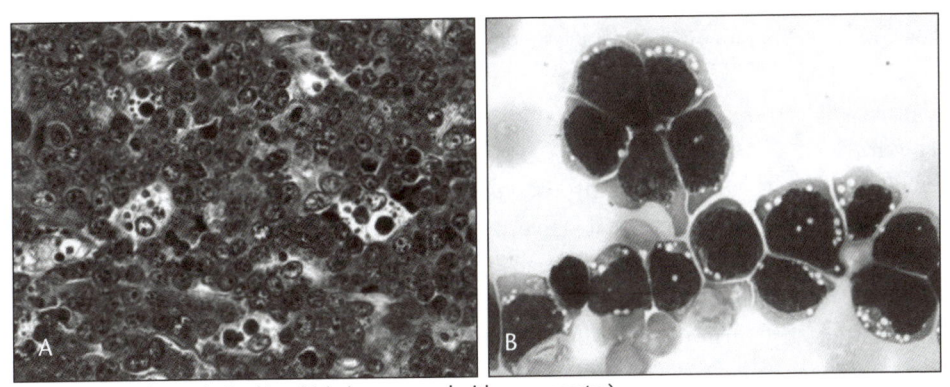

Figura 2.6 Linfoma de Burkitt. (Veja imagem colorida no encarte.)

Os DLBCL da infância e adolescência podem se exibir em diversas caracterizações morfológicas[13,44], que incluem células grandes não clivadas ou clivadas, células multilobuladas e células imunoblásticas de nucléolos proeminentes, únicos e eosinofílicos. Essas variedades já foram, em sistemas passados, classificadas como categorias separadas, mas hoje são todas englobadas pelos DLBCL. Os núcleos das células neoplásicas são maiores que os de histiócitos teciduais e possuem o dobro do tamanho dos núcleos linfocitários normais. O citoplasma pode ser pálido ou plasmocitoide. No tecido patológico pode haver um número apreciável de linfócitos T, que em alguns casos obscurecem as células neoplásicas (Figura 2.7).

Em termos de imunofenotipagem, os DLBCL exprimem CD45 e antígenos pan-B, como CD45RA, CD19, CD20, CD79a e o fator de transdução nuclear PAX5. As Sig também são detectadas.

Quadro Clínico

Os BL quase sempre se apresentam com localizações extralinfonodais, como transição ileocecal, mesentério ou cavidade peritoneal. Com relação aos tipos en-

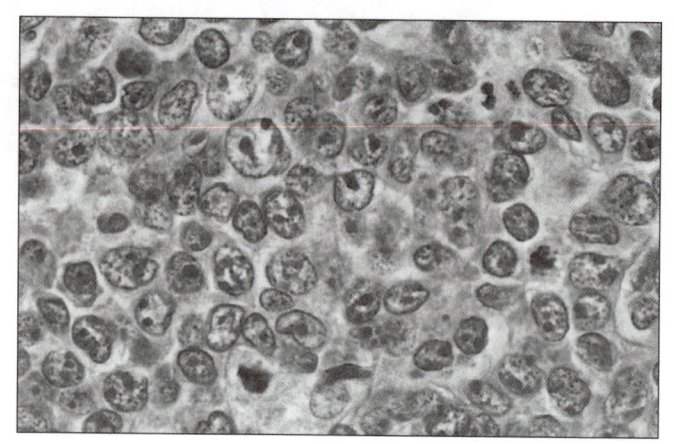

Figura 2.7 linfomas difusos de grandes células B. (Veja imagem colorida no encarte.)

dêmicos africanos, a apresentação mais frequente é a de tumor de cabeça e pescoço (Figura 2.8).

O quadro mais comum e típico, entre os BL não africanos, é o de extensa massa abdominal e intraperitoneal, às vezes com ascite associada e acompanhada por fenômenos oclusivos ou enterorragia (Figura 2.9). Na vigência dessas massas, quase sempre o estado nutricional da criança é comprometido, e os pacientes costumam apresentar febre prolongada e dores abdominais. Anemia ou sinais de sangramento surgem em situação de infiltração medular.

A forma de BL que acomete a região ileocecal muitas vezes é representada por massas pequenas e ressecáveis cirurgicamente. A invaginação intestinal costuma ser o primeiro entre os sinais dessa apresentação (Figura 2.10).

Algumas vezes os BL podem se infiltrar nos rins, ovários, baço e parênquima hepático, mas trata-se de manifestações pouco comuns, da mesma forma que raras vezes ocorre distúrbio neurológico por compressão de massa paraespinhal.

Os DLBCL também têm localização abdominal, mas acometem ao mesmo tempo linfonodos periféricos e anel de Waldeyer.

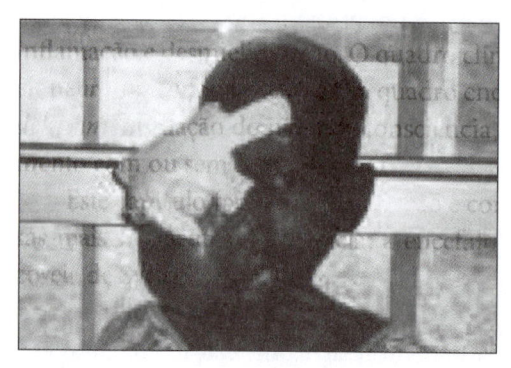

Figura 2.8 Linfoma de Burkitt de tipo africano. (Veja imagem colorida no encarte.)

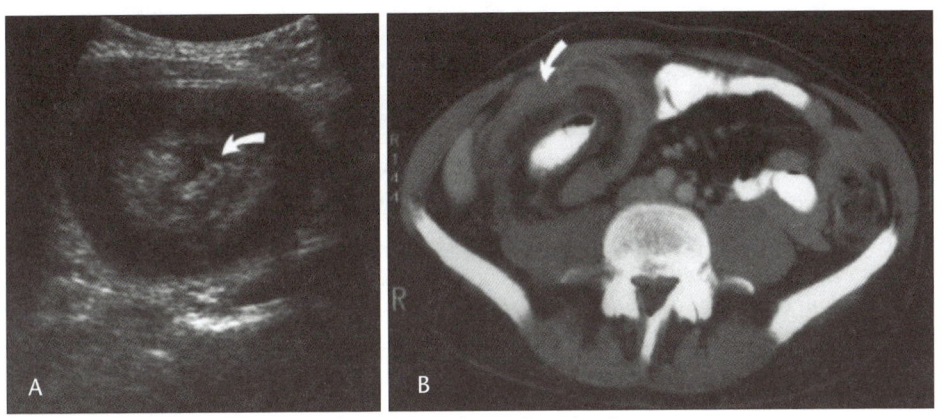

Figura 2.9 Linfoma localizado em válvula ileocecal, com invaginação.

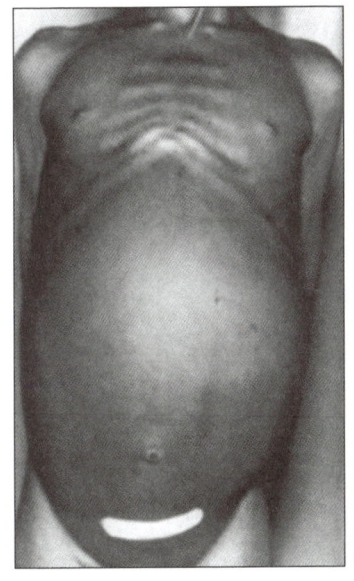

Figura 2.10 Linfoma de Burkitt com massa abdominal extensa.

Diagnóstico

O roteiro de diagnóstico dos BL e dos DLBCL segue, em linhas gerais, a mesma abordagem que já foi descrita para os LL. Assim como naqueles, a punção aspirativa de medula óssea deve ter lugar preferencial no início da investigação, em face da possibilidade de infiltração desse território e por poder se prescindir da biópsia. Em muitos casos de BL abdominais, ocorre ascite, cujo material pode ser coletado para citologia, muitas vezes esclarecedora. Vale destacar que os estudos imunofenotípicos e citognéticos podem ser realizados sem dificuldade em ambos.

Tratamento

O tratamento dos BL pode ser considerado uma conduta de emergência oncológica por causa de sua alta fração de crescimento e de sua capacidade em desenvolver fenômenos obstrutivos ou compressivos para estruturas adjacentes, causando distúrbios respiratórios em vias aéreas altas ou por meio de distensão diafragmática, bem como alterações circulatórias ou insuficiência renal, por infiltração desse território.

No início do tratamento, é mister cercar-se de cuidados para evitar ou amenizar os desequilíbrios metabólicos e eletrolíticos decorrentes da intensa lise tumoral que se segue em resposta aos quimioterápicos. A hiperfosfatemia, acompanhada de hipocalcemia, acarreta distúrbios neurológicos agudos; a hiperpotassemia leva a alterações neuromusculares e cardíacas; a hiperuricemia provoca insuficiência renal. As medidas profiláticas envolvem hiper-hidratação, a fim de garantir diurese abundante, e a instituição de medicamentos inibidores da formação de urato; bloqueador de xantino-oxidase, do tipo do alopurinol, tem dado lugar ao uso de uricolíticos com base na urato-oxidase.

A cirurgia, no tratamento dos BL, há muito tempo deixou de ter lugar de relevância, visto que, mediante seu caráter eminentemente sistêmico, a doença não requer controle local, e vai daí a inutilidade de recorrer a citorreduções cirúrgicas que em nada contribuem para o prognóstico[45]. A atuação do cirurgião limita-se à coleta adequada de material de biópsia em condições que se prestem à execução dos estudos histoquímicos e citogenéticos. Se a doença invadir a medula óssea, SNC ou líquidos de derrame, as biópsias podem ser preteridas.

A radioterapia também não é um bom método para o tratamento dos BL, a não ser no caso da necessidade de alívio de eventos compressivos, tanto diafragmáticos quanto respiratórios ou espinhais; a irradiação é fornecida unicamente na dosimetria suficiente para a reversão da emergência.

A quimioterapia constitui a base para o tratamento e a obtenção dos resultados auspiciosos que hoje em dia são alcançados pelos programas oriundos dos diversos estudos multicêntricos, com destaque para os grupos europeus LMB e BFM e para os grupos norte-americanos que compõem o CCG.

Protocolos LMB

Desde 1981 a Sociedade Francesa de Oncologia Pediátrica (SFOP) tem desenvolvido estudos colaborativos entre instituições da França, Bélgica e Holanda, designados por várias edições dos assim chamados protocolos LMB[46-48]. Sua base terapêutica para casos avançados engloba as seguintes fases:

a. Pré-fase: inicia-se com doses baixas de ciclofosfamida, vincristina e prednisona (COP), com o intuito de diminuir o volume tumoral inicial e, desse modo, evitar maiores complicações metabólicas e hematológicas implicadas nas fases seguintes.

b. Indução de remissão: consiste em dois ciclos de COPADM (doses altas e fracionadas de ciclofosfamida e doses altas de metotrexato em conjunto com prednisona, vincristina e doxorrubicina).

c. Consolidação: dois ciclos de citarabina contínua por cinco dias.

d. Profilaxia de SNC: com administração intratecal de metotrexato e citarabina.

Dos estudos LMB 81, 84 e 86 foram extraídas as seguintes constatações:

a. Os pacientes sem envolvimento inicial de SNC alcançaram índices de sobrevida livre de doença (SLD) entre 75 e 90%.

b. A redução progressiva do tempo de tratamento de 12 para 4 meses não modificou o prognóstico e reduziu consideravelmente a toxicidade, que levou a índices de mortalidade mais baixos.

c. A profilaxia de SNC com altas doses de metotrexato (3 g/m^2) e injeções de metotrexato por punção lombar levou a taxas e recidiva para SNC menores que 2%.

d. A pré-fase com COP influiu na queda de mortalidade e tornou-se fator de mau prognóstico para os que não responderam à sua administração.

e. O acometimento de SNC inicial levou à SLD da ordem de 19%. Após o estudo-piloto LMB 86, cujas doses de metotrexato sistêmicas elevaram-se até 8 g/m^2 e cuja consolidação foi acrescida de etoposide com dois cursos de CYVE e com o uso de três drogas aplicadas por via lombar, as taxas de SLD ascenderam a 75%.

No protocolo LMB 89, foram estudadas todas as neoplasias de derivação B, como BL, DLBCL e leucemias L3. Foram recrutados pacientes em todos os estádios e distribuídos por três ramos:

a. Grupo A: pacientes em estádios I ou II abdominal, que receberam somente dois ciclos de COPAD.

b. Grupo B: pacientes não admissíveis nos grupos A e C, que receberam a terapia básica por quatro meses.

c. Grupo C: pacientes com SNC envolvido ou com infiltração de medula óssea, para os quais foi designado um regime similar ao LMB 86.

Os resultados do LMB 89 mostraram:

a. SLD para os 561 pacientes admitidos.

b. SLD de 98% para estádios I e II; 91% para estádio III; 87% para estádio IV.

c. O pior fator de prognóstico para o grupo C foi positividade de doença em SNC, de tal modo que, quando SNC+, a SLD foi de 78%, contra 90% para os demais.

d. O maior fator de prognóstico para os pacientes de grupo B foi o nível sérico inicial de DHL. A SLD foi de 89,5% para os que tiveram níveis além do dobro do normal, contra 95% dos demais.

Os protocolos LMB, com seus resultados excelentes, passaram a se tornar um paradigma, haja vista a constituição do estudo FAB LMB 96, que agrupou a SFOP, o UKCCSG e o CCG norte-americano. Sua base foi o LMB 86, mas com algumas modificações mostradas na Figura 2.7.

O estudo FAB LMB 96 é o maior já realizado com pacientes que possuem linfomas B-derivados, tanto BL quanto DLBCL. Foram admitidos 637 sujeitos. A grande maioria foi de pacientes com estádio III, ou seja, do grupo B, para os quais o encurtamento da duração do programa e a redução de ciclofosfamida no segundo CO-PADM (de 3 g/m^2 para 1,5 g/m^2) não impediram que 90% deles atingissem SLD em período médio de observação de cinco anos. Embora com etiopatogenias distintas, os BL e os DLBCL comportaram-se de forma equivalente[49,50].

Protocolos BFM

O grupo colaborativo BFM (*Berlin-Frankfurt-Münster*), que engloba serviços da Alemanha, Áustria e Suíça e que também é composto por instituições fora da Europa, teve em suas versões 81, 83, 86 e 90 a intensificação progressiva da quimioterapia, a diminuição na duração do tratamento e o abandono da irradiação encefálica para profilaxia de SNC.

O BFM95[51] foi instituído com o fito de diminuir a toxicidade elevada dos protocolos prévios, sem comprometer os bons resultados já atingidos. Duas foram as hipóteses testadas: a de que a diminuição no tempo de infusão do metotrexato poderia manter a eficácia com menor gravidade nas lesões de mucosa habituais, e a de que casos com massas irressecáveis, mas níveis de DHJ < 500 U/L, poderiam receber 1 g/m^2 de metotrexato em vez de de 5 g/m^2 como em regimes anteriores.

Ingressaram no estudo 505 pacientes, alocados a esquemas diversos em função do risco provável de insucesso (Tabela 2.8).

Tabela 2.8 – Regimes designados de acordo com o risco

Grupos de risco	Definição	Esquema
R1	Estádio I ou II ressecado	A + B
R2	Estádio I ou II não ressecado Estádio III DHL < 500	VA + B + A + B
R3	Estádio III DHL > 500 < 1000 Estádio IV SNC-DHL < 1000	VAA + BB + CC + AA + BB
R4	Estádio III DHL > 1000 Estádio IV SNC+	VAA + BB + CC + AA + BB + CC

Tabela 2.9 – Descrição dos ciclos do BFM95

Drogas	Doses	D1	D2	D3	D4	D5
Pré-fase V						
Ciclo	200 mg/m²	X	X			
Dexa	2 mg/m²	5	5	10	10	10
MTX	12 mg	X				
ARA-C	30 mg	X				
Pdnsl	10 mg	X				
Ciclo A						
Dexa	10 mg/m²	X	X	X	X	X
Vcr	1,5 mg/m²	X				
Ifo	800 mg/m²	X	X	X	X	X
ARA-C	150 mg/m²				X	X
VP-16	100 mg/m²				X	X
MTX	1 g/m²	X				
MTX IT	12 mg	X				
ARA-C IT	30 mg	X				
Pdnsl IT	10 mg	X				
Ciclo B						
Dexa	10 mg/m²	X	X	X	X	X
Vcr	1,5 mg/m²	X				
Ciclo	200 mg/m²	X	X	X	X	X
Adri	25 mg/m²				X	X
MTX	1 g/m²					
MTX IT	12 mg	X				
ARA-C IT	30 mg	X				
Pdnsl IT	10 mg	X				
Ciclo AA/BB						
MTX	5 g/m²	X				
MTX IT	12 mg	X				
ARA-C IT	30 mg	X				
Pdnsl IT	10 mg	X				
Ciclo CC						
Dexa	10 mg/m²	X	X	X	X	X
Vindesina	3 mg/m²	X				
ARA-C	3 g/m²	X	X			
VP-16	100 mg/m²			X	X	X
MTX IT	12 mg					X
ARA-C IT	30 mg					X
Pdnsl IT	10 mg					X

Ciclo: ciclofosfamida; Dexa: dexametasona; MTX: metotrexato; ARA-C: citarabina; Pdnsl: prednisolona; Vcr: vincristina; Adria: doxorrubicina; IT: intratecal.

Nos grupos estudados, a SLD foi de 95% (MTX em 4 horas) *versus* 100% (MTX em 24 horas) no grupo R1; 94% *versus* 96% no grupo R2; e 77% *versus* 93% nos grupos R3 e R4. Entre os pacientes do grupo R2, a SLD de acordo com doses de MTX, 1 e 5 g/m², foi, respectivamente, 95 e 97%.

Os estudos BFM mostram a importância de agentes alquilantes e do MTX para o alcance de bons resultados. O BFM95 mostrou que a dose de MTX pode ser menor para grupos de menor risco e as infusões dessa droga em 4 horas, factíveis para os pacientes com doença não avançada, diminuíram muito a gravidade das mucosites observadas.

Outros protocolos

Há resultados interessantes registrados pelo UKCCSG e pelo extinto POG, aquele com modelos semelhantes aos dos protocolos LMB, e este com uma espinha dorsal baseada em ARA-C em altas doses. No Instituto da Criança do HC-FMUSP elaborou-se um programa sem doses altas de MTX, mas com intensificação e manutenção que continham administrações frequentes da combinação com teniposide e ARA-C e com resultados similares aos melhores reportados por demais autores[52].

Fica claro que, para linfomas de derivação B, é imperioso estabelecer formas eficazes de proteção ao SNC que não necessitem de radiação ionizante, e para esse mister o MTX em doses mais elevadas tem-se mostrado a droga de primeira linha para a maioria dos regimes de sucesso. Os agentes alquilantes e o ARA-C em doses elevadas também têm feito parte dos protocolos mais bem-sucedidos. O desafio para a manutenção dos excelentes resultados, já asseverados pelos estudos mais expressivos, segue sendo uma tentativa de amenização da toxicidade imposta pela intensidade que os regimes necessitam ter para que produzam desenlace auspicioso para a maioria das crianças tratadas.

Novas terapias

Pela expressão de CD20 nos linfomas B-derivados, o uso de anticorpos monoclonais ganha corpo já em estudos fase 3, como a recente investigação clínica colaborativa entre o COG e centros europeus (FAB), em que o rituximabe, anticorpo quimérico de tipo IgG1 e com ação anti-CD20, é incluído de forma randômica no eixo principal dos regimes terapêuticos. Sua ação e tolerância têm sido demonstradas também em casos de recidivas e como terapia de primeira linha, em combinação com quimioterápicos, nas doenças induzidas por EBV, linfoproliferativas pós-transplante de órgãos sólidos. Outro agente anti-CD 20 é o imunoconjugado ibritumomabe--tiuxetan Y[90], que em linfomas de adultos parece produzir respostas promissoras[36].

Estudos em leucemias de células B precursoras têm avaliado a ação do agente epratuzumabe anti-CD22, e tais iniciativas também começam a ganhar corpo para os NHL B-derivados.

Em adultos com leucemia linfoide crônica, demonstra-se ação interessante do alemtuzumabe, que alveja células CD52+. Esse antígeno também se expressa em taxas altas nos NHL B de crianças e adolescentes, o que torna o anti-CD52 objeto de estudo pelo COG em leucemias linfoides agudas e possivelmente em NHL.

LINFOMAS ANAPLÁSICOS DE GRANDES CÉLULAS

Os linfomas anaplásicos de grandes células (ALCL) começaram a ser descritos em 1985, e desde então têm suscitado várias revisões para refinamento e compreensão mais adequadas da doença. Tem sido definido como uma neoplasia de origem em células T ou nulas, cuja característica imunofenotípica marcante e quase universal é a expressão de CD30[53].

Há dois tipos de ALCL, de acordo com a presença ou ausência de expressão de ALK (cinase associada aos linfomas anaplásicos). Cerca de 80% dos ALCL são ALK+, e aos ALCL ALK- é reservada uma posição considerada provisória dentro do esquema de classificação dos NHL.

Conforme comentado anteriormente, os ALCL acometem cerca de 20% do contingente de NHL infantis. Existe preponderância do sexo masculino, e sua incidência se dá em faixa etária similar à dos BL.

Vale mencionar que existe um tipo de linfoma cutâneo que não atinge crianças, mas que também tem CD30+ e é chamado de ALCL, embora nada tenha em comum com a forma aqui descrita. As formas já citadas que são ALK- também têm ocorrência pouco saliente entre os NHL pediátricos.

Etiopatogenia

A ALK é uma tirosinoquinase coadjuvante de vários processos celulares, como crescimento, proliferação, apoptose e transcrição de uma certa variedade de genes[53,54]. Pertence a uma subfamília dos receptores de insulina e possui semelhança com as tirosinoquinases leucocitórias. Sua hiperexpressão, além de cancerígena para os ALCL, também é encontrada em tumores miofibroblásticos e alguns carcinomas.

A expressão anômala de ALK deve-se, em 80% dos casos, à translocação t(2;5) (p25;q25), que justapõe o gene *ALK* no cromossomo 2p23 ao gene de nucleofosmina (*NPM*) em 5q35. A fusão codifica uma quimera, *NPM-ALK*, que representa uma tirosinoquinase ativada, que atua no domínio de *ALK*, expressando-o de modo desregulado e ectópico.

Vale referir que mecanismos que envolvem ALK são comuns em leucemias, mas, em termos de linfomas, é nos ALCL que esse fenômeno tem sido primariamente reconhecido. Há identificação de muitos outros genes parceiros de ALK, existentes em ALCL, como mostra a Tabela 2.10.

Tabela 2.10 – Alterações genéticas de linfomas anaplásicos de grandes células		
Translocação	Incidência (%)	Fusão
t(2;5)(p23;q25)	75	ALK
t(1;2)(q25;p23)	18	TPM3-ALK
t(2;3)(p23;q21)	1	TFG$_L$-ALK
t(2;3)(p23;q21)	1	TFG$_S$- ALK
Inv(2)(p23;q35)	2	ATIC-ALK

A presença de ALK confere características de melhor prognóstico do que quando ela se ausenta, como em casos de idade mais precoce e estádios mais iniciais, e isso se reflete em índices de sobrevida próximos a 90%.

Imagina-se que o domínio de oligomerização intrínseco ao *NPM* facilite a dimerização de *NPM-ALK* e, por consequência, ocorra autofosforilação e ativação da função tirosinoquinase de ALK. Esta, por sua vez, em estado de ativação, liga-se a proteínas adaptadoras, como fosfolipase Cγ, tirosinoquinase 3 fosfatidilinositol, quinase Janus 3, substrato de receptor de insulina 1, proteína 2 acoplada a receptor de fator de crescimento e gene de sarcoma (*Src*). Essas ligações múltiplas desencadeiam a cascata de sinalizadores envolvidos nas funções celulares de proliferação, sobrevivência, antiapoptose e transformação[55].

Em razão de todas as funções ativadas descritas, formulam-se várias hipóteses segundo as quais a criação de bloqueios experimentais nas vias de sinalização poderia representar novos rumos terapêuticos. Já tem sido demonstrado que a introdução, em modelos experimentais, do gene *p53* por meio de vetores adenovirais, ou de transfecção viral com uma molécula mutada de STAT3, ou ainda a inibição de fosforilação de *Src*-quinase seriam vias a serem exploradas para aumento de apoptose e diminuição de proliferação. Com relação aos ALCL, há experimentos com doenças refratárias e o uso de moléculas inibidoras de cinase C e da via Pi3/Akt.

Com respeito ao CD30, quase onipresente nos ALCL, trata-se de um receptor de citoquina, membro da família de receptores TNF. Sua expressão associa-se a aumento de proliferação e de diminuição de apoptose por meio da ativação da via de fator nuclear $_k$B, também existente no linfoma de Hodgkin e que nos ALCL é complementada por efeitos modulatórios de ALK.

Patologia

Os ALCL, conforme já salientado, são definidos como neoplasias que expressam CD30 e ALK e que têm linhagem linfoide tanto T como de células nulas. O aspecto histológico dominante compõe-se de células grandes e anaplásicas, que invadem os seios linfonodais e exibem aspecto de coesão. Quando a invasão é extensa, pode sobressair o aspecto de céu estrelado, assim como áreas de necrose. Os núcleos têm forma de ferradura ou são reniformes. O citoplasma é abundante e pode ser basofílico ou eosinofílico, com áreas perinucleares que correspondem a restos de complexo de Golgi. Os nucléolos são múltiplos e proeminentes. Figuras de mitose e células apoptóticas costumam estar presentes em grande quantidade. Em alguns casos pode-se notar eritrofagocitose[5,13] (Figura 2.11).

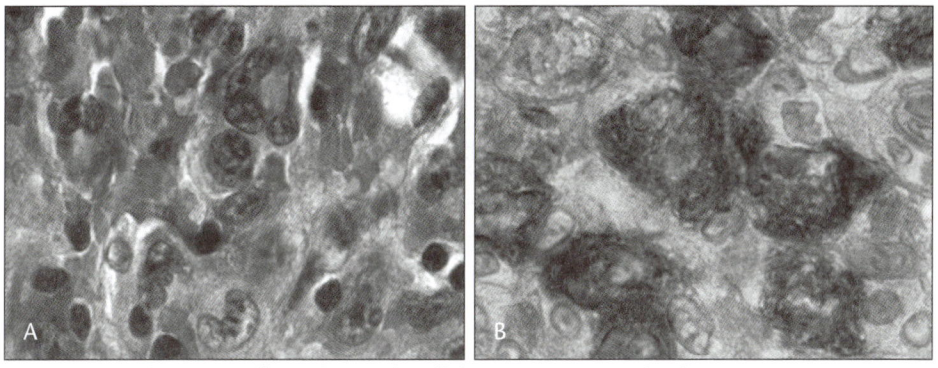

Figura 2.11 Linfomas anaplásicos de grandes células. (Veja imagem colorida no encarte.)

Além da expressão de ALK e de CD30, pode haver proteínas citotóxicas como TIA-1, granzimaB e perforina. Antígenos ligados a células T podem ser apresentados, embora receptores de células T e CD3 não sejam associados. O grau de proliferação medido por Ki-67 é muito alto na maioria dos casos. Antígenos epiteliais, como EMA, MCL-1 e MYC, habitualmente são identificados, bem como CD99 em alguns casos e FL1. Antígenos CD13 e CD45 também são detectados, mas apenas por citometria de fluxo[53].

Recentemente, alguns casos têm sido descritos com ALCL ALK+ e células com expressão de CD56, o que passa a incluir a linhagem linfocitária NK dentro do espectro dessa neoplasia.

Quadro Clínico e Diagnóstico

Existem duas formas de ALCL: a cutânea (Figura 2.12) é muito rara em crianças e a sistêmica é predominante.

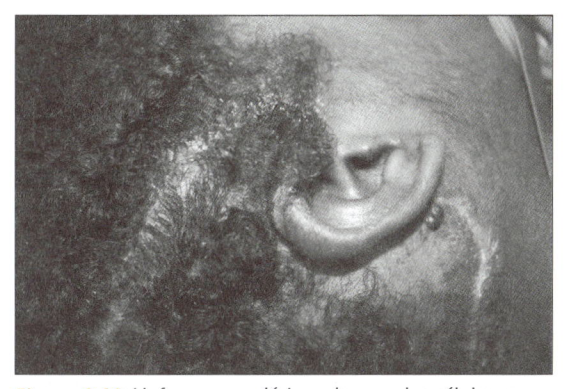

Figura 2.12 Linfomas anaplásicos de grandes células com envolvimento de couro cabeludo. (Veja imagem colorida no encarte.)

Nas formas sistêmicas existem apresentações clínicas bastante variáveis, mas quase sempre compreendem história de febre, queda progressiva do estado geral e perda de peso. As cadeias linfáticas, periféricas ou mediastinais estão envolvidas em boa parte dos casos, ao mesmo tempo em que o acometimento cutâneo é maior que em outros tipos de LNH. O esqueleto ósseo também é frequentemente infiltrado, com componente multifocal em cerca de 10% dos casos. O envolvimento de medula óssea costuma ser detectado somente por métodos que vão além da análise morfológica, como PCR com *primers* para t(2;5)[53].

O roteiro para diagnóstico dos ALCL superpõe-se ao das demais formas de LNH e baseia-se na biópsia das lesões suspeitas e nos procedimentos para estadiamento.

Tratamento

Protocolos da SFOP

Entre os anos 1991 e 1997, a SFOP[56] conduziu um programa em que foram tratadas 82 crianças, de forma igual para todos os estádios. Os ciclos de QT estão demonstrados na Tabela 2.11.

Tabela 2.11 – Protocolo H91 da SFOP	
Drogas	**Doses**
COP	
Cyclo D1	300 mg/m²
Vcr D1	1 mg/m²
PDN D1-D8	60 mg/m²
COPADM	
Vcr D1	2 mg/m²
MTX D1	3 g/m²
Adria D2	60 mg/m²
Cyclo D1-D3	500 mg/m²
Pdn D1-D8	60/m²
VEBBP	
Vlb D1e D8	500 mg/m²
VP-16 D1-D3	100 mg/m²
Bleo D1e D8	20 mg/m²
Pdn D1-D8	60/m²
Sequência 1	
Vcr D1	2 mg/m²
Adria D1	60 mg/m²
MTX D1	3 g/m²
Cyclo D1-D2	500 mg/m²

Bleo: bleomicina; Pdn: prednisona; MTX: metotrexato; Vlb: vimblastina.

Embora 95% dos pacientes arrolados tenham alcançado remissão completa, cerca de 25% deles recidivaram em um período de três anos, deixando claro a necessidade de programas mais intensivos e talvez de menor duração. A vimblastina, incorporada no estudo, tem sido avaliada como de grande utilidade nesse grupo de LNH, inclusive nos casos recaídos.

Protocolos BFM

O grupo BFM[57] demonstrou resultados levemente superiores aos asseverados pela SFOP, por meio do uso de regimes bastante similares aos usados nos BL, o que corrobora a observação de que a intensidade também deve ser mais elevada no manuseio dos ALCL. Os índices gerais de sobrevivência giraram em torno de 75%, sem o problema das recidivas tardias verificadas com o programa da SFOP.

Protocolos do CCG e POG

Entre 1996 e 2001, o extinto CCG[58] empregou um protocolo, à semelhança do utilizado para linfomas T-derivados nesse grupo, no qual ingressaram 86 crianças portadoras de ALCL CD30+, não localizados. O esquema é mostrado na Tabela 2.12.

Tabela 2.12 – Protocolo CCG-5941	
Drogas	**Doses**
Indução	
Cyclo D 0	1.200 mg/m²
Vcr 0,7,14	1,5 mg/m²
PDN D0-D20	60 mg/m²
Daun D1	60 mg/m²
PEG Asp D3	2.000 UI/m²
ARA-C IT D0	
MTX IT D14	
Consolidação	
Vcr D0,D7	1,5 mg/m²
MTX D16	1 g/m²
VP-16 D0,D1	200 mg/m²
ARA-C D0,D1	2 g/m²
6-TG D0-D3	300 m²
PEG Asp D9	1.750 UI/m²
MTX IT D14,D21	
Manutenção (6 ciclos)	
Cyclo D0	500 mg/m²
6-TG D0-D3	100 mg/m²
Vcr D14,D8,D28	20 mg/m²
Pdn D14-D20	180 mg/m²
Adria D14	30 mg/m²
MTX D28	1 g/m²
PEG Asp D28	1.750 U/m²
VP-16 D35,D16	200 mg/m²
ARA-C D35,D16	2 g/m²

Em contraposição aos protocolos SFOP e BFM, cuja linha foi a mesma adotada para linfomas B, o CCG analisou os pacientes segundo o tratamento dado aos linfomas T. Os resultados mostraram leve inferioridade em relação aos regimes europeus e obtiveram níveis igualmente elevados de remissões, mas número de recidivas que conferiu à SLD, em cinco anos, taxas de 68%.

O POG, que hoje se funde ao CCG, usou o programa APO, o mesmo usado para linfomas de grandes células e cuja espinha dorsal estrutura-se no uso de doxorrubicina, vincristina e prednisona, e comparou-o de forma randômica a outro regime, também para ALCL avançados, no qual incluíam-se doses altas de citarabina e metotrexato[59]. Não houve diferença significativa entre os dois regimes, com resultados superponíveis aos do CCG, e maior toxicidade sofrida pelos pacientes alocados para receber os antimetabólitos em doses altas.

Novas terapias

Conforme estimado pelos diferentes estudos, os ALCL são bastante suscetíveis aos vários esquemas de indução de remissão analisados, mas o número de recidivas, precoces ou não, ainda atinge um quarto das crianças com doença não localizada.

As recidivas ainda são manuseadas por combinações mielotóxicas e reinfusão de células-tronco periféricas. Quando essa estratégia é inviável, ou mesmo em caso de desfecho desfavorável, a alternativa que parece ser eficaz, tanto em monoterapia quanto em combinações, é a vimblastina, cuja ação no resgate de pacientes recaídos mostra-se interessante. Em um estudo experimental recente, realizado em quatro linhagens celulares (DEL, Ki-JK, SR786 e SU-DHL-1), a vimblastina apresentou os melhores resultados, diante de outros agentes testado, como ARA-C, Adria, MTX, Vcr, Dexa, VP-16, briplatina, 4-hidroperoxiciclofosfamida e 4-hidroperoxi-ifosfamida[60].

A alta expressão de CD30 nos ALCL faz dessa proteína transmembrana, da família dos TNR, um alvo óbvio e atraente para terapias moleculares dirigidas. O anticorpo monoclonal MDX060 é uma imunoglobulina humana G1κ com ação anti-CD30 e que, em estudos fase 1, foi bem tolerada na dose de 15 µg/kg e, em estudo fase 2 em grupo de 72 pacientes, que incluía também outras neoplasias CD30+, como o linfoma de Hodgkin, houve resposta clínica em 7% destes, e doença estável, com duração da estabilidade de até um ano, em cerca de 30%. Há outros agentes anti-CD30 avaliados, caso do SG-30 que, usado em neoplasias CD30+, têm demonstrado atividade promissora para os ALCL[61].

A partir da compreensão do mecanismo oncogênico de *NPM-ALK*, e dado que a inibição de tirosinoquinases tem papel de importância crescente na abordagem de neoplasias como leucemias mieloides crônicas e GIST, é presumível que se tenham envidado esforços para fazer com que a presença de ALK em ALCL configure-se como outro alvo a ser explorado[54,55]. Em linhagens celulares, o inibidor de amplo espectro para tirosinoquinases Herbimycin A tem provocado indução de apoptose pela inibição na autofosforilação de *NPM-ALK*. No entanto, há que se desenvolver inibidores mais específicos e mais complexos que atinjam não somente essa atividade, mas também os efeitos em cascata decorrentes da ativação de *NPM-ALK*.

CONCLUSÕES

Os avanços relativos à cura dos LNH na infância e na adolescência têm relação estreita com a forma com que se pode hoje distinguir as diversas variedades patológicas e abordá-las com tratamentos específicos. Os métodos de imagem e laboratoriais têm ensejado a avaliação precisa do grau de extensão da doença e sua associação com o grau de risco. O advento da genética molecular tem permitido a delineação de métodos terapêuticos futuros.

REFERÊNCIAS BIBLIOGRÁFICAS

1. Gross TG, Termuhlen AM. Pediatric non-Hodgkin's lymphoma. Curr Oncol Rep. 2007;9(6):459-65.
2. Pinkerton R. Continuing challenges in childhood non-Hodgkin's lymphoma. Br J Haematol. 2005;130(4):480-8.
3. D'Angio GJ, Vietti TJ. Old man river. The flow of pediatric oncology. Hematol Oncol Clin North Am. 2001;15(4):599-607.
4. Murphy SB. Modern trends in non-Hodgkin lymphoma. J Pediatr Hematol Oncol. 1999;21(2):87-8.
5. Link MP, Weinstein HJ. Malignant non-Hodgkin lymphomas in children. In: Pizzo PA, Poplack DG. Principles and practice of pediatric oncology. 5th ed. Philadelphia: Lippincott Williams & Wilkins; 2006. p.722-47.
6. Hochberg J, Cairo MS. Insight into the biology and treatment of pediatric lymphomas: Clues from international studies. Pediatr Blood Cancer. 2009;52(2):153-4.
7. Aisenberg AC. Historical review of lymphomas. Br J Haematol. 2000; 109(3):466-76.
8. Keating P, Cambrosio A. Beyond "bad news": the diagnosis, prognosis and classification of lymphomas and lymphoma patients in the age of biomedicine (1945-1995). Med Hist. 2003;47(3):291-313.
9. Velez MC. Consultation with the specialist: lymphomas. Pediatr Rev. 2003;24(11):380-6.
10. Reiter A. Diagnosis and treatment of childhood non-Hodgkin lymphoma. Hematology. 2007;285-96.
11. Brousse N, Vasiliu V, Michon J, Canioni D. Lymphomes non hodgkiniens de l'enfant. Ann Pathol. 2004;24(6):574-86.
12. Oberlin O, Brugières L, Patte C, Kalifa C, Vassal G, Valteau-Couanet D, et al. Quoi de neuf en oncologie pédiatrique? Arch Pediatr. 2000;7(8):866-78.
13. Jaffe ES. The 2008 WHO classification of lymphomas: implications for clinical practice and translational research. Hematology. 2007;523-31.
14. Jacobsen E, LaCasce A. Update on the therapy of highly aggressive non-Hodgkin's lymphoma. Expert Opin Biol Ther. 2006;6(7):699-708.
15. Wollner N, Exelby PR, Lieberman PH. Non-Hodgkin's lymphoma in children: a progress report on the original patients treated with the LSA2-L2 protocol. Cancer. 1979;44(6):1990-9.

16. Wollner N, Wachtel AE, Exelby PR, Centore D. Improved prognosis in children with intra-abdominal non-Hodgkin's lymphoma following LSA2L2 protocol chemotherapy. Cancer. 1980;45(12):3034-9.

17. Duque-Hammershaimb L, Wollner N, Miller DR. LSA2-L2 protocol treatment of stage IV non-Hodgkin's lymphoma in children with partial and extensive bone marrow involvement. Cancer. 1983;52(1):39-43.

18. Mora J, Filippa DA, Qin J, Wollner N. Lymphoblastic lymphoma of childhood and the LSA2-L2 protocol: the 30-year experience at Memorial-Sloan-Kettering Cancer Center. Cancer. 2003;98(6):1283-91.

19. Shukla NN, Trippett TM. Non-Hodgkin's lymphoma in children and adolescents. Curr Oncol Rep. 2006;8(5):387-94.

20. Cairo MS, Raetz E, Lim MS, Davenport V, Perkins SL. Childhood and adolescent non-Hodgkin lymphoma: new insights in biology and critical challenges for the future. Pediatr Blood Cancer. 2005;45(6):753-69.

21. Aifantis I, Raetz E, Buonamici S. Molecular pathogenesis of T-cell leukaemia and lymphoma. Nat Rev Immunol. 2008;8(5):380-90.

22. Hochberg J, Cairo MS. Childhood and adolescent lymphoblastic lymphoma: end of the beginning and future directions. Pediatr Blood Cancer. 2009;53(6):917-9.

23. Stein H, Hummel M, Jöhrens K, Anagnostopoulos I. Klassifikation und Pathogenese der malignen Lymphome. Internist (Berl). 2007;48(4):351-61.

24. Wan JF, Bezjak A. Superior vena cava syndrome. Hematol Oncol Clin North Am. 2010;24(3):501-13.

25. Toma P, Granata C, Rossi A, Garaventa A. Multimodality imaging of Hodgkin disease and non-Hodgkin lymphomas in children. Radiographics. 2007;27(5):1335-54.

26. Hines-Thomas M, Kaste SC, Hudson MM, Howard SC, Liu WA, Wu J, et al. Comparison of gallium and PET scans at diagnosis and follow-up of pediatric patients with Hodgkin lymphoma. Pediatr Blood Cancer. 2008;51(2):198-203.

27. Montravers F, de Bazelaire C, Kerrou K, Farges C, Huchet V, Talbot JN, et al. Imaging and PET-CT of adult and childhood lymphoma. J Radiol. 2008;89(3 Pt 2):371-84.

28. Terasawa T, Lau J, Bardet S, Couturier O, Hotta T, Hutchings M, et al. Fluorine-18-fluorodeoxyglucose positron emission tomography for interim response assessment of advanced-stage Hodgkin's lymphoma and diffuse large B-cell lymphoma: a systematic review. J Clin Oncol. 2009;27(11):1906-14.

29. Patte C, Kalifa C, Flamant F, Hartmann O, Brugières L, Valteau-Couanet D, et al. Results of the LMT81 protocol, a modified LSA2L2 protocol with high dose methotrexate, on 84 children with non-B-cell (lymphoblastic) lymphoma. Med Pediatr Oncol. 1992;20(2):105-13.

30. Jabbour E, Koscielny S, Sebban C, Peslin N, Patte C, Gargi T, et al. High survival rate with the LMT-89 regimen in lymphoblastic lymphoma (LL), but not in T-cell acute lymphoblastic leukemia (T-ALL). Leukemia. 2006;20(5):814-9.

31. Reiter A, Schrappe M, Ludwig WD, Tiemann M, Parwaresch R, Zimmermann M, et al. Intensive ALL-type therapy without local radiotherapy provides a 90% event-free survival for children with T-cell lymphoblastic lymphoma: a BFM group report. Blood. 2000;95(2):416-21.

32. Amylon MD, Shuster J, Pullen J, Berard C, Link MP, Wharam M, et al. Intensive high-dose asparaginase consolidation improves survival for pediatric patients with T cell acute lymphoblastic leukemia and advanced stage lymphoblastic lymphoma: a Pediatric Oncology Group study. Leukemia. 1999;13(3):335-42.

33. Coustan-Smith E, Sandlund JT, Perkins SL, Chen H, Chang M, Abromowitch M, et al. Minimal disseminated disease in childhood T-cell lymphoblastic lymphoma: a report from the Children's Oncology Group. J Clin Oncol. 2009;27(21): 3533-9.

34. Abromowitch M, Sposto R, Perkins S, Zwick D, Siegel S, Finlay J, et al. Children's Oncology Group. Shortened intensified multi-agent chemotherapy and non-cross resistant maintenance therapy for

advanced lymphoblastic lymphoma in children and adolescents: report from the Children's Oncology Group. Br J Haematol. 2008;143(2):261-7.

35. Miles RR, Cairo MS, Satwani P, Zwick DL, Lones MA, Sposto R, et al. Immunophenotypic identification of possible therapeutic targets in paediatric non-Hodgkin lymphomas: a children's oncology group report. Br J Haematol. 2007;138(4):506-12.

36. Sandlund JT. The combination of monoclonal antibodies and conventional chemotherapy for children with malignant lymphoma: Opportunities and challenges. Pediatr Blood Cancer. 2009;52(2):150-2.

37. Moghanaki D. Denis Parsons Burkitt, FRSM, FRCS (Edinburgh): a passion for learning. J Pediatr Hematol Oncol. 2008;30(10):754-7.

38. Yustein JT, Dang CV. Biology and treatment of Burkitt's lymphoma. Curr Opin Hematol. 2007;14(4):375-81.

39. Hochberg J, Cairo MS. Insight into the biology and treatment of pediatric lymphomas: Clues from international studies. Pediatr Blood Cancer. 2009;52(2):153-4.

40. Brady G, MacArthur GJ, Farrell PJ. Epstein-Barr virus and Burkitt lymphoma. J Clin Pathol. 2007;60(12):1397-402.

41. Bornkamm GW. Epstein-Barr virus and the pathogenesis of Burkitt's lymphoma: more questions than answers. Int J Cancer. 2009;124(8):1745-55.

42. Reiter A, Klapper W. Recent advances in the understanding and management of diffuse large B-cell lymphoma in children. Br J Haematol. 2008;142(3):329-47.

43. Raetz E, Perkins S, Davenport V, Cairo MS. B large-cell lymphoma in children and adolescents. Cancer Treat Rev. 2003;29(2):91-8.

44. Lones MA, Raphael M, Perkins SL, Wotherspoon A, Auperin A, Terrier-Lacombe MJ, et al. Mature B-cell lymphoma in children and adolescents: International group pathologist consensus correlates with histology technical quality. J Pediatr Hematol Oncol. 2006;28(9):568-74.

45. Delarue A, Bergeron C, Mechinaud-Lacroix F, Coze C, Raphael M, Patte C; pour le "Comité Lymphome" de la SFCE. Pediatric non-Hodgkin's lymphoma: primary surgical management of patients presenting with abdominal symptoms. Recommendations of the Lymphoma Committee of the French Society to Combat Pediatric Cancers (SFCE). J Chir (Paris). 2008;145(5):454-8.

46. Patte C, Philip T, Rodary C, Bernard A, Zucker JM, Bernard JL, et al. Improved survival rate in children with stage III and IV B cell non-Hodgkin's lymphoma and leukemia using multi-agent chemotherapy: results of a study of 114 children from the French Pediatric Oncology Society. J Clin Oncol. 1986;4(8):1219-26.

47. Patte C, Philip T, Rodary C, Zucker JM, Behrendt H, Gentet JC, et al. High survival rate in advanced-stage B-cell lymphomas and leukemias without CNS involvement with a short intensive polychemotherapy: results from the French Pediatric Oncology Society of a randomized trial of 216 children. J Clin Oncol. 1991;9(1):123-32.

48. Patte C, Michon J, Frappaz D, Leverger G, Rubie H, Soussain C, et al. Therapy of Burkitt and other B-cell acute lymphoblastic leukaemia and lymphoma: experience with the LMB protocols of the SFOP (French Paediatric Oncology Society) in children and adults. Baillieres Clin Haematol. 1994;7(2):339-48.

49. Patte C. Treatment of mature B-ALL and high grade B-NHL in children. Best Pract Res Clin Haematol. 2002;15(4):695-711.

50. Patte C, Auperin A, Gerrard M, Michon J, Pinkerton R, Sposto R, et al. FAB/LMB96 International Study Committee. Results of the randomized international FAB/LMB96 trial for intermediate risk B-cell non-Hodgkin lymphoma in children and adolescents: it is possible to reduce treatment for the early responding patients. Blood. 2007;109(7):2773-80.

51. Maluf PT, Odone Filho V, Cristofani LM, Britto JL, Almeida MT, Pontes E, et al. Teniposide plus cytarabine as intensification therapy and in continuation therapy for advanced nonlymphoblastic lymphomas of childhood. J Clin Oncol. 1994;12(9):1963-8.

52. Woessmann W, Seidemann K, Mann G, Zimmermann M, Burkhardt B, Oschlies I, et al. BFM Group. The impact of the methotrexate administration schedule and dose in the treatment of children and adolescents with B-cell neoplasms: a report of the BFM Group Study NHL-BFM95. Blood. 2005;105(3):948-58.

53. Gustafson S, Medeiros LJ, Kalhor N, Bueso-Ramos CE. Anaplastic large cell lymphoma: another entity in the differential diagnosis of small round blue cell tumors. Ann Diagn Pathol. 2009;13(6):413-27.

54. Wasik MA. Expression of anaplastic lymphoma kinase in non-Hodgkin's lymphomas and other malignant neoplasms. Biological, diagnostic, and clinical implications. Am J Clin Pathol. 2002;118 Suppl:S81-92.

55. Freeman A, Geddes N, Munson P, Joseph J, Ramani P, Sandison A, et al. Anaplastic lymphoma kinase (ALK 1) staining and molecular analysis in inflammatory myofibroblastic tumours of the bladder: a preliminary clinicopathological study of nine cases and review of the literature. Mod Pathol. 2004;17(7):765-71.

56. Brugières L, Deley MC, Pacquement H, Meguerian-Bedoyan Z, Terrier-Lacombe MJ, Robert A, et al. CD30(+) anaplastic large-cell lymphoma in children: analysis of 82 patients enrolled in two consecutive studies of the French Society of Pediatric Oncology. Blood. 1998;92(10):3591-8.

57. Seidemann K, Tiemann M, Schrappe M, Yakisan E, Simonitsch I, Janka-Schaub G, et al. Short-pulse B-non-Hodgkin lymphoma-type chemotherapy is efficacious treatment for pediatric anaplastic large cell lymphoma: a report of the Berlin-Frankfurt-Münster Group Trial NHL-BFM 90. Blood. 2001;97(12):3699-706.

58. Lowe EJ, Sposto R, Perkins SL, Gross TG, Finlay J, Zwick D, et al. Children's Cancer Group Study 5941. Intensive chemotherapy for systemic anaplastic large cell lymphoma in children and adolescents: final results of Children's Cancer Group Study 5941. Pediatr Blood Cancer. 2009;52(3):335-9.

59. Laver JH, Kraveka JM, Hutchison RE, Chang M, Kepner J, Schwenn M, et al. Advanced-stage large-cell lymphoma in children and adolescents: results of a randomized trial incorporating intermediate-dose methotrexate and high-dose cytarabine in the maintenance phase of the APO regimen: a Pediatric Oncology Group phase III trial. J Clin Oncol. 2005;23(3):541-7.

60. Muto A, Nakagawa A, Shimomura Y, Kitagawa Y, Tsurusawa M. Antineoplastic agents for pediatric anaplastic large cell lymphoma: Vinblastine is the most effective in vitro. Leuk Lymphoma. 2005;46(10):1489-96.

61. Ansell SM, Horwitz SM, Engert A, Khan KD, Lin T, Strair R, et al. Phase I/II study of an anti-CD30 monoclonal antibody (MDX-060) in Hodgkin's lymphoma and anaplastic large-cell lymphoma. J Clin Oncol. 2007;25(19):2764-9.

Linfoma de Hodgkin

3

Ana Lucia Beltrati Cornacchioni
Eduardo Weltman

Após ler este capítulo, você estará apto a:

1. Compreender os mecanismos fisiopatológicos que levam ao linfoma de Hodgkin.
2. Identificar os principais aspectos clínicos apresentados pelo paciente.
3. Compreender os métodos de diagnóstico e os diagnósticos diferenciais da doença.
4. Descrever os meios de tratamento e as controvérsias existentes.
5. Utilizar os principais agentes terapêuticos clássicos e os que têm sido recentemente introduzidos.
6. Realizar análise crítica das principais tendências e recomendações de tratamento e das diferenças existentes.

INTRODUÇÃO

O linfoma de Hodgkin (LH) é uma neoplasia maligna que se origina nos sistemas linfático e reticuloendotelial com bom prognóstico na população pediátrica. A combinação de tratamento utilizando quimioterapia e radioterapia tem demonstrado excelentes resultados para essa neoplasia há mais de 30 anos.

A abordagem diagnóstica e terapêutica dos pacientes que apresentam LH traz o duplo desafio de continuar progredindo em busca da cura e na redução da morbidade aguda e de sequelas que podem comprometer a qualidade de vida[1].

O LH foi descrito inicialmente como uma doença isolada por Thomaz Hodgkin, em 1832, e as suas características clínicas enunciadas na época, isto é, aumento de linfonodos em geral cervicais, com ou sem sintomas sistêmicos, são padrão até os dias de hoje. Seguiu-se, na virada do século XX, por Sternberg em 1898 e por Reed em 1902, a descrição da célula gigante multinucleada característica dessa doença, a célula de Reed-Sternberg (HRS)[2].

Os primeiros relatos de um tratamento específico para o LH foram utilizando a radioterapia (RDT) por Pussey em 1902, quando se obteve resposta parcial mantida no local tratado, mas seguida de progressão inexorável da doença a distância. A introdução da RDT de megavoltagem na década de 1960 permitiu o aprimoramento das técnicas com o uso de campos estendidos tratando grande parte das cadeias linfonodais dos pacientes (*total node irradiation* – TNI), englobando desde o anel de Waldeyer até a região inguinocrural[3,4].

A utilização da quimioterapia no tratamento do LH remonta a 1943, quando Goodman e Gilman lograram redução significativa das massas tumorais em seis pacientes após a aplicação de mostarda nitrogenada. Com a evolução desses tratamentos para a poliquimioterapia, consagrando o esquema MOPP (mostarda nitrogenada, vincristina, procarbazina e prednisona) e depois o esquema ABVD (adriblastina, bleomicina, vincristina e dacarbazina), que associaram diversas drogas quimioterápicas de forma sinérgica, a quimioterapia tornou-se uma das armas mais importantes para o tratamento dessa doença[2].

EPIDEMIOLOGIA

O LH é responsável por 30% de todos os linfomas da infância, e sua incidência não tem se modificado nos últimos anos. A distribuição de idade é bimodal com pico na terceira e na sexta décadas de vida entre os países mais desenvolvidos. Nos países em desenvolvimento, esse pico ocorre antes da adolescência e raramente ocorre em crianças menores de 5 anos[1].

Estima-se que em 2009 ocorreram 8.510 casos novos de LH nos Estados Unidos. No Brasil, segundo estimativas do Instituto Nacional do Câncer (INCA) e de acordo com os registros de câncer de base populacional (RCBP), foram diagnosticados 2.870 casos novos da doença nesse mesmo ano. No que se refere aos subtipos histológicos, 95% dos linfomas de Hodgkin são clássicos e apenas 5% têm predomínio linfocitário[5,6]. Os LH são responsáveis por 6% de todas as neoplasias da infância, com uma incidência predominantemente masculina em uma razão de 4:1 na faixa etária dos 3 aos 7 anos, de 3:3 dos 7 aos 9 anos e de 1,3:1 após os 9 anos (semelhante ao adulto)[3].

Vários estudos sugerem a associação do LH com o vírus Epstein-Barr (EBV). Há uma grande proporção de pacientes com altos títulos de anticorpos sugerindo que a ativação desse vírus possa preceder o desenvolvimento da doença. Há também evidências, por meio de métodos de hibridização *in situ*, de que o genoma do EBV é encontrado em células HRS[7].

A incidência do LH associado ao EBV é mais frequente em crianças com 10 anos ou menos, do sexo masculino, portadoras de imunodeficiências e nas que vivem em países em desenvolvimento. Os subtipos mais comuns associados ao EBV são celularidade mista ou depleção linfocitária. O papel que o EBV desempenha sozinho ou com outras substâncias cancerígenas na patogênese da doença de Hodgkin ainda é desconhecido[8].

Um maior número de casos de doença de Hodgkin ocorre em determinadas famílias e etnias, indicando uma predisposição genética para a doença ou uma exposição comum a um agente etiológico. Outros fatores etiológicos incluem doenças genéticas, como a ataxia-telangiectasia, e infecciosas, como a infecção pelo vírus da imunodeficiência humana (HIV)[2,9].

ETIOLOGIA E FISIOPATOLOGIA

As células HRS, linfócitos e histiocítos e suas variantes compõem as células malignas do LH. As células de Reed-Sternberg que caracterizam o LH geralmente apresentam pelo menos dois nucléolos em dois lobos nucleares separados. O citoplasma é variável, mais abundante e eosinofílico (Figura 3.1). As chamadas células de Hodgkin, consideradas uma variante da HRS, são similares quanto às características nucleares e citoplasmáticas, porém são mononucleares e não são consideradas típicas para o LH já que podem também aparecer em quadros de infecções virais[10].

O estudo imuno-histoquímico permitiu que os patologistas dividissem a doença em duas categorias principais, gerando a classificação da OMS de 2008[11] (Tabela 3.1):

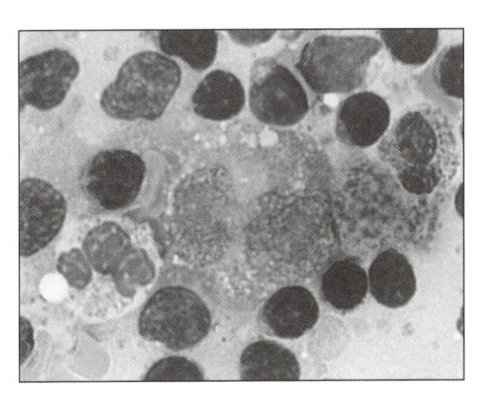

Figura 3.1 Célula de Reed-Sternberg. (Ver imagem colorida no encarte.)

Tabela 3.1 – Imunofenótipo nos diferentes subtipos histológicos do linfoma de Hodgkin		
Imunofenótipo	Linfoma de Hodgkin predominância linfocítica nodular	Linfoma de Hodgkin clássico
CD20	+	Negativo (90%)
CD45	+	Negativo
CD15	Negativo	Positivo
CD30	Negativo	++
EBV	Raramente (< 1%)	80% (principalmente no de celularidade mista)

1. Linfoma de Hodgkin clássico: CD15 e CD30 positivos e alterações genéticas são idênticas para esses subtipos. O que difere são suas características clínicas e a associação com o EBV.
   - LH clássico rico em linfócitos (5 a 15%): células HSR esparsas em um infiltrado difuso de pequenos linfócitos e ausência de eosinófilos e neutrófilos.
   - LH clássico esclerose nodular (40 a 60%): bandas de colágeno circundando o tecido linfoide anormal e as células HRS.
   - LH clássico celularidade mista (15 a 20%): células HSR típicas dispersas em um infiltrado inflamatório difuso.
   - LH clássico depleção linfocitária (< 5%): células HSR em um linfonodo com cápsula espessada, bandas escleróticas e infiltrado inflamatório com eosinófilos, neutrófilos, histiócitos e plasmócitos com a presença do EBV muito prevalente nesse subtipo histológico.
2. Linfoma de Hodgkin nodular de predomínio linfocitário (< 5%): imunofenótipo com CD20, CD45, CD79a e CD19 positivos, sendo os marcadores CD15 e CD30 (específico do tipo clássico) negativos. Caracteriza-se histologicamente por uma proliferação nodular das células neoplásicas conhecidas como células LH ou *popcorn*, em virtude da semelhança de seu núcleo com a forma de uma pipoca, em meio a um grupo de pequenos linfócitos, células epitelioides e histiócitos, que substituem total ou parcialmente a arquitetura do linfonodo e com células HSR escassas ou ausentes.

GENÉTICA

A origem das células de Hodgkin e HRS foi determinada quando Küppers et al. amplificaram rearranjos dos genes de imunoglobulinas provenientes de uma única célula HRS micromanipulada, provando o caráter maligno do linfoma de Hodgkin[12].

As mutações somáticas são introduzidas durante o desenvolvimento da célula B no centro germinativo, aumentando a afinidade aos anticorpos. As mutações desfavoráveis sofrem apoptose, mediada pelo FAS, que é um receptor transmembrana que leva à apoptose, regulada pelo c-FLIP, um gene antiapoptose. As células malignas da doença de Hodgkin originam-se no centro germinativo, em decorrência de mutações dos genes de imunoglobulinas que parecem não expressar antígenos específicos e escapam da seleção negativa e, consequentemente, do processo de apoptose, gerando então o linfoma (Figura 3.2)[13].

Vários achados são sugestivos de que o EBV pode ser um fator ambiental que contribui para a oncogênese no LH. O risco de desenvolver a doença é aumentado até três vezes em pacientes com história prévia de mononucleose infecciosa, e muitos pacientes apresentam títulos aumentados de anticorpos para o EBV ao

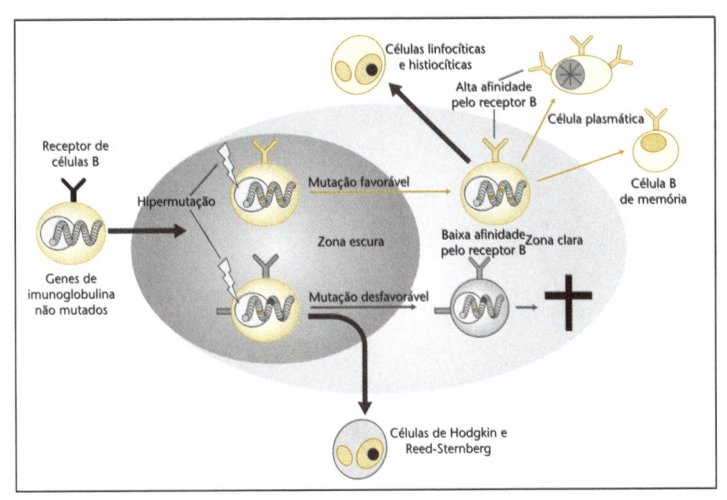

Figura 3.2 O centro germinal – a derivação das células de Hodgkin e Reed-Sternberg no linfoma de Hodgkin clássico[14].

diagnóstico e vários anos antes do início da doença. A evidência mais consistente é um estudo realizado por Weiss et al. que demonstrou a presença de EBV em cerca de 50% dos pacientes com LH em países desenvolvidos[15].

O padrão de expressão do EBV é codificado pelos genes LMP1 (proteína latente de membrana 1), LMP2a (proteína latente de membrana 2a) e EBNA1. Esses genes encontrados nas células de Hodgkin e HRS são característicos de uma infecção latente viral. O EBV possui capacidade de transformação, provavelmente por meio da ação predominante dos genes LMPS. O gene LMP1 imita um receptor CD40 que leva à ativação do NFκB: gene que tem papel central na regulação da resposta inflamatória e de apoptose dos linfócitos, levando à ativação da célula B. O gene LMP2 desliga a expressão do BCR (gene que regula a concentração do FAS) e permite que a célula HRS sobreviva no centro germinativo. Os genes LMP1 e LMP2 sobrevivem à seleção negativa do centro germinativo, inibindo o FAS. Todas essas ações permitem que a célula precursora sobreviva à seleção negativa no centro germinal, e as mudanças em importantes elementos reguladores (ciclo celular, proliferação e apoptose) podem levar à expansão clonal e ao consequente desenvolvimento do LH[16].

No entanto, o EBV está presente em apenas cerca de 50% dos casos de linfoma de Hodgkin clássico e, portanto, agentes adicionais ou eventos devem estar presentes na transformação maligna em casos em que o EBV for negativo. Algumas hipóteses foram aventadas e estão em estudo: mutações deletérias IκBα (perda de controle da apoptose, seleção negativa para o FAS e, como consequência, expansão clonal das células); e mutação no FAS (redução da regulação de c-FLIP e inibição da apoptose) – mecanismo encontrado nos pacientes portadores de síndrome linfoproliferativa autoimune (Figura 3.3)[14,17].

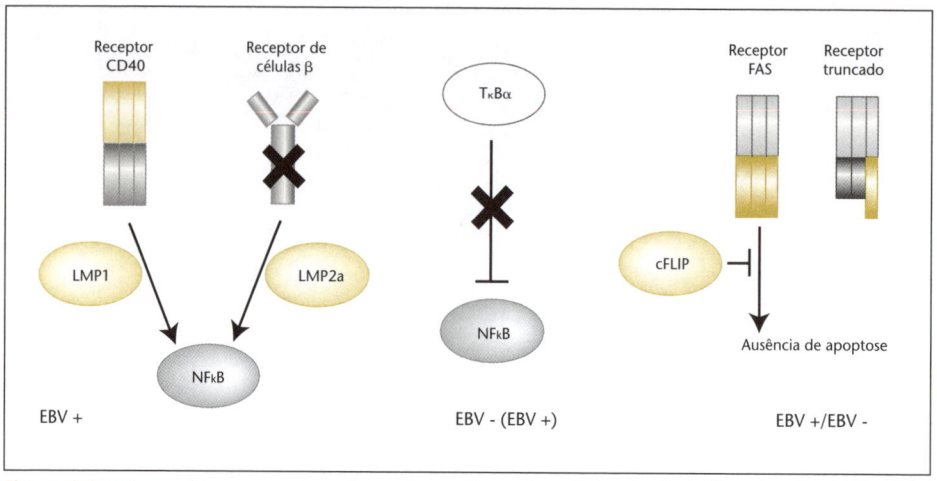

Figura 3.3 Três cenários para a transformação maligna das células de Hodgkin e Reed-Sternberg na presença ou ausência da infecção pelo vírus Epstein-Barr (EBV)[14].

QUADRO CLÍNICO

Linfadenomegalia na região cervical ou supraclavicular é a apresentação mais comum (60% dos casos). Os linfonodos aumentados de volume são firmes, pouco dolorosos e sem calor ou rubor local, podendo estar aderidos aos planos profundos, coalescer e comprometer diversas cadeias e geral em contiguidade[1] (Figura 3.4).

O alargamento de mediastino está presente em dois terços dos pacientes, sendo classicamente definido como a razão entre o maior diâmetro da massa mediastinal e o diâmetro transverso do tórax, que deverá ser maior que um terço, isto é, o mediastino deverá ocupar um terço ou mais do diâmetro do tórax (volumoso). A sombra tímica pode estar presente em crianças até os 3 anos, dificultando o diagnóstico[2].

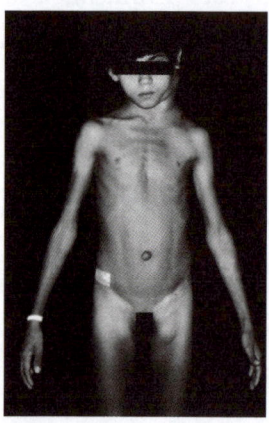

Figura 3.4 Linfoma de Hodgkin: poliadenomegalia generalizada.

Quando a compressão é extensa, pode causar tosse não produtiva, insuficiência respiratória, estase jugular e outros sinais de síndrome de compressão da veia cava superior (SVCS). Deve ser considerada uma emergência oncológica, visto que esses pacientes podem evoluir para parada respiratória. A sedação para procedimentos deverá ser feita com muito cuidado e preferencialmente em uma unidade de terapia intensiva (UTI) (Figura 3.5)[18].

Na faixa etária abaixo de 14 anos de idade, 30 a 35% dos casos são apresentados em estágio III ou IV. Os sítios extralinfáticos mais frequentemente comprometidos são fígado, pulmões, medula óssea e ossos[19].

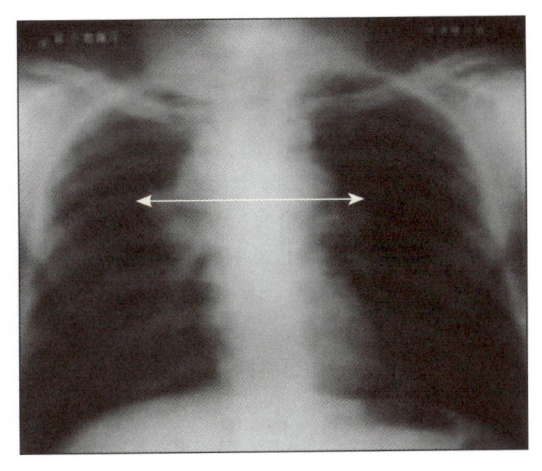

Figura 3.5 Alargamento de mediastino.
Fonte: ITACI-ICr-FMUSP.

Sintomas Sistêmicos

Os sintomas correlacionados com o prognóstico e determinados classicamente como sintomas B, presentes em 30% dos casos, são:

- Febre: dois picos diários acima de 38°C sem foco infeccioso determinado, por 3 dias consecutivos.
- Perda de peso > 10% em 6 meses.
- Sudorese noturna.

Outros Sintomas

- Prurido: associado à doença avançada relacionada à colestase. Pode ser um sintoma à apresentação, particularmente o subtipo esclerose nodular, e pode anteceder o diagnóstico por meses ou anos.
- Fraqueza e fadiga geral: podem ser relatadas, nem sempre relacionadas ao grau de anemia.

- Esplenomegalia: presente em 30 a 40% dos casos.
- Dor induzida por álcool: não é frequente, mas é típica e pode ser relatada por adolescentes e adultos jovens.
- Dor abdominal ou desconforto: decorrente de esplenomegalia, disfunção intestinal, adenopatia ou hidronefrose.
- Dor óssea: em locais de destruição óssea ou infiltração da medula óssea.
- Dor neurogênica: causada por compressão da medula espinal e infiltração de raiz nervosa.
- Dor nas costas: envolvimento ganglionar retroperitoneal, com invasão dos músculos psoas[1,20].

DIAGNÓSTICO DIFERENCIAL

A história do paciente deverá conter as características atuais e evolutivas do gânglio, como tempo de aparecimento, forma de evolução, localização, consistência, sinais inflamatórios, aderência, coalescência e fistulização. Os sintomas associados que devem ser avaliados incluem febre, emagrecimento, alteração do estado geral e do apetite e processos infecciosos atuais e pregressos. Dados epidemiológicos, como o contato com doenças ou animais, presença em zonas endêmicas, ingestão de drogas, transfusões anteriores e infecções na família, são informações essenciais para as principais hipóteses e o diagnóstico diferencial de linfadenomegalia[21].

As infecções sistêmicas mais comumente apresentadas com linfadenomegalia ao diagnóstico são:

- Infecções bacterianas: habitualmente o aumento é de uma única cadeia ganglionar ou em cadeias anatômicas contíguas. Os agentes mais comuns são estreptococos e estafilococos. O gânglio possui características inflamatórias e infecciosas, há redução com antibioticoterapia e o hemograma é infeccioso.
- Virais: mononucleose infecciosa, rubéola, sarampo, varicela, citomegalovírus e HIV.
- Parasitas intracelulares: toxoplasma, *Leishmania* e toxocaríase.
- Micobacteriose: a tuberculose corresponde a 1 a 6% das adenomegalias da infância, sendo a localização ganglionar o foco extrapulmonar mais frequente. A maior incidência é em crianças com mais de 5 anos que apresentam adenomegalia cervical bilateral e queda do estado geral. O foco domiciliar normalmente está presente, assim como alteração radiológica e fistulização do gânglio.
- Outras infecções: blastomicose e sarcoidose: raras, mas 80% dos casos são de acometimento ganglionar. Doença da arranhadura do gato: adenomegalia cervical e supraclavicular; agente causal: *Rochalimaea henselae* (bacilo gram-negativo).
- Doenças de depósito: Niemann-Pick e Gaucher.
- Doenças reumatológicas: atrite reumatoide juvenil e lúpus eritematoso sistêmico.

- Doenças neoplásicas: leucemias, linfoma não Hodgkin, neuroblastoma, rabdomiossarcoma, histiocitose de células de Langerhans, ALPS e doença de Kikushi.

A avaliação da linfadenopatia deve ser detalhada, identificando sua associação com adenopatias profundas, localização ganglionar de alto risco (supraclavicular e epicoclear) e/ou acometimento do estado geral. Sua evolução deve ser obrigatória para que as decisões diagnósticas e terapêuticas possam ser tomadas de maneira correta pelo médico.

A biópsia deve ser considerada quando ocorre aumento de tamanho em 2 a 3 semanas de observação ou quando não sofrem involução em 6 a 8 semanas; a adenomegalia não mostra sinais de involução após tratamento específico; a adenomegalia está associada a sintomas de infecção ou doença sistêmica grave; sua localização cervical ou supraclavicular está associada à adenomegalia profunda[22].

DIAGNÓSTICO E EXAMES COMPLEMENTARES

- Biópsia excisional do linfonodo: é o procedimento indicado para estabelecer o diagnóstico, permitindo a avaliação das células malignas HRS, mudanças na arquitetura do linfonodo e características associadas com os subtipos histológicos[1,10].
- Exames sanguíneos: hemograma completo, VHS e funções hepática e renal.
- Radiografia de tórax: fornece informações sobre o envolvimento do mediastino e estruturas intratorácicas, pois dois terços dos pacientes recém-diagnosticados com LH têm provas radiográficas de envolvimento intratorácico. Recomenda-se que pacientes com adenomegalia cervical volumosa e especialmente supraclavicular realizem radiografia de tórax[2].
- Tomografia de tórax: para avaliação do parênquima pulmonar, parede torácica, pleura e pericárdio, sendo esses os locais extranodais mais comumente envolvidos na doença.
- Tomografia e RM de abdome: avaliação da presença de doença infradiafragmática. Essa avaliação da extensão da doença abdominal e pélvica pela tomografia é difícil em crianças em razão da escassa gordura retroperitoneal. A CT apresenta uma sensibilidade de apenas 40% na detecção de adenopatias abdominais. A ressonância magnética pode fornecer melhor resolução de contraste de estruturas infradiafragmáticas do que a tomografia computadorizada, e fornece uma melhor avaliação da gordura retroperitoneal. CT e RM podem sugerir envolvimento esplênico ou hepático quando esses órgãos aparecem alargados e com áreas de densidade anormal. Em decorrência das limitações de diagnóstico por imagem, apenas a avaliação histológica fornece avaliação definitiva do baço e do fígado. Com os avanços nas modalidades de diagnóstico por imagem e de regimes de

tratamento de quimioterapia sistêmica intensiva, o estadiamento cirúrgico desses órgãos atualmente tem indicações limitadas[23].

- Linfografia: capaz de mostrar a arquitetura interna dos gânglios linfáticos. Esse exame diferencia grandes linfonodos normais dos tumorais e é capaz de avaliar nódulos muito pequenos para visualização por CT ou RM. É mais um exame muito invasivo e requer conhecimentos específicos para sua realização e interpretação. Com as novas técnicas de imagem e tratamentos modernos, o exame hoje é raramente indicado e realizado[24].

- Mapeamento com gálio-67: útil na avaliação da doença supradiafragmática em pacientes com exame físico normal e suspeita de recidiva da doença, mas hoje outros exames, como PET, estão substituindo sua indicação.

- Tomografia por emissão de pósitrons (PET): está atualmente sob investigação como uma ferramenta de diagnóstico e monitoramento. O PET é usado em alguns casos para melhorar o estadiamento no momento do diagnóstico inicial, e também pode ser utilizado em doentes com massas tumorais residuais para distinguir o linfoma do tecido fibronecrótico. Foram feitos vários estudos em adultos mostrando que o PET tem um valor preditivo negativo, variando entre 85 e 100%, o que indica que os pacientes com resultado negativo não sofrem recaída na maioria dos casos. Por outro lado, o valor preditivo positivo do PET para lesões residuais após a conclusão da terapia não é validado para uso clínico de rotina, pois varia em cerca de 60%, indicando que em alguns casos apenas metade dos pacientes cujo PET é positivo apresentarão falha de seu tratamento no futuro. Portanto, o papel exato de PET para pacientes com lesões residuais após o tratamento para LH ainda deve ser determinado[25,26].

- O aspirado de medula óssea (mielograma) por si só não é suficiente para avaliar o comprometimento medular pela doença. A biópsia de medula óssea deve ser realizada em qualquer paciente com estádios III ou IV, naqueles com sintomas B ou em qualquer paciente no momento de recidiva da doença[1].

- Cintilografia óssea com tecnécio-99: reservada para crianças com dor óssea, concentração de fosfatase alcalina sérica elevada e radiografia com sinais de infiltração óssea para definir locais de metástase óssea, que raramente ocorre, sendo mais comum em pacientes com doença extranodal extensa e estádio IV.

ESTADIAMENTO E FATORES DE PROGNÓSTICO

O estadiamento universalmente utilizado de Ann Arbor, adotado em 1971, considerava a história, o exame clínico e os estudos radiológicos e laboratoriais, assim como o estudo anatomopatológico do baço (esplenectomia fazia parte do estadiamento da doença). Em 1989, na conferência de Cotswolds, foram feitas algumas modificações nesse sistema de estadiamento que reconhecem a tomografia computadorizada para detecção de doença intra-abdominal e definição da doença *bulky* (doença que ocupa um terço do diâmetro do tórax), fornecendo, dessa forma, diretrizes para avaliação de resposta. O prognóstico é declinante segundo o estádio.

O sistema de Cotswolds está assim definido[27]:

- Estádio I: envolvimento de uma única região linfonodal ou estrutura linfática (I) ou envolvimento de um único sítio extranodal (IE).
- Estádio II: envolvimento de duas ou mais cadeias linfonodais (II) do mesmo lado do diafragma ou envolvimento localizado e contíguo de apenas um órgão ou sítio extranodal e do mesmo lado do diafragma (IIE).
- Estádio III: envolvimento de linfonodos em ambos os lados do diafragma, que também pode ser acompanhado de envolvimento do baço (IIIS), ou envolvimento de sítio contíguo localizado em apenas um orgão extranodal (IIIE) ou ambos (IIISE).
  - III 1: com ou sem envolvimento de linfonodos celíacos, esplênicos ou portais.
  - III 2: com envolvimento de linfonodos para-aórticos, ilíacos ou mesentéricos.
- Estádio IV: envolvimento difuso de um ou mais orgãos extranodais ou tecidos (fígado, medula óssea, ossos, pulmões, pleura, pele e tecido subcutâneo), com ou sem envolvimento de linfonodos.
  - Orgãos linfáticos: linfonodos, baço, timo, anel de Waldeyer, apêndice e placas de Peyer.
  - Orgãos extralinfáticos: fígado (2%), medula óssea (5%), osso (2%), pulmões (15%), pleura, pele e tecidos cutâneos.

Designações aplicáveis a qualquer estágio da doença:

- A – assintomático.
- B – febre, sudorese noturna e perda de peso.
- X – doença volumosa.
- E – envolvimento de sítio extralinfático contíguo ou próximo ao linfonodo acometido.
- CS – estadiamento clínico.
- PS – estadiamento patológico.

Apesar de um enorme esforço para definir os fatores de prognóstico clinicamente relevantes, o estadiamento e os sintomas B ainda são os dois principais determinantes para estratificar pacientes com LH. Massa mediastinal volumosa, tipo *bulky*, também há muito é sabidamente reconhecida como fator de risco desfavorável.

Índices de fatores de prognóstico têm sido desenvolvidos em pacientes adultos para guiar o tratamento. O escore de prognóstico internacional (IPS) utiliza os seguintes dados para definir pior evolução: albumina sérica menor que 4 g/dL, hemoglobina menor que 10,5 g/dL, sexo masculino, estádio IV, idade superior a 45 anos, leucocitose maior que 15.000/mm³ e número de linfócitos menor que 600/mm³ ou menor que 8% dos leucócitos totais. Porém, têm sido propostos índices específicos para pacientes pediátricos. Em um estudo, Smith et al. sugerem os fatores de prognóstico que afetam a sobrevida da população pediátrica: sexo masculino, estádios IIB, IIIB e IV, doença mediastinal *bulky*, leucócitos totais superiores a 13.000/mm³ e hemoglobina abaixo de 11 g/dL[28,29].

Os fatores de prognóstico têm sido utilizados para adaptar o tratamento, reduzindo sua toxicidade em pacientes de melhor prognóstico e intensificando-o nos com fatores de risco desfavoráveis, com o intuito de manter altas chances de cura.

TRATAMENTO

Atualmente, o tratamento de pacientes com LH deve levar em consideração a classificação da doença como favorável ou desfavorável de acordo com o estádio, os sintomas B e a presença de massa mediastinal tipo *bulky*.

O tratamento da doença de Hodgkin por muitos anos baseou-se em radioterapia, inicialmente com métodos rudimentares na década de 1930 e altas doses em campo estendido na década de 1960 para adultos e crianças. Nessa década, observaram-se os primeiros relatos de cura dessa população, apesar da morbidade significativa, sendo a mais expressiva o déficit de crescimento[2].

O efeito da mostarda nitrogenada foi reconhecido como droga para redução de doenças do tecido linfoide por Goodman e Gilman na década de 1940. Vicent De Vita Jr. descreveu em 1972 a combinação MOPP (mostarda nitrogenada, vincristina, procarbazina e prednisona) para o tratamento da doença com índices de sobrevida de 66%. Esse esquema também mostrou ao longo de seu uso sequelas como leucemia mieloide aguda (LMA) secundária e infertilidade. O risco de LMA secundária foi drasticamente reduzido, restringindo as doses cumulativas dos alquilantes ou substituindo por outro agente alquilante menos leucemogênico (p.ex., ciclofosfamida). O risco de infertilidade, que é quase universal em meninos após o tratamento com seis a oito ciclos de tratamento com MOPP, pôde ser reduzido quando o tratamento com procarbazina limitou-se a três ciclos de quimioterapia[30,31].

Em 1975, Bonadonna descreveu outro regime de quimioterapia eficaz que não produz resistência cruzada nem risco de LMA secundária ou infertilidade: o ABVD (adriamicina, bleomicina, vimblastina e dacarbazina). A toxicidade relacionada a agentes na combinação ABVD inclui cardiomiopatia e fibrose pulmonar resultante da doxorrubicina e bleomicina, respectivamente. A combinação ABVD foi, inicialmente, usada para resgatar pacientes adultos que haviam falhado ao MOPP, e, posteriormente, alternado com MOPP, em um esforço para melhorar a atividade antineoplásica.

Com os resultados superiores dessa combinação e a ausência de toxicidade gonadal e leucemogênese, o ABVD foi considerado o regime de primeira linha preferido para adultos com LH[32,33].

Os ensaios terapêuticos pediátricos confirmam que a sobrevida livre de doença não foi comprometida, reduzindo o número de ciclos de quimioterapia e radioterapia de campo envolvido (15 a 25 Gy) em pacientes clinicamente classificados como "favoráveis", e por essa razão a maioria dos protocolos hoje indica combinações de ABVD ou similares (ABV, CVPP ou EBO) com menor número de ciclos de quimioterapia para crianças com doença favorável e estádios I e IIA. Em pacientes com doença avançada (IIB, III e IV) e desfavoráveis, o ABVD pode ser alternado com MOPP ou combinações similares (COPP ou OPPA) e radioterapia de campo envolvido (15 a 25,5 Gy) para melhorar o controle da doença e reduzir a toxicidade relacionada à dose do agente alquilante, antraciclina e a bleomicina[1,34-36]. Os principais estudos e respostas estão resumidos na Tabela 3.2.

Tabela 3.2 – Resultados de tratamento de grupos pediátricos para o tratamento de linfoma de Hodgkin – estudos com quimioterapia e radioterapia[1]

Quimioterapia	Radioterapia	Estádio	SLE (anos)	ST (anos)
Stanford				
3 MOPP/3 ABVD	15 a 25,5 Gy, CE	I-IV	96% (6,7)	93% (6,7)
6 MOPP	15 a 25,5 Gy, CE	I-IV	90% (15)	89% (15)
St. Jude				
4-5 COP(P)/3-4 ABVD	20 Gy, CE	II-IV	93% (5)	93% (5)
Pediatric Oncology Group				
4 MOPP/4 ABVD	21 Gy, CEs	IIB, IIIA$_2$, IIIB-IV	80% (5)	87% (5)
4 MOPP/4 ABVD	21 Gy, ITL	IIB, IIIA$_2$, IIIB-IV	77% (3)	91% (3)
Toronto				
6 MOPP	20 a 30 Gy CEs	I-IIIA		85% (10)
	25 a 30 Gy CEs	IIIB-IV		85% (10)
Children's Cancer Group				
6 ABVD	21 Gy, CEs	III-IV	87% (4)	90% (4)
12 ABVD	21 Gy, regional	III-IV	87% (3)	89% (4)
Linfoma de Hodgkin intergrupos				
6 MOPP	35 Gy, CE	I-II	95% (5)	90% (5)
Gustave-Roussy – França				
3 MOPP	40 Gy, CE	Todos	86% (15)	93% (15)
6 MOPP	40 Gy, CE		86% (15)	93% (15)

(continua)

Tabela 3.2 – Resultados de tratamento de grupos pediátricos para o tratamento de linfoma de Hodgkin – estudos com quimioterapia e radioterapia[1] (continuação)

Quimioterapia	Radioterapia	Estádio	SLE (anos)	ST (anos)
Grupo argentino (GATLA)				
6 CVPP	30 a 40 Gy, CE	I-IV	87%	
6 AOPE	30 a 40 Gy, CE		67%	
Reino Unido				
6-10 ChlVPP	35 Gy CE	I		92% (10)
6-10 ChlVPP	35 Gy CE	II		92%
6-10 ChlVPP	35 Gy CE	III		84%
6-10 ChlVPP	35 Gy CE	IV		71%

SLE: sobrevida livre de eventos; ST: sobrevida total; ABVD: doxorrubicina, bleomicina, vimblastina e dacarbazina; COP(P): ciclofosfamida, vincristina, procarbazina e prednisona; AOPE: doxorrubicina, vincristina, prednisona, etoposide; ChlVPP: clorambucil, vimblastina, procarbazina e prednisona; CVPP: ciclofosfamida, vincristina, procarbazina e prednisona; CE: campo envolvido; CEs: campo estendido; ITL: irradiação total de linfonodos.

O protocolo utilizado no serviço de Oncologia Pediátrica do HC-FMUSP inclui atualmente três ciclos de ABVD e radioterapia de campo envolvido (1,8 a 2,1 Gy) para os pacientes com prognóstico favorável (doença localizada sem a presença sintomas B). Nos pacientes com fatores de prognóstico desfavorável), doença avançada (III e IV) e/ou presença de sintomas B, o protocolo preconiza a combinação de três ciclos de ABVD (adriamicina, bleomicina, vimblastina e dacarbazina) e três ciclos de COP (ciclofosfamida, vincristina e prednisona) associada à radioterapia de campo envolvido (IIIA) ou campo estendido (subgrupos B e IV). Os resultados foram publicados recentemente e estão apresentados na Figura 3.6. As taxas de sobrevida livre de eventos do protocolo em 10 anos foram de 94,9% para pacientes de baixo risco e 89,7% para

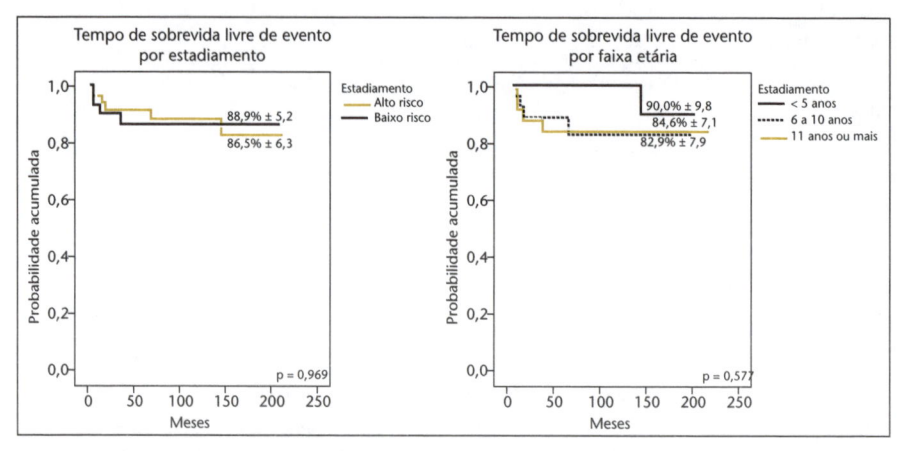

Figura 3.6 Curvas de estimativa de sobrevida livre de eventos para pacientes com linfoma de Hodgkin por estadiamento e por faixa etária pelo método de Kaplan-Meier[37] (ITACI-ICr-FMUSP).

aqueles considerados de alto risco e são equivalentes às de outros protocolos atuais utilizados em todo o mundo, com resultados excelentes do ponto de vista de eficácia terapêutica e com baixa morbidade aguda e efeitos colaterais a longo prazo[37].

As taxas de cura do LH pediátrico permanecem entre as mais elevadas em oncologia pediátrica, embora a recaída ainda seja uma preocupação para os pacientes com estádio avançado da doença. Estratégias de tratamento em crianças e adultos com LH usando regimes de doses intensivas vêm demostrando melhores taxas de sobrevida nesse grupo de pacientes[38].

RADIOTERAPIA NO TRATAMENTO PRIMÁRIO

O emprego da RDT no tratamento da LH tem de levar em conta a alta curabilidade da doença e os riscos de sequelas para um paciente que poderá viver mais 60 ou 70 anos após a cura. Por essa razão, a indicação da RDT como forma isolada de tratamento na LH tem sido cada vez menos frequente; da mesma forma, sua utilização na abordagem multidisciplinar tem sido com técnica cada vez mais localizada e com doses cada vez menores[1].

O tratamento atual do LH, na maioria dos casos, consiste em poliquimioterapia remissiva seguida de RDT de consolidação em baixa dosagem às cadeias linfonodais inicialmente envolvidas. Essa técnica de tratamento é chamada de RDT em campos envolvidos (IF) e define para cada sítio anatômico o que deve ser tratado a partir dos dados do risco de recidiva. Dessa forma, um paciente com comprometimento de cadeia linfonodal cervical esquerda deve ter toda essa cadeia irradiada (Figura 3.7), incluindo ou não a fossa supraclavicular, dependendo da altura desse linfonodo. O uso da PET-CT também tem sido muito útil para definir quais os sítios devem ser tratados a partir da melhor detecção dos linfonodos comprometidos ao diagnóstico[4].

A dose de radioterapia utilizada em LH varia entre 15 e 25 Gy, tipicamente dividida em frações diárias entre 1,5 e 1,8 Gy, cinco frações por semana, dependendo do protocolo que se está seguindo. Quando houver tumor residual, pode ser aplicado um incremento de dose localizado à doença residual de 5 e 10 Gy[1], conforme demonstrado na Figura 3.7.

TRATAMENTO NA DOENÇA REFRATÁRIA

Crianças portadoras de LH com doença avançada tratadas com quimioterapia isoladamente ou associada à RDT apresentam uma sobrevida livre de eventos de 85% em 5 anos[1,38].

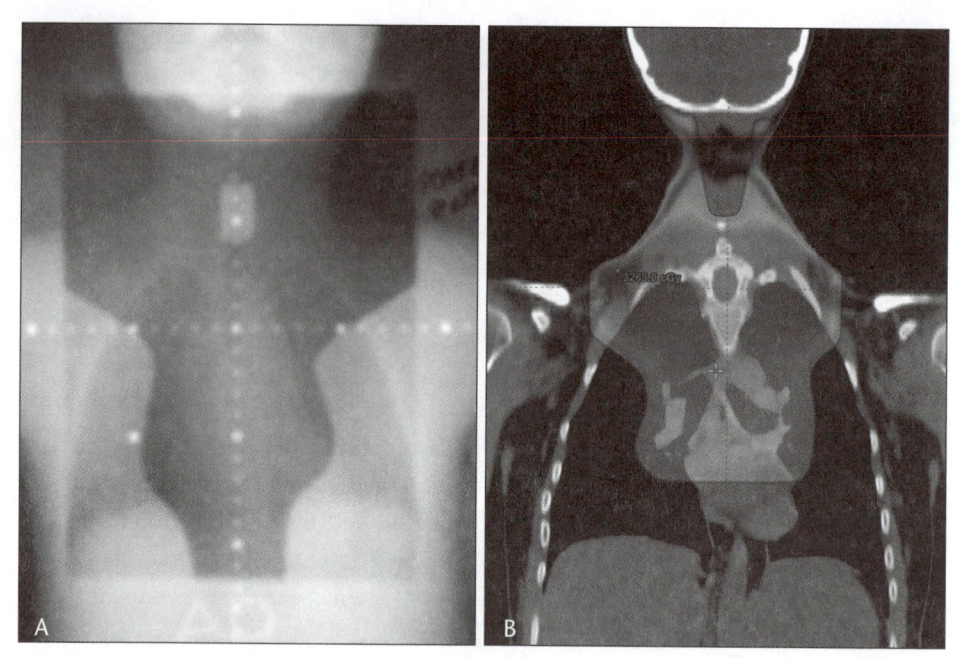

Figura 3.7 Volume irradiado em um paciente segundo a filosofia de campos envolvidos. A apresentação inicial mostrava comprometimento difuso de linfonodos mediastinais, nas fossas supraclaviculares e cervicais médias e altas bilateralmente. Não havia comprometimento de linfonodos axilares ou infradia-fragmáticos. A: radiografia de tratamento; B: distribuição de dose mostrando volume recebendo 25 Gy. (Ver imagem colorida no encarte.)

Embora o prognóstico do LH seja extremamente favorável em crianças e adolescentes, 15% dos pacientes apresentam recidiva da doença ou são refratários à primeira linha de tratamento[1,2,38]. Mesmo nesses casos, o LH pode ser curado, principalmente naqueles pacientes com fatores de prognóstico mais favorável no momento da recaída, como estadiamento I e II sem sintomas B ou naqueles em que há uma recidiva local após um longo intervalo decorrido do tratamento inicial[1,38]. Nesses casos, frequentemente a radioterapia isolada pode ser curativa. Já os pacientes primariamente refratários à quimioterapia, ou que recidivaram precocemente (menos de um ano após o término da terapia) são os de prognóstico desfavorável, com maior risco de falha terapêutica tanto local quanto a distância[1,2,38].

Nesses casos, o transplante de células-tronco hematopoiéticas (TCTH) autólogo é considerado o tratamento de escolha. O TCTH autólogo é escolhido preferencialmente ao TCTH alogênico em decorrência das complicações inerentes a esse tipo de transplante, e os dados disponíveis na literatura médica sobre o tratamento de LH recidivados ou refratários com TCTH alogênicos em crianças são escassos e o consideram um procedimento experimental[39,40]. Também a radioterapia dirigida aos sítios de doença ativa também pode ser utilizada em conjunto com o transplante de medula óssea[3].

As taxas de sobrevida livre de doença com TCTH autólogo variam entre 31 e 70%, e a sobrevida global varia de 43 a 95% nos diferentes estudos, conforme mostra a Tabela 3.3[39,40].

Tabela 3.3 – Tabela de resultados de transplante de células-tronco hematopoiéticas alogênico em pacientes pediátricos e adolescentes com linfoma de Hodgkin[40]

Instituição	n	Idade ao DX (anos)	Idade ao TCTH	SG	SLE
EBMT	81	14 (3 a 16)	17 (5 a 32)	52/81 vivos	39% – 3 anos
Nebraska	53	NA	< 13 a 21	43% – 5 anos	31% – 5 anos
UKCCSG	51	12 (3 a 17)	NA	34/51 vivos	15/51 recidivaram
Stanford	41	NA	18 (7 a 20)	68% – 5 anos	63% – 5 anos
Stanford	34	15 (5 a 18)	18 (7 a 20)	76% – 5 anos	67% – 5 anos
GETMON	20	10,5 (5 a 18)	NA	95% – 5 anos	62% – 5 anos
MD Anderson	13	NA	15 (11 a 20)	70% – 5 anos	70% – 5 anos
PRST	74	14 (4 a 18)	16 (7 a 19)	59% – 5 anos	50% – 5 anos
COG	38	NA	NA	20/29 vivos	13/29 recidivaram

COG: *Children's Oncology Group*; DX: diagnóstico; EBMT: *European Group of Blood and Marrow Transplantation*; GETMON: *Spanish Working Party for Blood and Marrow Transplantation in Children*; n: número; NA: não avaliável; PRST: *Paediatric stem cell registry* (Áustria e Alemanha); SG: sobrevida global; SLE: sobrevida livre de eventos; TCTH: transplante de células-tronco hematopoiéticas.

CONCLUSÕES

A maioria das crianças e adolescentes com LH tem excelente prognóstico com o tratamento disponível atualmente, com índices de cura em patamares de 90%. O desafio dos novos protocolos terapêuticos é reduzir a agressividade do tratamento sem alterar as taxas de sobrevida.

Nos dias de hoje, todo o tratamento dirigido a tumores da infância tem de ser feito em um centro especializado, por um time multidisciplinar, segundo protocolos de conduta bem estabelecidos. Dessa forma, levando-se em conta os procedimentos diagnósticos, de estadiamento e de tratamento, conseguem-se os melhores índices de cura com o mínimo de sequelas.

REFERÊNCIAS BIBLIOGRÁFICAS

1. Metzger M, Krasin MJ, Hudson MM, Onciu M. Lymphoma Hodgkin. In: Pizzo PA, Poplack DG. Principles and practice of pediatric oncology. 6th ed. Philadelphia: Lippincott Williams & Wilkins; 2010. p.638-62.
2. Hoppe RT, Mauch PM, Armitage JO, Dihel V, Weiss LM. Hodgkin lymphoma. 2th ed. Philadelphia: Lippincott Williams & Wilkins; 2007. p.1-466.

3. Terazakis AS, Hudson M, Constine LS. Hodgkin lymphoma. In: Halperin EC, Constine LS, Tarbell NJ, Kun LE. Pediatric radiation oncology. 5th ed. Philadelphia: Lippincott Williams & Wilkins; 2011. p.137-65.

4. Robertson VL, Anderson CS, Keller FG, Halkar R, Goodman M, Marcus RB, et al. Role of FDG--PET in the definition of involved-field radiation therapy and management for pediatric Hodgkin's lymphoma. Int J Radiat Oncol Biol Phys. 2011;80(2):324-32.

5. National Cancer Institute. SEER Cancer Statistics Review 1975-2006. Estimated New Cancer Cases and Deaths for 2009. Available: http://seer.cancer.gov/csr/1975-2006/results.

6. Bigni R. Linfoma de Hodgkin. Inca.gov.br; 2011. Available: http://www.inca.gov.br/conteudo-view.

7. Weinreb M, Day PJR, Niggli F. The role of Epstein-Barr virus in Hodgkin's disease from different geographical areas. Arch Dis Child. 1996;74(1):27-39.

8. Glaser SL, Lin LJ, Stewart SL, Ambinder RF, Jarrett RF, Brousset P, et al. Epstein-Barr virus associated Hodgkin's disease: epidemiologic characteristics in international data. Int J Cancer. 1997;70(4):375-82.

9. Westergaard T, Melbye M, Pedersen JB, Frisch M, Olsen JH, Andersen PK. Birth order, sibship size and risk of Hodgkin's disease in children and young adults: a population-based study of 31 million person-years. Int J Cancer. 1997;72(6):977-81.

10. Weiss LM, Warnke RA, Hansmann ML, Chan JKC, Mueller-Hermelink HK, Harris NL, et al. Pathology of Hodgkin lymphoma. In: Hoppe RT, Mauch PT, Armitage JO, Dihel V, Weiss LM. Hodgkin lymphoma. 2th ed. Philadelphia: Lippincott Williams & Wilkins; 2007. p.43-71.

11. Swerdlow SH, Campo E, Harris NL, Jaffe ES, Pireli SA, Stein H, et al. WHO Classification of tumours of haematopoietic and lymphoid tissues. 4th ed. Lyon: IARC Press; 2008.

12. Küppers R, Rajewsky K, Zhao M. Hodgkin disease: Hodgkin and Reed-Sternberg cells picked from histological sections show clonal immunoglobulin gene rearrangements and appear to be derived from B cells at various stages of development. Proc Natl Acad Sci USA. 1994;91(23):10962-6.

13. Marafioti T, Hummel M, Foss HD, Laumen H, Korbjuhn P, Anagnostopoulos I, et al. Hodgkin and Reed-Sternberg cells represent an expansion of a single clone originating from a germinal center B-cell with functional immunoglobulin gene rearrangements but defective immunoglobulin transcription. Blood. 2000;95(4):1443-50.

14. Thomas RK, Re D, Wolf J, Diehl V. Reviews Part I: Hodgkin's lymphoma – molecular biology of Hodgkin and Reed-Sternberg cells. Lancet Oncol. 2004;5(1):11-8.

15. Weiss LM, Strickler JG, Warnke RA, Purtilo DT, Sklar J. Epstein-Barr viral DNA in tissues of Hodgkin's disease. Am J Pathol. 1987;129(1):86-91.

16. Staratschek-Jox A, Kotkowski S, Belge G, Rüdiger T, Bullerdiek J, Diehl V, et al. Detection of Epstein-Barr virus in Hodgkin-Reed-Sternberg cells: no evidence for the persistence of integrated viral fragments in latent membrane protein-1 (LMP-1)-negative classical Hodgkin's disease. Am J Pathol. 2000;156(1):209-16.

17. Straus SE, Jaffe ES, Puck JM, Dale JK, Elkon KB, Rösen-Wolff A, et al. The development of lymphomas in families with autoimmune lymphoproliferative syndrome with germline Fas mutations and defective lymphocyte apoptosis. Blood. 2001;98(1):194-200.

18. Fontane E, Perkin RM, Linzer JF. Pediatric cancer emergencies: critical diagnostic and management strategies. Pediatric Emerg Med Rep. 2006;11(6):65-78.

19. Punnet A, Tsang RW, Hodgson DC. Hodgkin lymphoma across the age spectrum: epidemiology, therapy, and late effects. Sem Radiat Oncol. 2010;20(1):30-44.

20. Gobbi PG, Cavalli C, Gendarini A, Crema A, Ricevuti G, Federico M, et al. Reevaluation of prognostic significance of symptoms in Hodgkin's disease. Cancer. 1985;56(12):2874-81.

21. Kobinger MEBA, Bricks LF, Cocozza AM. Adenomagalia. In: Marcondes E. Pediatria básica. 8ª ed. São Paulo: Sarvier; 1987. p.157-62.

22. Knight PJ, Mulne AF, Vassy LE. When is lymph node biopsy indicated in children with enlarged peripheral nodes? Pediatrics. 1982;69(4):391-6.

23. Aisenberg AC. Problems in Hodgkin's disease. Management Blood. 1999;93(3):761-79.

24. Kwee TC, Kwee RM, Rutger A, Nievelstein J. Imaging in staging of malignant lymphoma: a systematic review. Blood. 2008;111(2):504-16.

25. Juweid ME, Stroobants S, Hoekstra OS. Use of positron emission tomography for response assessment of lymphoma: consensus recommendations of the Imaging Subcommittee of the International Harmonization Project in Lymphoma. J Clin Oncol. 2007;25(5):571-8.

26. Rhodes MM, Delbeke D, Whitlock JA, Martin W, Kuttesch JF, Frangoul HA, et al. Utility of FDG-PET/CT in follow-up of children treated for Hodgkin and non-Hodgkin lymphoma. J Pediatr Hematol Oncol. 2006;28(5):300-6.

27. Lister TA, Crowther D, Sutcliffe SB, Glatstein E, Canellos GP, Young RC, et al. Report of a committee convened to discuss the evaluation and staging of patients with Hodgkin's disease: Cotswolds meeting. J Clin Oncol. 1989;7(11):1630-6.

28. Specht L, Hasenclever D. Prognostic factors in Hodgkin lymphoma. In: Hodgkin lymphoma. 2th ed. Philadelphia: Lippincott Williams & Wilkins; 2007. p.157-74.

29. Smith RS, Chen Q, Hudson MM, Link MP, Kun L, Weinstein H, et al. Prognostic factors for children with Hodgkin's disease treated with combined modality therapy. J Clin Oncol. 2003;21(10):2026-33.

30. Yung L, Linch D. Hodgkin's lymphoma. Lancet. 2003;361(9361):943-51.

31. Canellos GP, Niedzwiecki D. Long-term follow-up of Hodgkin's disease trial. N Engl J Med. 2002;361(24):1417-8.

32. Diehl V, Thomas RK, Re D. Hodgkin's lymphoma – diagnosis and treatment. Lancet Oncol. 2004;5(1):19-26.

33. Donaldson SS, Kaplan HS. Complications of treatment of Hodgkin's disease in children. Cancer Treat Rep. 1982;66(4):977-83.

34. Weiner MA, Leventhal B, Brecher ML. Randomized study of intensive MOPP-ABVD with or without low-dose total nodal radiation therapy in the treatment of stages IIB, IIIA2, IIIB, and IV Hodgkin's disease in pediatric patients: a Pediatric Oncology Group study. J Clin Oncol. 1997;15(8):2769-89.

35. Kung FH, Schwartz CL, Ferree CR, London WB, Ternberg L, Behm FG, et al. POG 8625: a randomized trial comparing chemotherapy with chemoradiotherapy for children and adolescents with stages I, IIA, IIIA1 Hodgkin disease. J Pediatr Hematol Oncol. 2006;28(6):362-8.

36. Landman-Parker J, Pacquement H, Leblanc T, Habrand JL, Terrier-Lacombe MJ, Bertrand Y, et al. Localized childhood Hodgkin's disease: response-adapted chemotherapy with etoposide, bleomycin, vinblastine, and prednisone before low-dose radiation therapy – results of the French Society of Pediatric Oncology study MDH90. J Clin Oncol. 2000;18(7):1500.

37. Souza LNS, Maluf Jr. PT, Almeida MTA, Weltman E, Cornacchioni AL, Teixeira RAP, et al. Linfoma de Hodgkin na infância e adolescência: 15 anos de experiência com o protocolo DH-II-90. Rev Bras Hematol Hemoter. 2010;32(4):295-302.

38. Kelly KM, Sposto R, Hutchinson R, Massey V, McCarten K, Perkins S, et al. BEACOPP chemotherapy is a highly effective regimen in children and adolescents with high-risk Hodgkin lymphoma: a report from the Children's Oncology Group. Blood. 2011;117(9):2596-603.

39. Miano M, Dini G. The EBMT Handbook – haematopoietic stem cell transplantation. HSCT for lymphomas in children. 5th ed. 2008. p.532-4.

40. Claviez A, Sureda A, Schmitz N. Haematopoietic SCT for children and adolescentes with relapsed and refractory Hodgkin's lymphoma. Bone Marrow Transplant. 2008;42(Suppl 2):S216-24.

Seção II

Doenças mieloproliferativas

Leucemia mieloide aguda 4

Lilian Maria Cristofani

Após ler este capítulo, você estará apto a:

1. Identificar os sinais e sintomas sugestivos de leucemia mieloide aguda e fazer o diagnóstico diferencial.
2. Aplicar o tratamento de suporte necessário até que se confirme o diagnóstico e a quimioterapia seja iniciada.
3. Compreender as propostas terapêuticas atuais e seus resultados.

INTRODUÇÃO

A leucemia mieloide aguda (LMA) representa cerca de 17% das leucemias em pacientes menores de 15 anos, exceto no período neonatal, no qual ocorre a maioria dos casos. Sua incidência é praticamente constante ao longo da vida, com discreto pico na adolescência e após os 50 anos de idade. Nos Estados Unidos, ocorrem cerca de 350 casos novos ao ano[1,2].

QUADRO CLÍNICO

Febre, manifestações hemorrágicas e palidez são sintomas frequentes, e complicações como sangramentos, leucostasia, síndrome da lise tumoral e infecções são as principais causas de mortalidade, que varia de 2 a 10%. Cerca de 25% dos pacientes apresentam mais de 100.000 leucócitos/mm^3 ao diagnóstico, o que causa leucostasia e consequentes distúrbios visuais, neurológicos e respiratórios decorrentes da estase vascular, infiltração de sistema nervoso central (SNC) e obstrução de capilares pulmonares. Acidente vascular cerebral (AVC) e priapismo também são descritos[2].

Fenômenos hemorrágicos importantes são mais comuns nas leucemias promielocíticas agudas (M3), com coagulação intravascular disseminada, hipofibrinogenemia e diminuição do fator V[3,4].

Os acúmulos extramedulares de blastos mieloides são denominados cloromas. São mais frequentes na face, nas órbitas e no crânio (Figuras 4.1 e 4.2) e nas formas monocíticas (M5). Já as leucemias megacariocíticas (M7) caracterizam-se por intensa fibrose medular e são comuns em portadores de síndrome de Down[5,6]. O diagnóstico de LMA é feito quando pelo menos 20% de blastos de origem mieloide são identificados no sangue ou na medula óssea, os quais geralmente expressam algum dos antígenos CD11, CD13, CD14 e CD33, antiglicoforina e antimieloperoxidase por citometria de fluxo. Cariótipo e análise genética por métodos de biologia molecular são obrigatórios[1,6,7].

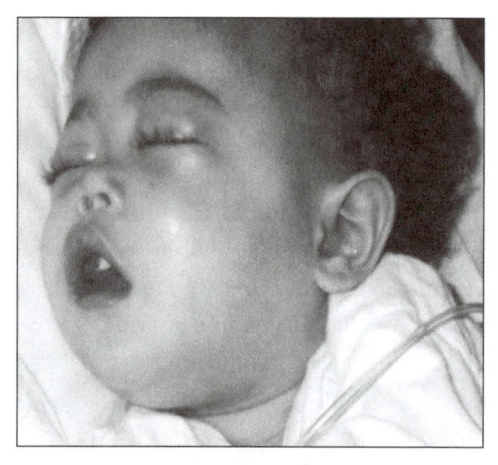

Figura 4.1 Criança portadora de leucemia mieloide aguda com infiltração orbitária bilateral e de gengivas. (Ver imagem colorida no encarte.)

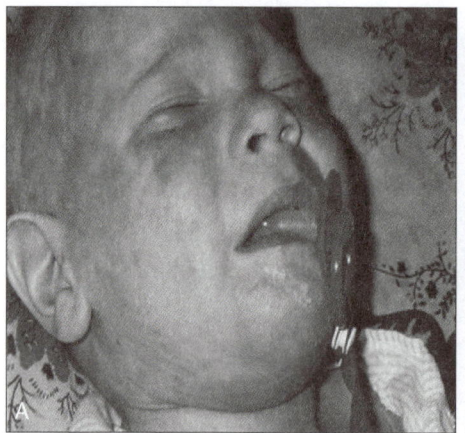
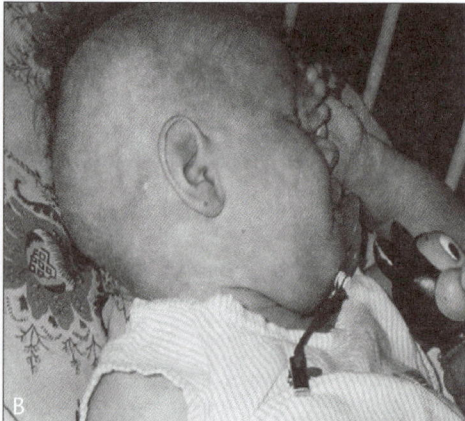

Figura 4.2 Criança portadora de leucemia mieloide aguda com infiltração cutânea nodular difusa em face. (Ver imagem colorida no encarte.)

VARIÁVEIS DE PROGNÓSTICO

Características Constitucionais

Crianças de etnia negra e com baixo peso ou sobrepeso têm pior prognóstico[6]. Crianças com síndrome de Down apresentam evolução favorável[4]. A presença de invasão de SNC ao diagnóstico não tem influência no prognóstico[7].

Características da Célula Leucêmica

Morfologia

A classificação morfológica FAB (*French-American-British*) divide as LMA em oito subtipos, definidos na Tabela 4.1, que mostra também a frequência e a distribuição desses subtipos na casuística do ITACI-HC-FMUSP. Os subtipos M0 e M7 têm prognóstico desfavorável[1,2,8].

Tabela 4.1 – Classificação FAB para as leucemias mieloides agudas e sua distribuição na casuística dos pacientes do ITACI-HC-FMUSP

FAB	Característica	Casuística do ITACI-HC-FMUSP (1997-2008) N(%)
M0	Mínima diferenciação mieloide	2(3)
M1	Indiferenciada e sem maturação	6(9)
M2	Com diferenciação	13(18)
M3	Promielocítica	10(14)
M4	Mielomonocítica	16(23)
M5	Monocítica: M5a monoblástica M5b monocítica bem diferenciada	14(20)
M6	Eritroleucemia	3(4)
M7	Megacarioblástica	6(9)

Citogenética e alterações moleculares

As alterações citogenéticas da célula leucêmica como a t(8;21)(q22;q22) (fusão *AML1-ETO*) e a inv(16) (p13;q22) (fusão *CBFb-MYH11*) estão associadas a um prognóstico favorável em adultos e crianças, com até 78% de sobrevida. Por outro lado, cariótipos complexos, -5, del(5q), -7 e anormalidades do 3q são preditivas de má evolução, com chances de sobrevida de até 30 a 42%[2,7-9].

Cerca de 20% dos casos apresentam mutações do gene *MLL*, de prognóstico intermediário. Estudos moleculares demonstraram que mutações de *c-kit*, *RAS* e *FLT3* podem estar presentes nas LMA da infância. *FLT3* ITD (*internal tandem duplication*) está presente em 10 a 15% dos casos de LMA da infância e está associado a um prognóstico ruim, sobretudo se presente apenas nas células mais imaturas CD34+. Mutações de *NPM1* (*nucleofosmina member 1*) são raras em crianças e geralmente associam-se a *FLT3* ITD, promovendo um mau prognóstico. Se associada ao *FLT3* selvagem, o prognóstico é melhor[7].

A presença da t(15;17)(q21;q21) ou da fusão *PML-RARα* caracteriza a leucemia promielocítica aguda, que corresponde a cerca de 7% dos casos e tem bom prognóstico[3,4].

Velocidade de resposta ao tratamento

A resposta terapêutica também é um importante fator de prognóstico. A análise da quantidade de doença residual mínima é um fator preditivo importante de prognóstico. Pacientes com mais de 1% de células residuais após a indução e consolidação têm alta chance de recaída, e aqueles com menos de 0,1% ainda carecem de definição[8].

GRUPOS DE RISCO

A Tabela 4.2 mostra a classificação de risco para as LMA e a abordagem terapêutica sugerida[7].

Tabela 4.2 – Proposta de classificação de risco para crianças com leucemia mieloide aguda[7]		
Grupo de risco	**Características**	**Terapia recomendada**
Baixo	t(8;21)/*AML/ETO* ou inv(16)/t(16;16)/*CBFβ-MYH11* e DRM < 0,1% após indução I	QT convencional
Intermediário	Todas as demais	Ensaios clínicos
Alto	t(6;9), -7, -5, ou 5q- FAB M0 ou M6, FAB M7 sem t(1;22). LMA secundária, LMA *FLT3*-ITD, DRM > 5% após indução I, DRM > 1% após indução II	TCTH ou ensaios clínicos (p.ex., inibidor de *FLT3*)

DRM: doença residual mínima; QT: quimioterapia; TCTH: transplante de células-tronco hematopoéticas.

LEUCEMIA TRANSITÓRIA NOS PACIENTES COM SÍNDROME DE DOWN

Cerca de 10% dos recém-nascidos com síndrome de Down desenvolvem um clone pré-leucêmico, proveniente de precursores mieloides do fígado fetal, que carregam uma mutação somática do gene responsável pelo fator de transcrição hematopoética *globin transcription factor 1* (GATA 1), localizado no cromossomo X. Mutações nesse fator de transcrição geram uma proteína mutante GATA 1 *short* ou GATA 1 s. Essa situação é denominada transtorno mieloproliferativo transitório ou leucemia transitória[6].

A presença da trissomia do cromossomo 21 leva à proliferação de precursores eritroides e megacariocíticos no fígado fetal, gerando a possibilidade de mutações no gene

GATA 1, que gera o transtorno mieloproliferativo transitório em 5 a 10% dos recém--nascidos com síndrome de Down (SD). Em sua maioria há resolução espontânea, 10 a 15% falecem de complicações e 20% podem desenvolver LMA até os 5 anos de vida.

A leucemia transitória tem apresentação clínica variável, de assintomática a complicações fatais. Por se originar no fígado, o número de blastos no sangue periférico é maior que na medula óssea. Hepatoesplenomegalia (56% casos), derrames cavitários (21% casos) e sufusões hemorrágicas (25%) são os sintomas mais frequentes. As complicações mais comuns são insuficiência hepática e coagulação intravascular disseminada. Na maioria dos casos, os blastos desaparecem em 50 a 60 dias de vida, mas, nos casos muito sintomáticos, quimioterapia com baixas doses de citarabina pode ser necessária. Uma questão em investigação é se o tratamento da leucemia transitória evitaria o desenvolvimento de LMA posteriormente[6].

Quando evoluem para LMA, caracterizada pela presença de pelo menos 20% de blastos na medula óssea, as crianças com SD geralmente apresentam uma pré--fase de mielodisplasia, com plaquetopenia e fibrose medular. Essa fase pode durar meses ou anos até que evolua para uma franca LMA. A resposta terapêutica à quimioterapia é boa, não sendo necessário recorrer ao transplante de medula óssea, e alguns autores sugerem que tanto a síndrome mielodisplásica quanto a LMA em crianças com SD devam ser classificadas, à parte, como "leucemia mieloide da síndrome de Down". Dois terços desses pacientes têm leucemia megacariocítica (FAB M7), e os outros, M0, M2 e M6. O prognóstico é superior ao das crianças sem SD, variando de 74 a 91% de sobrevida livre de doença, conforme o estudo reportado[7].

TRATAMENTO

Leucoaférese ou exsanguinitransfusão e hidratação são medidas a serem tomadas nas situações de hiperleucocitose e lise tumoral. As complicações infecciosas são frequentes e constituem a maior causa de morbidade e mortalidade ao diagnóstico e durante o tratamento das LMA; além disso, requerem a introdução precoce de antibioticoterapia de amplo espectro. Tais medidas de suporte, associadas à quimioterapia agressiva e por um curto período, levaram a um aumento das taxas de remissão completa, redução das taxas de morte em indução e em remissão, redução do número de recaídas e aumento da sobrevida livre de eventos desses pacientes[2,8].

O tratamento quimioterápico baseia-se principalmente no uso de citarabina, antraciclinas e etoposide, administrados de maneira intensiva. A taxa de remissão completa obtida com essas drogas é de cerca de 75 a 80%, porém a maioria dos pacientes apresenta recaída da doença, com perspectiva de cura de 40 a 60%[8] (Tabela 4.3). Altas doses de citarabina são importantes para profilaxia da doença no SNC e para vencer certos mecanismos de resistência celular. As doses de antraciclinas e qual delas usar (daunorrubicina, idarrubicina, mitoxantrone) também são objeto de discussão. Não há benefício antineoplásico com doses cumulativas de antraciclinas acima de 375 mg/m^2, mas há maior risco de cardiotoxicidade. Doses baixas também não são recomendadas, pois se traduzem em piora da sobrevida livre de eventos.

Tabela 4.3 – Resultados de protocolos internacionais de tratamento da leucemia mieloide aguda da infância[8]

Estudo	N	% RC	Óbito em indução	SLE 5a	SG 5a	% morte em RC	% TCTH
AIEOP92 (1992-2001)	160	89	6	54(4)	60(4)	7	29
AML-BFM93 (1993-98)	427	83	7	51(3)	58(2)	4	7
CCG2891 (1989-95)	750	78	4	34(3)	47(4)	15	25
DCOG92/94 (1992-98)	78	82	10	42(6)	42(6)	16	27
EORTC-CLG58921 (1993-00)	166	84	2	48(4)	62(4)	6	20
GATLA-90	179	70	20	31(4)	41(4)	7	3
LAME91 (1991-98)	247	91	4	48(4)	62(4)	6	30
NOPHO93	223	92	4	50(3)	66(3)	2	25
POG8821	511	77	4	32(2)	42(2)	8	13
St. Jude AML91 (1991-97)	62	79	3	44(15)	57(11)	?	Sem dados
UK-MRC AML10 (1988-95)	303	93	4	49	58	10	20

TCTH: transplante de células-tronco hematopoéticas; SLE: sobrevida livre de eventos; SG: sobrevida global; RC: remissão completa.

A profilaxia e o tratamento da doença do SNC são feitos com quimioterapia intratecal (MTX/citarabina/dexa), embora alguns grupos utilizem a radioterapia[5]. A quimioterapia de manutenção não demonstrou benefícios, a não ser nos pacientes com leucemia promielocítica[3,4,7].

A indicação de um transplante de células-tronco hematopoéticas (TCTH) ainda é objeto de discussão. A maioria dos autores considera que as crianças com síndrome de Down, transtornos mieloproliferativos transitórios, leucemia promielocítica e presença de inv(16) e t(8;21) são candidatas ao tratamento quimioterápico exclusivo na primeira remissão da doença. Para os portadores das alterações cromossômicas t(6;9), -7, -5, ou 5q-, morfologia FAB M0 ou M6, FAB M7 sem a t(1;22), LMA secundária ou LMA *FLT3*-ITD, a indicação de um TCTH é consenso. Para as demais crianças, ainda se discute qual a melhor estratégia, conforme a disponibilidade ou não de um doador aparentado. Os autores americanos são mais favoráveis à realização de um TCTH em primeira remissão que os europeus[10].

Atualmente, sugere-se que os pacientes sejam agrupados por critérios de risco (ver Tabela 4.3), tentando adequar o tratamento conforme o maior ou menor risco de recaída da doença[8].

Os pacientes com leucemia promielocítica e portadores da t(15;17) beneficiam-se do uso de ácido transretinoico e droga indutora de diferenciação celular, que pode levar à remissão completa em 70 a 80% das M3. O uso de arsenicais também está indicado na leucemia promielocítica[4].

Terapias baseadas em anticorpos, imunotoxinas, interleucinas e agentes diferenciadores são objetos de estudo de vários programas[11-13].

CONCLUSÕES

Os pacientes portadores de leucemia mieloide aguda requerem tratamento quimioterápico agressivo e específico de acordo com o subtipo. O suporte geral ao paciente é imprescindível para que o sucesso terapêutico seja alcançado.

REFERÊNCIAS BIBLIOGRÁFICAS

1. Pui CH, Carroll WL, Meshinchi S, Arceci RJ. Biology, risk stratification, and therapy of pediatric acute leukemias: an update. J Clin Oncol. 2011;29(5):551-65.
2. Rubnitz JE, Gibson B, Smith FO. Acute myeloid leukemia. Hematol Oncol Clin North Am. 2010;24(1):35-63.
3. Creutzig U, Zimmermann M, Dworzak M, Urban C, Henze G, Kremens B, et al. Favourable outcome of patients with childhood acute promyelocytic leukaemia after treatment with reduced cumulative anthracycline doses. Br J Haematol. 2010;149(3):399-409.
4. Gregory J, Kim H, Alonzo T, Gerbing R, Woods W, Weinstein H, et al. Treatment of children with acute promyelocytic leukemia: results of the first North American Intergroup trial INT0129. Pediatr Blood Cancer. 2009;53(6):1005-10.
5. Johnston DL, Alonzo TA, Gerbing RB, Lange BJ, Woods WG. The presence of central nervous system disease at diagnosis in pediatric acute myeloid leukemia does not affect survival: a Children's Oncology Group study. Pediatr Blood Cancer. 2010;55(3):414-20.
6. Zwaan CM, Reinhardt D, Hitzler J, Vyas P. Acute leukemias in children with Down syndrome. Hematol Oncol Clin North Am. 2010;24(1):19-34.
7. Rubnitz JE, Gibson B, Smith FO. Acute myeloid leukemia. Pediatr Clin North Am. 2008;55(1):21-51.
8. Kaspers G, Creutzig U. Pediatric acute myeloid leukemia: international progress and future directions. Leukemia. 2005;19(12):2025-9.
9. Von Neuhoff C, Reinhardt D, Sander A, Zimmermann M, Bradtke J, Betts DR, et al. Prognostic impact of specific chromosomal aberrations in a large group of pediatric patients with acute myeloid leukemia treated uniformly according to trial AML-BFM 98. J Clin Oncol. 2010;28(16):2682-9.
10. Niewerth D, Creutzig U, Bierings MB, Kaspers GJ. A review on allogeneic stem cell transplantation for newly diagnosed pediatric acute myeloid leukemia. Blood. 2010;116(13):2205-14.
11. Brown P, Smith FO. Molecularly targeted therapies for pediatric acute myeloid leukemia: progress to date. Paediatr Drugs. 2008;10(2):85-92.
12. Lange BJ, Smith FO, Feusner J, Barnard DR, Dinndorf P, Feig S, et al. Outcomes in CCG-2961, a children's oncology group phase 3 trial for untreated pediatric acute myeloid leukemia: a report from the Children's Oncology Group. Blood. 2008;111(3):1044-53.
13. Margolin JF. Molecular diagnosis and risk-adjusted therapy in pediatric hematologic malignancies: a primer for pediatricians. Eur J Pediatr. 2011;170(4):419-25.

5 Leucemia mieloide crônica em pediatria

Maria Dulce Silveira Collassanti
Maria Aparecida Zanichelli

Após ler este capítulo, você estará apto a:

1. Compreender os mecanismos fisiopatológicos da leucemia mieloide crônica.
2. Identificar os principais aspectos clínicos e laboratoriais apresentados pelo paciente.
3. Compreender os métodos de diagnóstico e monitoração da doença durante o tratamento.
4. Descrever os meios de tratamento e as perspectivas futuras com novas drogas.

INTRODUÇÃO

A leucemia mieloide crônica (LMC) é uma doença do sistema hematopoiético rara na infância e na adolescência, caracterizada pela expansão clonal da célula--tronco com capacidade de se diferenciar em células mieloides, monocíticas e megacariocíticas. Caracteriza-se pela presença do cromossomo Philadelphia (Ph1), resultado da translocação balanceada entre os braços longos dos cromossomos 9 e 22. Essa fusão dá origem ao gene híbrido ABL-BCR no cromossomo 22 e ao cromossomo 9 modificado. O gene ABL-BCR é responsável pela produção de uma proteína (P210-Kd) com ação intensa e desregulada de tirosinoquinase capaz de interferir positivamente na proliferação celular e inibir o processo de apoptose. A proteína p210 é responsabilizada pelo desencadear do quadro clínico da LMC e está presente em todos os pacientes[1-3].

Durante a fase inicial da LMC (fase crônica), a expansão clonal é intensa e as células mieloides mantêm a capacidade de se diferenciar. Com a evolução da doença, o clone perde essa capacidade, permitindo a progressão da doença para as fases avançadas (aceleradas e blásticas)[2].

HISTÓRICO

A LMC foi a primeira forma de leucemia a ser reconhecida. Em 1841, David Craigie descreveu um paciente que apresentava febre acompanhada de esplenomegalia e cujo sangue mostrava uma consistência anormal. Mais tarde, em 1845, ao realizar análises de autópsias, John Hugues Bennett descreveu uma série de pacientes que morreram de uma enfermidade supostamente infecciosa e apresentavam esplenomegalia e mudança na cor e consistência do sangue. Na mesma ocasião, em 1856, Rudolf Virchow, já com o auxílio do microscópio ótico, descreveu o excesso de glóbulos brancos nos pacientes com a síndrome descrita por Bennett, a qual ele denominou *Leucocythaemia*. Virchow acreditava tratar-se de processo neoplásico. Em 1872, Neumann observou que as células brancas tinham origem na medula óssea e passou a denominar a entidade de leucemia mieloide. Somente em 1960, o cromossomo Philadelphia foi descrito por Peter Nowell e David Hungerford, e pela primeira vez uma alteração cromossômica foi relacionada com um tipo de câncer no homem. Janet Rowley, em 1973, descreveu a translocação recíproca sem perda de material genético entre os cromossomos 9 e 22 que ocorre nas LMC. Em 1982, Klein descreveu que o proto-oncogene de Abelson (c-ABL) no cromossomo 9 estava associado à LMC. Em 1984, Groffem demonstrou a existência do *breakpoint cluster region* (BCR) no cromossomo 22 envolvido na translocação. Em 1990, Lugo demonstrou a existência da proteína P210 Kd derivada do gene BCR-ABL com atividade tirosinoquinase e responsável pela oncogênese da fase inicial da LMC. Os conhecimentos moleculares serviram de base para o desenvolvimento das terapias atuais com drogas que apresentam ação de inibidores de tirosinoquinase[4-6].

ETIOLOGIA

Na maioria dos pacientes portadores de LMC, não se reconhecem fatores predisponentes para a doença. Não está relacionada com síndromes constitucionais nem agentes infecciosos. Observa-se incidência aumentada em indivíduos que de alguma forma foram expostos a irradiação (terapêutica, diagnóstica ou exposição acidental), sugerindo que a LMC seja uma desordem adquirida por meio de mutações ocorridas ao longo da vida[7].

FISIOPATOLOGIA

A translocação t(9;22)(q34;q11) representa a transposição do oncogene C-ABL de sua posição habitual no cromossomo 9q34 para o cromossomo 22q11 na região conhecida por BCR (*breakpoint cluster region*). A fusão clássica do gene BCR-ABL na LMC ocorre entre o éxon 2 ou éxon 3 do BCR com o éxon 2 do ABL (b2a2 ou b3a2). O gene híbrido BCR-ABL promove a produção da proteína p210Kd, que induz a proliferação dos precursores mieloides e sua liberação para o sangue periférico. Essa condição é suficiente para desencadear o quadro clínico da LMC. A fusão do BCR-ABL pode se dar em diferentes locais do cromossomo, produzindo proteínas de peso molecular diferentes. Quando a fusão ocorre entre os éxons (e1a2), a proteína envolvida é a p190kd, encontrada nos casos de LLA Ph+. Se a fusão ocorrer entre (e19 a 2), a proteína produzida é a p230Kd encontrada em raros casos de leucemia mieloide aguda (LMA)[1,2,8]. A Figura 5.1 ilustra os diferentes locais de translocação do cromossomo Ph[9].

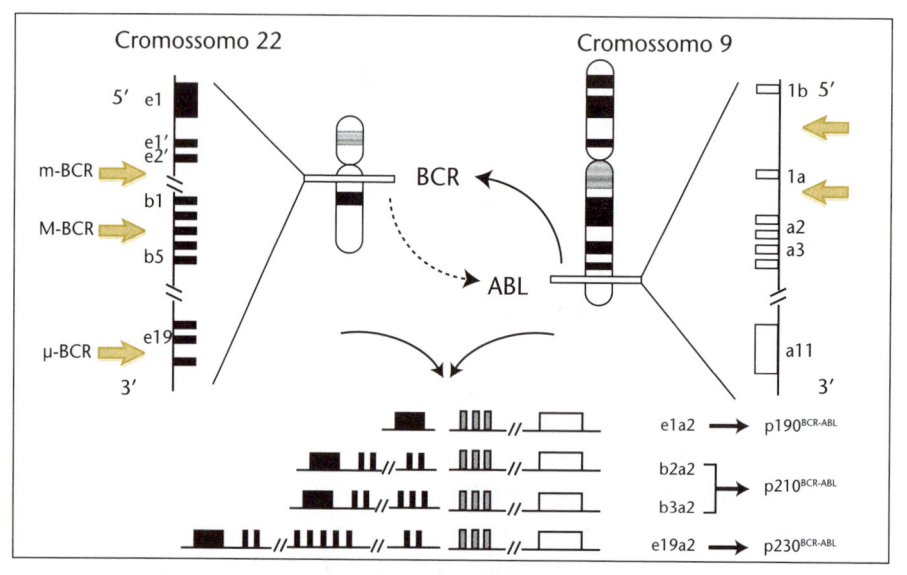

Figura 5.1 Translocação t(9;22)(q34;11). O cromossomo Philadelphia é o resultado da translocação do segmento 3' – ABL do cromossomo 9 para o segmento 5' BCR no cromossomo 22. Vários locais de quebra têm sido identificados, sendo os de interesse para leucemia mieloide crônica as junções b2a2 e b3a2, responsáveis pela produção da proteína p210 Kd.

EPIDEMIOLOGIA

São registrados de 5 a 10 casos novos de LMC por 100.000 habitantes por ano, o que corresponde a aproximadamente 3% dos casos de câncer no homem. Na infância, a LMC é uma doença rara, correspondendo a 2% das leucemias em crianças com idade inferior a 15 anos (1 caso/milhão/ano). Em pacientes com idades entre

15 a 19 anos, a incidência é um pouco maior, equivalente a 2,2 casos novos/milhão/ ano. Em crianças, não são observadas diferenças em relação ao sexo ou à etnia[7,10].

QUADRO CLÍNICO E LABORATORIAL

Em relação aos aspectos biológicos, a LMC do adulto e das crianças apresentam manifestações clínicas semelhantes. A doença tem caráter progressivo e classicamente é dividida em três fases: crônica, acelerada e blástica, não sendo obrigatória a existência de todas as fases no mesmo paciente. Assim, um paciente pode apresentar o diagnóstico de LMC em fase crônica e evoluir para a fase blástica sem necessariamente passar pela fase acelerada. Da mesma forma, a LMC pode ser diagnosticada já em fase blástica sem o reconhecimento das fases anteriores, porém 90% dos casos são diagnosticados em fase crônica e apenas 10% em fases avançadas[11].

Fase Crônica

Nessa fase, são encontrados sintomas clássicos da doença, como astenia (45 a 60%), emagrecimento (15 a 20%) e esplenomegalia (60 a 70%), associados a grandes leucocitoses. Deve-se ressaltar que aproximadamente 25% dos casos são assintomáticos ao diagnóstico. É um período da doença em que seu curso é indolente, com controle terapêutico relativamente fácil e que em média permanece estável por 3 a 5 anos[11].

O diagnóstico laboratorial se faz por meio dos seguintes achados:

- Hemograma: leucocitoses em geral acima de 100 mil leucócitos (média 240×10^9/L), com desvio para a esquerda até mieloblastos (células blásticas máximo 10%). Podem ocorrer eosinofilia e basofilia (basofilia menor que 20%) (Figura 5.2).

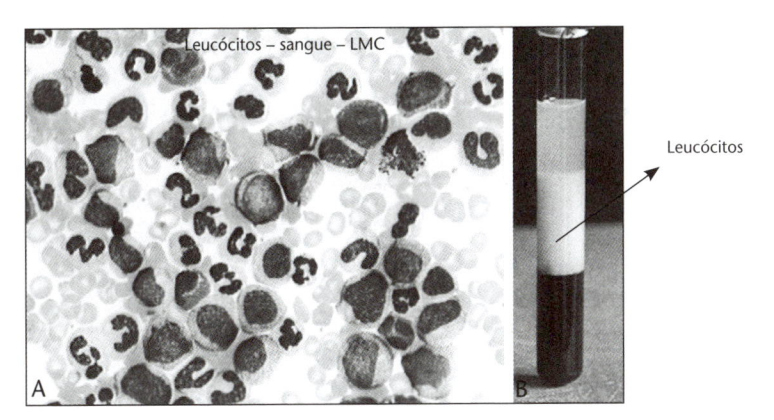

Figura 5.2 A: esfregaço de sangue periférico da leucemia mieloide crônica; B: tubo com sangue de paciente portador de leucemia mieloide crônica. Notar a camada branca correspondente aos leucócitos. (Ver imagens coloridas no encarte.)

- A hemoglobina pode ser normal ou pouco diminuída e as plaquetas, normais ou pouco aumentadas, sendo rara a plaquetopenia (5%)[12,13].
- Mielograma: habitualmente hipercelular com a relação G/E aumentada, em geral acima de 10/1 e presença de células blásticas sempre menores do que 10% (Figura 5.3).

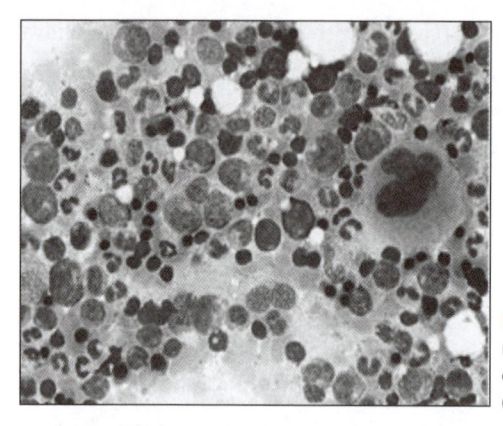

Figura 5.3 Lâmina de medula óssea de leucemia mieloide crônica. Observar a hipercelularidade e o aumento de elementos da série granulocítica. (Ver imagem colorida no encarte.)

- Biópsia óssea: celularidade frequentemente aumentada com diferentes graus de fibrose, que é pouco comum no início da doença, mas pode progredir com a evolução da LMC[14].
- Avaliação citogenética: o estudo citogenético pelo método de banda G é impositivo para o diagnóstico da LMC, por meio do qual se identifica a presença do cromossomo Philadelphia em aproximadamente 95% dos casos. A citogenética também revela outras anormalidades genéticas adicionais que possam estar presentes por ocasião do diagnóstico (trissomia dos cromossomos 8, 9, 19, 21, deleção do 9q+, duplo Philadelphia e outras). O material a ser examinado é da medula óssea, e o número de metáfases analisadas não deve ser inferior a 20. Em uma minoria dos pacientes portadores de LMC (5%), o cariótipo pode não mostrar a presença do cromossomo Ph. Nessa situação (clínica sugestiva de LMC e cariótipo com ausência de Ph), o diagnóstico de LMC se faz por meio de estudos moleculares para a identificação do BCR-ABL (métodos de FISH ou PCR)[2] (Figura 5.4).
- Avaliação molecular: análise da presença dos transcritos ABL-BCR por meio do método da reação em cadeia da polimerase com transcrição reversa (PCR) qualitativa (*nested*) ou quantitativa (RT). A avaliação molecular é importante no diagnóstico e na monitoração do paciente durante o tratamento[2,15].

Fase Acelerada

A fase acelerada da LMC se caracteriza por leucocitose persistente, esplenomegalia refratária ao tratamento e evolução clonal. Em geral, progride para a fase blástica após

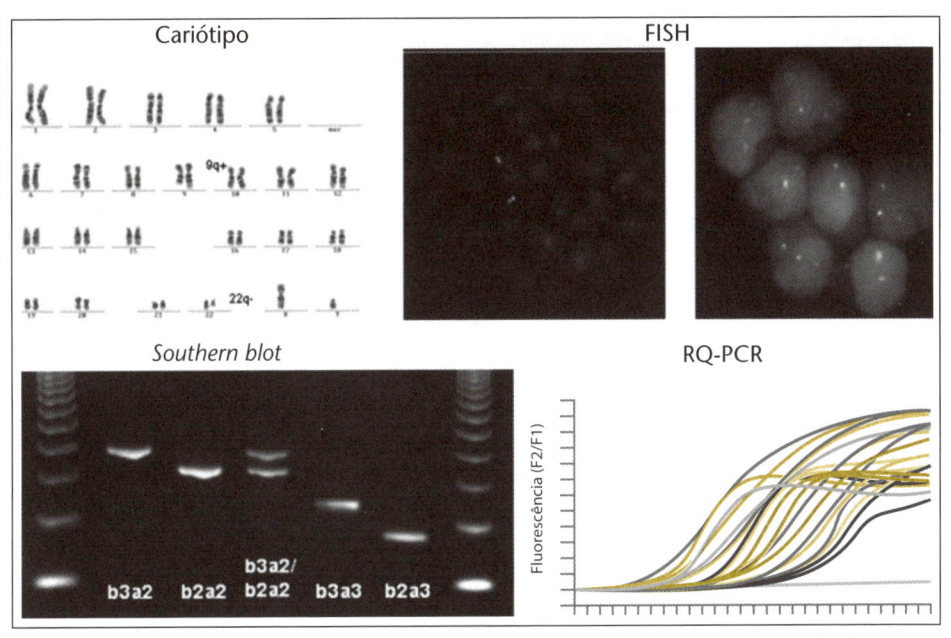

Figura 5.4 Os diversos tipos de exames importantes para o diagnóstico da leucemia mieloide crônica. FISH: hibridização *in situ* por fluorescência; *southern blot*: sequenciamento de DNA; RQ-PCR: reação em cadeia da polimerase quantitativo em tempo real. (Ver imagens coloridas no encarte.)

um período de 6 a 18 meses. É uma transição progressiva para a fase blástica, em que o paciente pode apresentar febre, dores ósseas, anemia e plaquetopenia, com intensificação da leucocitose. Alterações cromossômicas adicionais podem ser identificadas.

Vários critérios são utilizados na tentativa de caracterizar a fase acelerada da LMC, porém existem controvérsias na literatura quanto à sua definição. Alguns pacientes classificados em fase acelerada por meio das proposições estabelecidas por um grupo de investigadores pode não corresponder à mesma fase quando analisados de acordo com critérios de outros pesquisadores. A Tabela 5.1 compara os parâmetros utilizados pelos grupos do *M.D. Anderson Cancer Center* (MDACC), *International Bone Marrow Transplant Registry* (IBMTR) e Organização Mundial da Saúde (OMS), mostrando algumas divergências[2,16].

Tabela 5.1 – Comparação das três classificações de leucemia mieloide crônica em fase acelerada

	MDACC	IBMTR	OMS
Blastos (%)	≥ 15	≥ 10	10 a 19
Blastos + promielócitos (%)	≥ 30	≥ 20	NA
Basófilos (%)	≥ 20	≥ 20	≥ 20
Plaquetas (/mm³)	< 100.000	Aumento ou diminuição persistente independentemente do tratamento	< 100.000 ou > 1.000.000/mm³

(continua)

Tabela 5.1 – Comparação das três classificações de leucemia mieloide crônica em fase acelerada (continuação)

	MDACC	IBMTR	OMS
Leucócitos (/mm³)	NA	Difícil controle	NA
Anemia	NA	Não responsiva ao tratamento	NA
Esplenomegalia	NA	Em aumento	NA
Citogenética	Evolução clonal	Evolução clonal	Evolução clonal
Diversos	NA	Sarcoma granulocítico, fibrose	Proliferação de megacariócitos, fibrose

NA: não se aplica.

Fase Blástica

É marcada pelo aumento de células jovens no sangue e na medula óssea decorrente da perda da capacidade das células malignas em se diferenciar. Caracteriza-se pela presença de células blásticas em quantidade maior ou igual a 20% no sangue periférico ou na medula (de acordo com os critérios da OMS) ou envolvimento extramedular por células blásticas. A evolução para crise blástica mieloide ocorre em aproximadamente 70% dos casos e, para crise blástica linfoide, é próxima de 30%. São raros os casos de crise blástica nas formas de bilinhagem ou bifenotípica. Pode haver anormalidades citogenéticas adicionais, instabilidades genômicas, aberrações moleculares e mutações. A duração média dessa fase é de 3 a 6 meses, e o comportamento clínico é de uma leucemia aguda.

Os critérios de definição de crise blástica pela OMS são: células blásticas ≥ 20% dos glóbulos brancos no sangue ou das células nucleadas da medula óssea, proliferação de células blásticas extramedulares e grandes focos de células blásticas na biópsia de medula óssea[17].

TRATAMENTO

O aumento dos conhecimentos em relação à LMC (descoberta do cromossomo Ph e do gene ABL – identificação da proteína p210 Kd e suas implicações na proliferação celular) permitiu o desenvolvimento do seu tratamento. Os primeiros relatos terapêuticos da LMC datam de 1865, com o uso de uma solução de arsênico; mais tarde, foi associada ao uso de radioterapia. Em 1950, surgiu o bussulfano e, em 1960, a hidroxiureia, ambos com caráter paliativo. O TMO começou a ser empregado nos anos de 1970 visando à remissão molecular da doença, porém contemplava um número reduzido de pacientes por conta da dificuldade de identificar doadores compatíveis. Dez anos mais tarde, a introdução do alfainterferon, isolado ou associado à citosina arabinosídeo (AraC), apresentou melhores perspectivas, porém com muitos efeitos adversos e pouca adesão dos pacientes ao tratamento. Em 1990, com a identificação da proteína p210Kd e a comprovação de sua capacidade de desencadear a LMC, os pesquisadores desenvolveram novas drogas com ação inibidora das tirosinoquinases que constituem os protocolos atuais para o tratamento da LMC (Figura 5.5)[18].

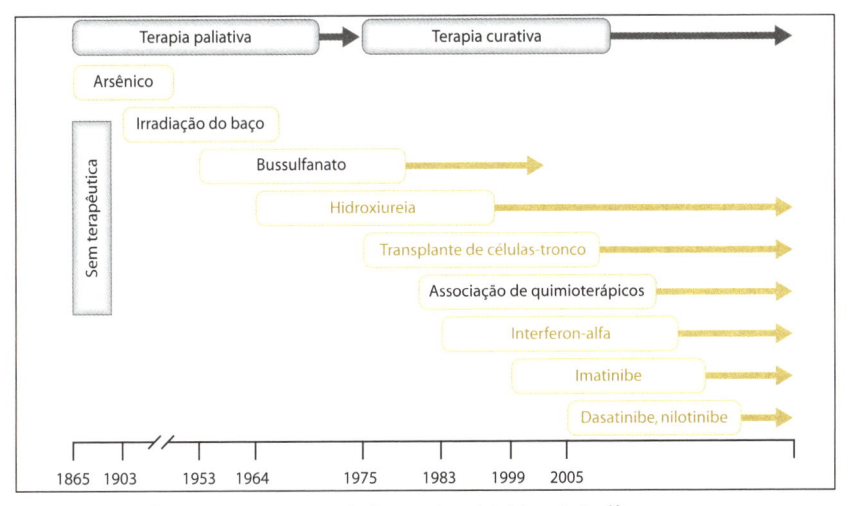

Figura 5.5 Evolução no tratamento da leucemia mieloide crônica[19].

Quimioterápicos

A hidroxiureia é um antimetabólico ainda utilizado no início do tratamento da LMC. A dose recomendada é de 30 a 40 mg/kg/dia ou 0,5 a 1 g/m²/dia. Tem como objetivo diminuir os sintomas da doença relacionados à leucocitose e esplenomegalia, frequentemente presentes no momento do diagnóstico. Embora possa proporcionar resposta hematológica completa, seu efeito é paliativo, não interferindo na sobrevida do paciente.

O bussulfano, agente alquilante bifuncional, foi utilizado na década de 1950, porém não é mais utilizado no tratamento de LMC. Atualmente faz parte das drogas dos regimes de condicionamento para o transplante de medula óssea[7,19-22].

Alfainterferon

Antes do advento dos inibidores de tirosinoquinase, o uso de hidroxiureia, seguido do alfainterferon, associado ou não à AraC, foi o tratamento clássico da LMC na infância até o momento do transplante de medula óssea nos pacientes com doadores reconhecidos. A dose máxima diária é de 5 milhões de unidades/m² subcutâneas, iniciando com doses menores (3 milhões/3 vezes por semana). Apresenta efeitos colaterais frequentes como perda de peso, sintomatologia semelhante a quadro gripal e fenômenos autoimunes (anemia hemolítica, púrpura trombocitopênica, neutropenia)[18-22].

São poucos os resultados do uso de interferon em crianças com LMC, e os grupos estudados contam com um número reduzido de pacientes. Em um grupo de pacientes com LMC na primeira fase crônica, foram avaliadas as taxas de respostas: 58% atingiram resposta hematológica completa em 3 meses, 50% obtiveram resposta citogenética maior e 14% dos pacientes apresentaram resposta citogenética completa. A sobrevida global em 8 anos foi de 60%[23].

Transplante

O transplante de células-tronco hematopoéticas (TCTH)continua sendo aúnica modalidade terapêutica capaz de promover a cura da LMC, porém apresenta riscos e mortalidade relacionada ao procedimento. Antes do advento dos inibidores de tirosinoquinase, o transplante de medula óssea alogênico era o procedimento de rotina para o tratamento da LMC em crianças e adolescentes com doador compatível aparentado após tratamento inicial com alfainterferon (com ou sem AraC)[2,23].Em diferentes grupos de estudos, a sobrevida total variou entre 60 e 80% com melhores resultados nos casos de doadores irmãos. A morbidade relacionada ao transplante foi de 20% em casos de doadores aparentados e de 31% em doadores não aparentados. Os resultados foram significantemente piores nas crianças transplantadas em fases avançadas da doença[24,25].

Tratamento com Inibidores de Tirosinoquinase

A identificação da proteína P210 Kd como responsável pela patogênese da LMC permitiu a investigação e o desenvolvimento de novas drogas que têm como alvo essa proteína. A primeira molécula a ser utilizada com esse objetivo foi o mesilato de imatinibe (STI 571), um derivado da 2-fenilaminopirimidina e inibidor da tirosinoquinase de primeira geração. A droga age competindo com a molécula do ATP na região do ABL, impedindo sua fosforilação. Dessa maneira, bloqueia a atividade do gene ABL-BCR, provocando morte celular e supressão do clone Ph+, principal objetivo do tratamento[1,2,15].

Em 2000, os resultados dos pacientes tratados com mesilato de imatinibe foram comparados aos do esquema alfainterferon + AraC por meio de um estudo fase III multicêntrico, prospectivo e randomizado – o estudo IRIS (*International Randomized Study of Interferonand STI 571*) (Figura 5.6)[26-28].

Esse ensaio comparou 1.106 pacientes com LMC recém-diagnosticados com idade superior a 18 anos e em fase crônica da doença. Os resultados iniciais de-

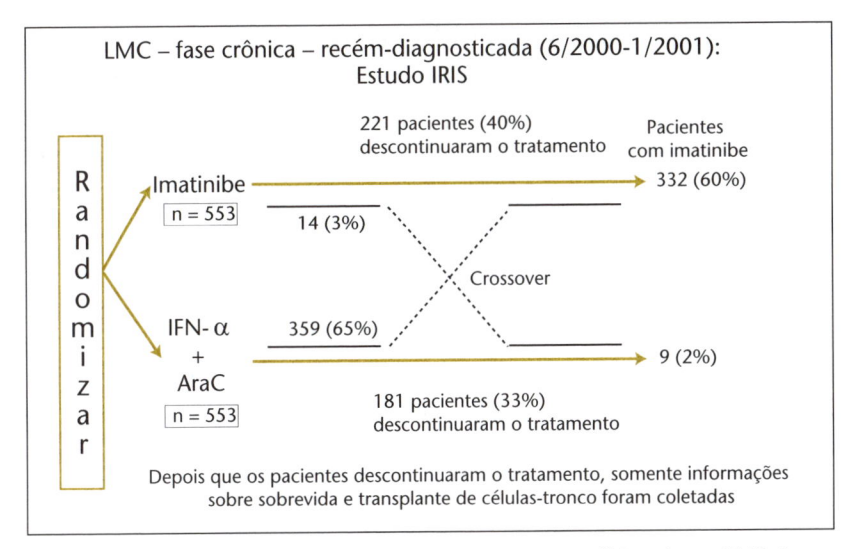

Figura 5.6 Desenho do estudo IRIS. AraC: citarabina; INF-α: alfainterferon; LMC: leucemia mieloide crônica; SCT: transplante de células-tronco.

monstraram superioridade significativa no grupo de pacientes que recebeu imatinibe em todos os parâmetros propostos. A resposta hematológica completa (RHC) foi obtida em 97% dos pacientes, e a resposta citogenética completa (RCyC), em 75%. No grupo de pacientes que receberam interferon + AraC, as taxas de resposta foram de 56 e 8%, respectivamente. Acompanhamentos posteriores desse estudo demonstram que os resultados se mantiveram favoráveis quando analisados em 5 anos.

A Figura 5.7 apresenta as respostas citogenéticas e moleculares do grupo inglês com o tratamento com mesilato de imatinibe[29].

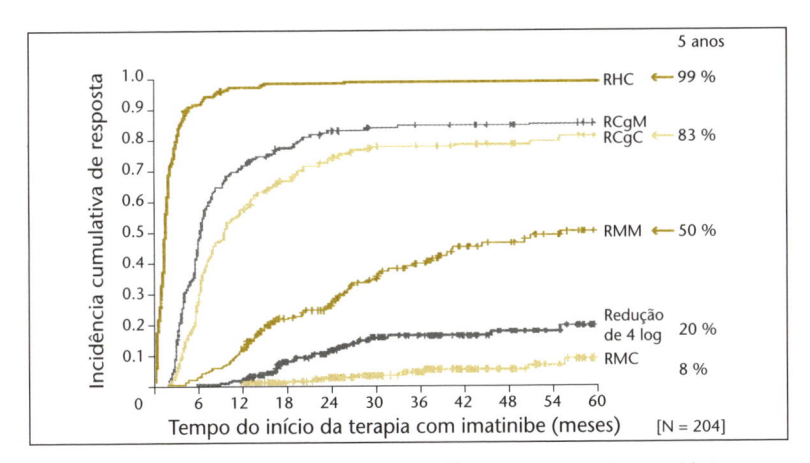

Figura 5.7 Resposta citogenética e molecular[30]. RHC: resposta hematológica completa; RCgM: resposta citogenética maior; RCgC: resposta citogenética completa; RMM: resposta molecular maior; RMC: resposta molecular completa.

Apoiados nos achados positivos obtidos em adultos, em 2001 Millot et al. propuseram um estudo multicêntrico fase II para avaliar taxas de respostas em crianças refratárias ou intolerantes ao alfainterferon ou recidivados pós-TMO. Utilizando doses entre 260 mg e 340 mg/m²/dia, o grupo infantil atingiu taxas de resposta hematológica completa (RHC) em 80% dos casos e resposta citogenética completa (RCgC) em 60%. A sobrevida global em 12 meses foi de 95%[11].

O Grupo de Oncologia Pediátrica (COG – *Children's Oncology Group*) acompanhou 14 crianças com idade inferior a 22 anos portadoras de LMC em fase crônica da doença. Todos os pacientes apresentaram RHC e 12/14 (83%) alcançaram RCgC[31].

A biologia da LMC em indivíduos jovens é muito semelhante à dos adultos, e a evidência da eficácia da medicação em adultos permitiu incluir a droga no tratamento da LMC da criança[25].

O mesilato de imatinibe (Glivec®) foi liberado pela FDA em 2003 para uso em crianças refratárias ao interferon ou recidivadas após tratamento com TMO. No Brasil, a medicação foi aprovada para uso em crianças em 2011. O Glivec® é administrado por via oral na dose de 260 a 340 mg/m²/dia, em uso contínuo, equivalente aos 400 a 800 mg/dia do adulto. É uma droga bem tolerada com grau aceitável de toxicidade que se manifesta, em geral, no início do tratamento e inclui mais frequentemente náuseas, vômitos, diarreia, *rash* cutâneo, edema, cãibra e alterações de enzimas hepáticas. A toxicidade hematológica se manifesta por meio de citopenias[31].

A diminuição na velocidade de crescimento e a redução da densidade óssea têm sido registradas em pacientes em terapia em longo prazo[29,32].

O resultado do tratamento da LMC com inibidores de tirosinoquinase é medido por meio de avaliações periódicas de respostas hematológicas, citogenéticas e moleculares, como apresentado na Tabela 5.2[27].

Tabela 5.2 – Respostas ao tratamento com mesilato de imatinibe

Hematológica completa (RHC)	Leucócitos < 10.000/mm³ Basófilos < 5% Ausência de mielócitos, promielócitos ou mieloblastos no diferencial Plaquetas: 450.000/mm³ Baço não palpável
Citogenética (RCg)	Completa – sem metáfases Ph+ Parcial – 1 a 35% de metáfases Ph+ Menor – 36 a 65% de metáfases Ph+ Mínima – 66 a 95% de metáfases Ph+ Sem resposta – > 95% de metáfases Ph+
Molecular (RM)	Completa – ausência de transcritos BCR-ABL detectáveis por PCR *real time* quantitativo em duas amostras consecutivas Maior – razão BCR-ABL/ABL ≤ 0,1% pela escala internacional (queda de 3 log)

A *Europa LeukemiaNet* (ELN) é uma instituição acadêmica formada por pesquisadores de toda a Europa que atua em diversos estudos envolvendo leucemias. Esse grupo verificou a necessidade de padronizar diretrizes e metas no tratamento da LMC. Em 2009, o grupo publicou as recomendações para o acompanhamento do tratamento da LMC (periodicidade de avaliação de respostas), conforme a Tabela 5.3[27].

Tabela 5.3 – Avaliação de respostas. A pesquisa de mutações deverá ser realizada em casos de resposta subótima ou falha de resposta e antes de mudança de droga

Hemograma	A cada 15 dias até atingir e confirmar RHC. Depois a cada 3 meses
Citogenética	No 3º e 6º mês de tratamento e a cada 6 meses até atingir e confirmar resposta citogenética completa (RCC). Após RCC a cada 12 meses
Molecular	A cada 3 meses até atingir e confirmar resposta molecular maior e depois a cada 6 meses

Foram também estabelecidas pelo mesmo grupo metas para obtenção de respostas e orientações terapêuticas conforme os resultados. Classificou-se de resposta ótima o grupo de pacientes que no 3ºmês de tratamento com mesilato de imatinibe apresentava RHC e pelo menos RCg mínima (Ph ≤ 65%). No 6º mês de tratamento, atingiam resposta citogenética parcial (RCgP), aos 12 meses apresentavam RCgC e aos 18 meses, RMM (Tabela 5.4)[27].

Tabela 5.4 – Tipos de respostas ao tratamento com mesilato de imatinibe em relação ao tempo

Mês	Ótima	Subótima	Falha
3	RHC pelo menos RCgM (Ph ≤ 65%)	Ausência de RCg (Ph > 95%)	Ausência de RHC
6	Pelo menos RCgP (Ph ≤ 35%)	Menos que RCgP (Ph > 35%)	Ausência de RCg
12	RCgC	RCgP (Ph = 1 a 35%)	Menos que RCgP
18	RMM	Menos que RMM	Menos que RCgC

RHC: resposta hematológica completa; RCgM: resposta citogenética maior; RCgP: resposta citogenética parcial; RCgC: resposta citogenética completa; RMM: resposta molecular maior; RCg: resposta citogenética.

Nessa situação, o tratamento deve ser mantido e a monitoração de respostas, programada de acordo com as recomendações. Nos casos de resposta subótima (respondedores lentos), falha de resposta (não respondedores) ou perda de resposta a qualquer tempo, deve-se considerar outras formas de tratamento (inibidores de segunda geração e TMO)[19].

A Figura 5.8 mostra o prognóstico e a probabilidade de sobrevida com diversas drogas em diversos períodos em pacientes com LMC (fase crônica)[19].

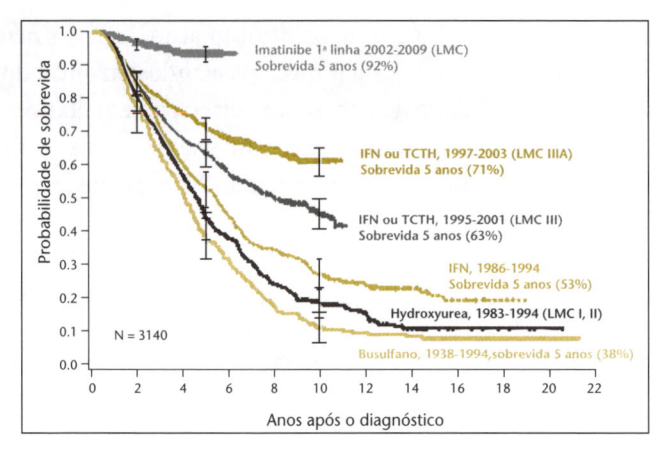

Figura 5.8 Prognóstico e sobrevida com as diversas drogas no decorrer do tempo. IFN: interferon α; TCTH: transplante de células-tronco hematopoéticas.

RESISTÊNCIA AO MESILATO DE IMATINIBE

O mesilato de imatinibe representa um avanço excepcional no tratamento da LMC, manifestado por altas taxas de respostas citogenética e moleculares em pacientes recém-diagnosticados e em fase crônica da doença. Uma minoria desses pacientes e um porcentual maior daqueles em fases avançadas evoluem com refratariedade ao tratamento (resistência primária) ou com perdas de respostas no decorrer do tratamento (resistência secundária). O mecanismo mais frequente estudado nesses pacientes é a amplificação e superexpressão do gene BCR-ABL. Outros mecanismos já descritos são a presença de mutação no gene, duplicação do cromossomo Ph, concentração inadequada da droga no interior da célula por metabolização excessiva ou aumento do efluxo do fármaco. Várias mutações já foram identificadas, sendo a de maior relevância a T315I, por provocar resistência ao tratamento com inibidores de tirosinoquinase de primeira e segunda geração, sendo o TMO a alternativa terapêutica[27].

Aproximadamente 35% dos pacientes adultos com diagnóstico de LMC fase crônica desenvolvem resistência ou intolerância ao imatinibe. Em ambas as condições está indicado o tratamento com inibidores de tirosinoquinase de segunda geração (nilotinibe, dasatinibe e bosutinibe), exceto quando a resistência se deve à presença da mutação T315I. Recentemente, o ponatinibe foi desenvolvido para atingir essa mutação.

Na LMC da infância poucos são os resultados com essas novas drogas, existindo a necessidade de ampliar a experiência por meio de estudos clínicos[33].

CONCLUSÕES

A LMC é uma doença rara na infância, caracterizada pela presença do cromossomo Philadelphia. Classicamente apresenta três fases de evolução (fase crônica, acelerada e blástica), e as manifestações clínicas em geral são secundárias às grandes leucocitoses e esplenomegalias. A evolução no conhecimento da doença permitiu o desenvolvimento de seu tratamento com drogas-alvo que mudaram positivamente e de maneira relevante as taxas de resposta e a sobrevida dos pacientes. Embora sejam escassos os estudos clínicos envolvendo pacientes na faixa pediátrica, não há evidências de que a LMC da criança tenha características moleculares diferentes das do adulto.

Os estudos com inibidores de tirosinoquinase envolvendo crianças apresentam números reduzidos de pacientes, porém os resultados são superiores quando comparados aos esquemas anteriores.

As diretrizes para o tratamento da LMC na criança não estão completamente estabelecidas, porém o transplante de medula óssea deve ser considerado como terapia de escolha em crianças que não atingiram RHC após 3 meses de uso de mesilato de imatinibe ou RCgC após 12 meses da medicação ou pacientes em fases acelerada e blástica.

REFERÊNCIAS BIBLIOGRÁFICAS

1. Deninger MW, Goldman JM, Melo JV. The molecular biology of chronic myeloid leukemia. Blood. 2000;96(10):3343-56.
2. Goldman JM, Melo JV. Chronic myelogenous leukemia advances in biology and new approaches to treatment. N Engl J Med. 2003;349(15):1451-64.
3. Giona F, Moleti ML, Del Giudice I, Testi AM, Diverio D, De Cuia MR, et al. Long term follow-up of Philadelphia chromosome-positive (Ph) chronic myeloid leukemia (CML) in children and adolescents managed at a single institution over a 20 year period. Br J Haematol. 2005;130(6):970-2.
4. Goldman JM, George QD. Chronic myeloid leukemia – a brief history. In: Melo JV, Goldman JM (eds.). Hematologic malignancies: myeloproliferative disorders. Berlin: Springer Berlin Heidelberg; 2007. p.1-13.
5. Goldman JM. Chronic myeloid leukemia: a historical perspective. Semin Hematol. 2010;47(4):302-11.
6. Geary CG. The story of chronic myeloid leukemia. Br J Haematol. 2000;110(1):2-11.
7. Altman AJ, Fu C. Chronic leukemias of childhood. In: Pizzo PA, Poplack DG. Principles & practice of pediatric oncology. 5th ed. Philadelphia: Lippincott Williams & Wilkins; 2006. p.646-72.
8. Bain JB. An overview of translocation-related oncogenesis in the chronic myeloid leukemias. Acta Haematol. 2002;107(2):57-63.
9. Faderl S, Kantarjian HM, Talpaz M. Chronic myelogenous leukemia; update on biology and treatment. Oncology. 1999;13(2):169-84.
10. Ries LAG, Smith MA, Gurney JG, et al. Cancer incidence and survival among children and adolescents: United States SEER Program 1975-1995. SEER Pediatr Monogr. 1999;99:46-9.
11. Millot F, Traore P, Guilhot J, Nelken B, Leblanc T, Leverger G, et al. Clinical and biological features at diagnosis in 40 children with chronic myeloid leukemia. Pediatrics. 2005;116(1):140-3.
12. Bain BJ. Diagnosis from the blood smear. N Engl J Med. 2005;353(5):498-507.
13. Cortes J. Natural history and staging of chronic myeloid leukemia. Haematol Oncol Clin North Am. 2004;18(3):569-84.
14. Kantarjian HM, Buesco-Ramos CE, Talpaz M, O'Brien S, Giles F, Rios MB, et al. The degree of bone marrow fibrosis in chronic myelogenous leukemia is not a prognostic factor with imatinib mesylate therapy. Leuk Lymphoma. 2005;46(7);993-7.
15. Baccarani M, Saglio G, Goldman J, Hochhaus A, Simonsson B, Appelbaum F, et al. Evolving concepts in the management of chronic myeloid leukemia: Recommendations from an expert panel on behalf of the European LeukemiaNet. Blood. 2006;108(6):1809-20.

16. Cortes JE, Talpaz M, O'Brien S, Faderl S, Garcia-Manero G, Ferrajoli A, et al. Staging of chronic myeloid leukemia in the imatinib era. An evaluation of World Heath Organization proposal. Cancer. 2006;106(6):1306-15.

17. Vardiman JW, Melo JV, Baccarani M, Thiele J. Chronic myelogenous leukemia, BCR-ABL 1 positive. In: Swerdlow SH, Campo E, Harris NL, Jaffe ES, Pileri SA, Stein H, et al. (eds.). WHO Classification of Tumours of Haematopoietic and Lymphoid Tissues. 4th ed. Lyon: WHO; 2008.

18. Hehlman R, Hochhaus A, Baccarani M. On behalf of the European LeukemiaNet. Chronic Myeloid Leukemia. Lancet. 2007;370(9584):342-50.

19. Hehlmann R, Heimpel H, Kolb HJ, Heinze B, Hochhaus A, Griesshammer M, et al. The German CML study comparison of busulfan vs. hydroxyurea vs. interferon alpha and establishment of prognostic score 1. Leuk Lymphoma. 1993;11(Suppl 1):159-68.

20. Pasquini R. Leucemia mieloide crônica. Variantes de leucemia mieloide crônica. In: Zago MA, Falcão RP, Pasquini R. Hematologia – fundamentos e prática. São Paulo: Atheneu; 2001.

21. The Italian Cooperative Study Group of Chronic Myeloid Leukemia. Interferon alpha-2a as compared with conventional chemotherapy for the treatment of chronic myeloid leukemia. N Engl J Med. 1994;330(12):820-5.

22. The Italian Cooperative Study Group of Chronic Myeloid Leukemia. Long term follow-up of the italian trial of interferon-alpha versus conventional chemotherapy in chronic myeloid leukemia. Blood. 1998;92(5):1541-8.

23. Millot F, Guilhot J, Nelken B, Leblanc T, Leverger G, Bernard F, et al. Results of a phase II trial testing interferon-alpha 2b and cytarabine in children and adolescents with chronic myelogenous leukemia. Pediatr Blood Cancer. 2006;47(5):555-9.

24. Cwynarski K, Roberts IA, Iacobelli S, van Biezen A, Brand R, Devergie A, et al. Stem cell transplantation for chronic myeloid leukemia in children. Blood 2003;102(4):1224-31.

25. Suttorp M, Yaniv I, Schultz KR. Controversies in the treatment of CML in children and adolescents: TKIs versus BMT? Biol Blood Marrow Transplant. 2001;17(1 Suppl):S115-22.

26. O'Brien SG, Guilhot F, Larson RA, Gathmann I, Baccarani M, Cervantes F, et al. Imatinib compared with interferon and low-dose cytarabine for newly diagnosed chronic-phase chronic myeloid leukemia. N Engl J Med. 2003;348(11):994-1004.

27. Baccarani M, Cortes J, Pane F, Niederwieser D, Saglio G, Apperley J, et al. Chronic myeloid leukemia: an update of concepts and management recommendations of European LeukemiaNet. J Clin Oncol. 2009;27(35):6041-51.

28. O'Brien SG, Guilhot F, Goldman JM, Hochhaus A, Hughees TP, Radich JP, et al. International Randomizes Study of Interferon Versus STI571 (IRIS) 7-year Follow-up: Sustained Survival, Low Rate of Transformation and Increased Rate of Major Molecular Response (MMR) in Patients (pts)with Newly Diagnosed Chronic Myeloid Leukemia in Chronic Phase (CML-CP) Treated with Imatinib (IM) Blood (ASH Annual Meeting Abstracts) 2008: 112 Abstract 186. Oral presentation.

29. Kolb EA, Pan Q, Ladanyi M, Steinherz PG. Imatinib mesylate in Philadelphia chromosome-positive leukemia of childhood. Cancer. 2003;98(12):2643-50.

30. De Lavallade H, Apperley JF, Khorashad JS, Milojkovic D, Reid AG, Bua M, et al. Imatinib mesylate treat patients with CML. J Clin Oncol. 2008;26(20):3358-63.

31. Champagne MA, Capdeville R, Krailo M, Qu W, Peng B, Rosamilia M, et al. Imatinib mesylate (STI571) for treatment of children with Philadelphia chromosome positive leukemia: Results from a Children's Oncology Group phase 1 study. Blood. 2004;104(9):2655-60.

32. Barr RD. Imatinib mesylate in children and adolescents with cancer. Pediatr Blood Cancer. 2010;55(1):18-25.

33. Santos FP, Kantarjian H, Quintás-Cardama A, Cortes J. Evolution of therapies for chronic myelogenous leukemia. Cancer J. 2011;17(6):465-76.

Seção III

Tumores embrionários

Tumor de Wilms 6

Roberto Augusto Plaza Teixeira
Uenis Tannuri

Após ler este capítulo, você estará apto a:

1. Definir as principais características clínicas e epidemiológicas do tumor de Wilms na infância.
2. Compreender os principais mecanismos etiopatogênicos propostos para essa doença.
3. Descrever as condutas clínicas e cirúrgicas mais atuais que norteiam as bases do tratamento do tumor de Wilms.

INTRODUÇÃO

O tumor de Wilms (TW), também conhecido como nefroblastoma, é a neoplasia renal mais frequente na infância, correspondendo a 95% dos tumores renais diagnosticados em menores de 15 anos e 6 a 7% das neoplasias malignas que acometem crianças nessa faixa etária[1].

HISTÓRIA

Apesar de ter sido descrito anteriormente, o nefroblastoma ficou conhecido com o epônimo de tumor de Wilms graças à publicação, em 1899, da memorável monografia do médico alemão Carl Max Wilms, que descreveu sete casos de sua experiência e reviu casos descritos por outros autores anteriormente, tecendo considerações sobre a histogênese dos nefroblastomas e correlacionando-os ao desenvolvimento do rim[2].

O TW era uma doença de evolução quase sempre fatal até a década de 1930. Porém, em 1938, quase 70 anos após a primeira nefrectomia utilizada para o tratamento de TW em crianças, o cirurgião norte-americano William Ladd padronizou a técnica cirúrgica que permitia a remoção do tumor sem causar disseminação e sem danificar as estruturas adjacentes, o que permitiu a elevação dos índices de cura para mais de 20%[2].

A partir de 1950, com a associação de nefrectomia à radioterapia pós-operatória, a taxa de sobrevida superou o patamar dos 50%[2].

Nos anos 1960, o grupo de oncologistas da *Pediatric Division of the Southwest Cancer Chemotherapy Group* demonstrou uma significativa regressão da doença metastática pelo uso da vincristina e, em 1966, 10 anos após Faber et al. demonstrarem sua eficácia, a actinomicina D foi definitivamente incorporada ao tratamento do TW não metastático[2].

No início dos anos 1970, foi demonstrada a sensibilidade do TW ao antracíclico doxorrubicina, que passou a ser incorporado ao esquema quimioterápico junto com as outras duas drogas clássicas (vincristina e actinomicina D), mas somente nos casos de doença extensiva ou metastática, o que possibilitou um progresso notável e permitiu que os índices de mortalidade caíssem a níveis menores que 20%[2]. Portanto, já no final da década de 1960 e principalmente em decorrência da formação de grupos cooperativos multidisciplinares para o tratamento do tumor de Wilms, como o *National Wilms Tumor Study Group* (NWTS) nos Estados Unidos e no Canadá, em 1969, e a *Société Internationale d' Oncologie Pédiatrique* (SIOP) na Europa, em 1971, e o Grupo Cooperativo Brasileiro para Tratamento do Tumor de Wilms (GCBTTW), em 1986, a sobrevida das crianças portadoras de TW melhorou consideravelmente. Hoje pode-se dizer que mais de 90% das crianças afetadas pela doença podem ser curadas, a ponto de, inclusive, o TW constituir um paradigma de sucesso no tratamento do câncer na infância[3].

EPIDEMIOLOGIA

A incidência do TW é de oito casos por milhão em menores de 15 anos, sendo diagnosticados por volta de 450 novos casos a cada ano nos Estados Unidos[4]. Em 80% dos casos, o TW se manifesta antes dos 5 anos de idade, com o diagnóstico sendo feito entre os 3 e 4 anos na maioria dos pacientes[2]. Sua apresentação em lactentes com menos de 1 ano de idade é rara, mais frequentemente associada à presença de doenças genéticas predisponentes (ver adiante), sendo excepcionalmente encontrada em indivíduos com menos de 6 meses, sendo que o tumor renal mais frequente é o nefroma mesoblástico[1,4,5]. Acomete igualmente ambos os sexos, incidindo um pouco mais na etnia negra. Cerca de 6% dos pacientes acometidos por TW têm doença bilateral na ocasião do diagnóstico (TW bilateral sincrônico), enquanto 1% desenvolve nova doença no rim contralateral após tratamento do TW unilateral (TW bilateral metacrônico)[5]. Estima-se que a ocorrência de casos de TW familiar varie entre 1 e 2,5%. O TW apresenta nítida associação (13 a 28% dos casos) com anomalias congênitas, particularmente do aparelho geniturinário (criptorquidia, hipospádia, hermafroditismo e disgenesias gonadais), bem como aniridia e hemi--hipertrofia, mais comumente nos tumores bilaterais[4,5]. Também incide com maior frequência em algumas síndromes, como a síndrome de Beckwith-Wiedemann (gigantismo, macroglossia, hemi-hipertrofia, onfalocele, visceromegalias, microcefalia e eventração diafragmática) e outras, como as de Perlmann, Sotos, Simpson-Go-labi-Behmel, Denys-Drash (genitália ambígua e insuficiência renal progressiva) e WAGR (aniridia, retardo mental e anomalias geniturinárias), bem como anomalias do sistema nervoso central e musculoesquelético[6].

ETIOPATOGENIA

O TW parece ocorrer quando células mesenquimais pluripotentes presentes no rim em desenvolvimento param de se diferenciar para glomérulos ou túbulos, continuando, porém, a proliferar. A maior incidência do TW em algumas síndromes, especialmente nas de WAGR e de Beckwith-Wiedemann, possibilitou o início das investigações sobre o papel da genética no desenvolvimento tumoral[7].

Três anomalidades cromossômicas distintas parecem estar associadas ao desenvolvimento do TW. A primeira delas foi demonstrada por meio da análise do cariótipo de certos pacientes com aniridia, retardo mental e TW, que revelou deleções constitucionais na parte distal do braço curto do cromossomo 11, banda 13, onde foi localizado e clonado um gene de supressão tumoral, denominado TW1, que codifica um fator de transcrição essencial para o desenvolvimento normal dos rins e gônadas[8]. Essas mutações inativadoras da linha germinal do gene TW1 são as responsáveis por 10 a 14% dos casos de TW esporádico[8]. Embora o nefroblastoma possa se desenvolver em decorrência de mutações em outras regiões cromossômicas, o TW1 é o único gene que, após ter sido clonado, comprovadamente inibe o crescimento tumoral[7].

Em consequência, suspeitou-se de outros *loci*, um dos quais identificado como TW2, também no braço curto do cromossomo 11 e localizado na posição 11p15, que é telomérica à do TW[7,8]. Os *loci* localizados no TW2 não só apresentam esse segundo gene TW-supressor como também o gene que causa a síndrome de Beckwith--Wiedemann, doença frequentemente associada ao TW. Embora raras, e presentes em apenas 1,5% dos pacientes com TW, duas outras anomalidades cromossômicas associadas à predisposição familiar para o TW, a FWT1, localizada no braço longo do cromossomo 17, e a FWT2, no braço longo do cromossomo 19, foram encontradas em pacientes diagnosticados em uma mesma família[8].

Mais recentemente foi identificada a mutação no gene supressor de tumor WTX, localizado no cromossomo X, na posição Xq11.1, presente em 6 a 30% dos casos de TW esporádicos, cuja inativação pode ocorrer precocemente ou mais tarde durante o desenvolvimento do TW[8]. Outras alterações citogenéticas, como as perdas de heterozigose dos cromossomos 1 p e/ou 16 q, principalmente quando simultâneas, e mutações do gene *TP53*, presentes somente nos tumores anaplásicos, são alterações genéticas com valor prognóstico desfavorável[8-10] (Figura 6.1).

APRESENTAÇÃO CLÍNICA

A apresentação clínica inicial mais comum do TW corresponde à descoberta de uma massa abdominal assintomática, frequentemente notada pelo pediatra em um exame físico de rotina ou, em alguns casos, notada pelos pais[11] (Figura 6.2). Outros sintomas associados, como dor abdominal, astenia, vômitos ou uma combinação desses sintomas, aparecem em 30% dos pacientes[13]. A hipertensão arterial é observada

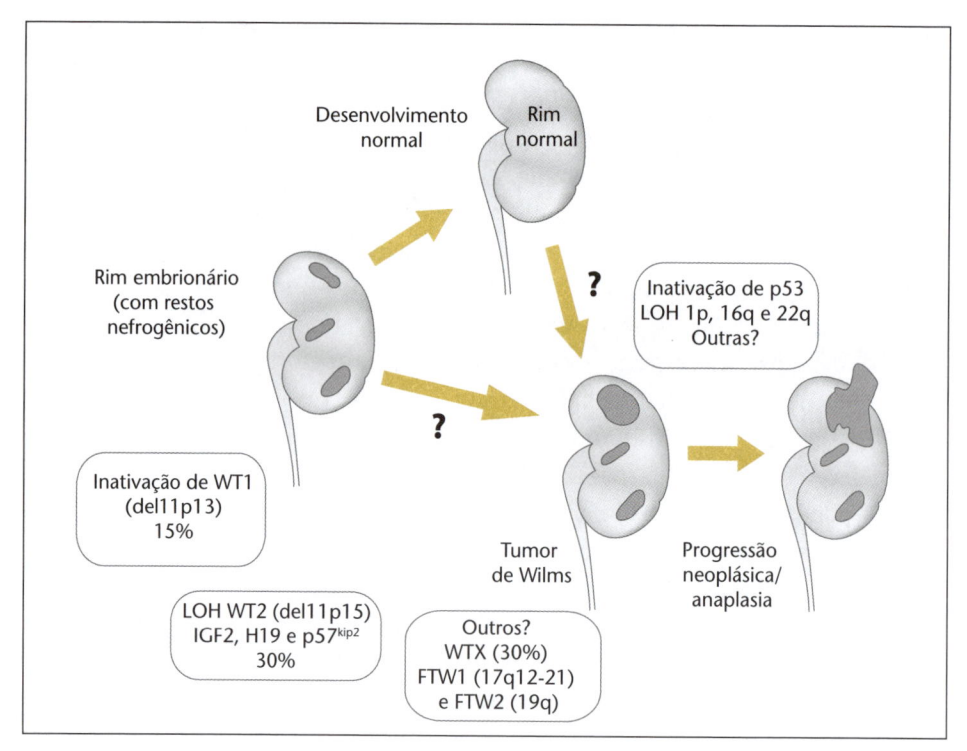

Figura 6.1 Etiopatogenia do tumor de Wilms[12].

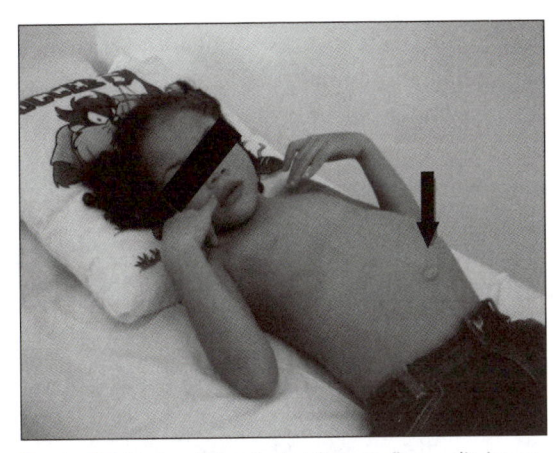

Figura 6.2 Massa abdominal visível em flanco direito notado em exame clínico de rotina, em criança com bom estado geral e cujo diagnóstico revelou tumor de Wilms. (Ver imagem colorida no encarte.)

em cerca de 25% dos casos, e aproximadamente 25% dos pacientes apresentam hematúria[13]. Mais raramente, outros sintomas, como varicocele, hepatomegalia, ascite e insuficiência cardíaca congestiva podem decorrer da presença de trombos tumorais na veia renal, na veia cava inferior ou no coração, com localização intra-atrial[14]. Também é descrita a associação do TW com distúrbios de coagulação em menos de 10% dos casos, principalmente com a doença de von Willebrand adquirida[15]. A Tabela 6.1 mostra com que frequência aparecem os principais sinais e sintomas do TW ao diagnóstico.

Tabela 6.1 – Características clínicas dos pacientes com tumor de Wilms ao diagnóstico[11,13]

Sinal ou sintoma à apresentação	Porcentagem (%)
Massa abdominal	75,4
Dor abdominal	28,2
Hipertensão arterial	26,4
Hematúria	24,4
Febre	22,1
Doença de von Willebrand adquirida	3,9

DIAGNÓSTICO DE IMAGEM

A ultrassonografia abdominal (USGA) constitui o exame inicial de escolha para a avaliação de massas renais. Além disso, quando realizada com Doppler, tem a vantagem de possibilitar a verificação de trombos nas veias renal e cava inferior, presentes em 4% dos casos de TW[13,14]. A tomografia computadorizada (TC) fornece uma visão mais detalhada da anatomia abdominal e do tumor, e, quando associada ao uso de contraste intravascular, permite visualizar qual a parte funcionante do rim remanescente e delimitar melhor os limites das bordas tumorais (Figura 6.3), bem como avaliar se também há comprometimento do rim contralateral[13] (Figura 6.4).

Metástases hematogênicas são observadas em 10 a 15% dos pacientes por ocasião do diagnóstico, sendo o pulmão (85%), o fígado (7%) ou ambos simultaneamente (8%) as sedes mais frequentes[4]. Por isso, todos os pacientes portadores de TW devem ser submetidos à radiografia simples de tórax e à TC de tórax[3,13] (Figura 6.5).

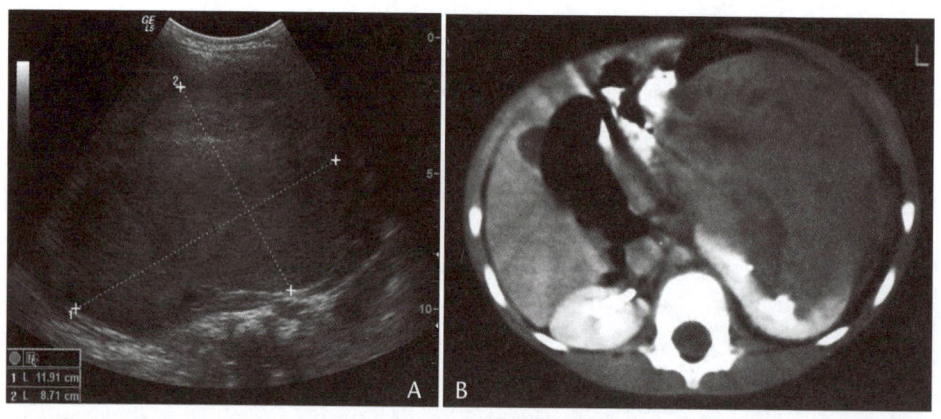

Figura 6.3 Aspecto radiológico à ultrassonografia (A) e tomografia computadorizada de abdome, com contraste demonstrando grande tumor de Wilms com acometimento do rim esquerdo (B) do tumor de Wilms.

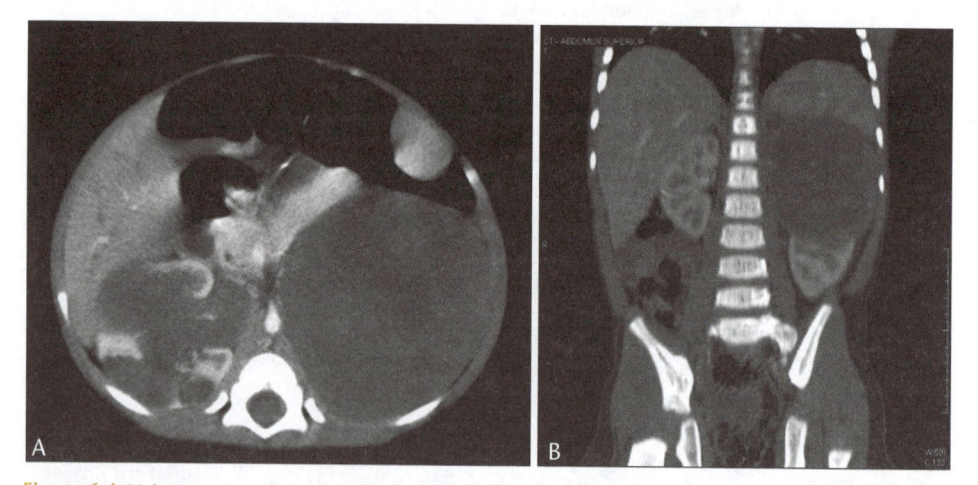

Figura 6.4 Volumoso processo expansivo sólido renal bilateral, predominantemente hipoatenuante e heterogêneo nos cortes axial (A) e reconstrução coronal (B). Observa-se caráter infiltrativo do tumor à direita, que se estende pelo parênquima renal que é realçado pelo meio de contraste (A).

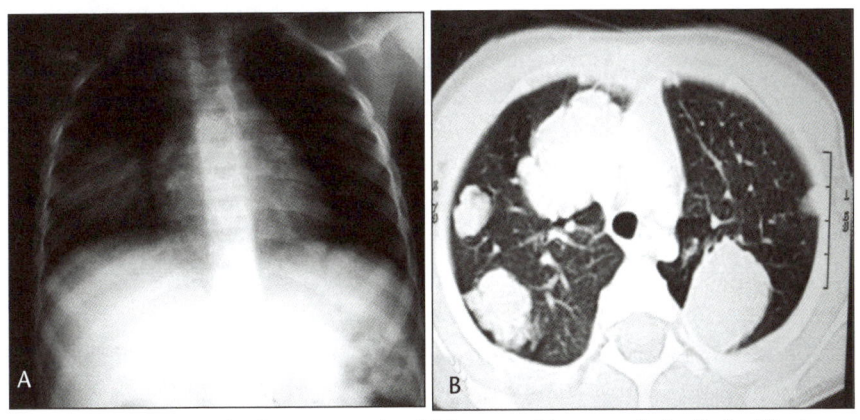

Figura 6.5 Radiografia de tórax mostrando nódulo metastático em pulmão direito (A) e tomografia computadorizada de tórax revelando metástases bilaterais (B).

Metástases hepáticas podem ser evidenciadas por TC de abdome e USGA, porém são mais bem identificadas durante o ato cirúrgico[3].

Todas as imagens radiológicas foram cedidas pelo Serviço de Radiologia do Departamento de Pediatria do Instituto da Criança do HC-FMUSP (Dra. Lisa Suzuki).

DIAGNÓSTICO DIFERENCIAL

O principal diagnóstico diferencial deve ser feito com o neuroblastoma, neoplasia maligna retroperitoneal extremamente agressiva que acomete suprarrenal e cuja apresentação clínica como massa abdominal costuma ser mais confundida com TW[11,13] (Tabela 6.2).

Tabela 6.2 – Características clínicas e radiológicas importantes no diagnóstico diferencial entre tumor de Wilms e neuroblastoma

	Tumor de Wilms	Neuroblastoma
Localização	Renal	Suprarrenal
Idade	3 a 4 anos	2 anos
Tamanho	Não costuma ultrapassar linha média	Ultrapassa linha média
Sintomas metastáticos ao diagnóstico	Raros	Frequentes (dor óssea)
Achados na TC de abdome	▪ Calcificações raras (menos de 10%) ▪ Distorção do sistema pielocalicial ▪ Desloca vasos e pode invadí-los (trombo tumoral)	▪ Calcificações frequentes (mais de 60%) ▪ Desloca rim inferior e posteriormente, envolvendo vasos sem invadí-los
Anomalias congênitas	Podem estar presentes	Raramente
Produção de catecolaminas urinárias	Ausente	Presente

TC: tomografia computadorizada.

Também devem fazer parte do diagnóstico diferencial outras neoplasias renais, como o nefroma mesoblástico (principalmente nas crianças com menos de 6 meses de idade), hipernefroma, carcinoma de células renais e rabdomiossarcoma renal, além de outros tumores malignos abdominais, como o hepatoblastoma, carcinoma hepatocelular e das massas retroperitoneais benignas, como rins policísticos, rins multicísticos e hidronefrose[3,11,13].

ANATOMIA PATOLÓGICA

Derivado do blastema metanéfrico primitivo, o TW apresenta diversidade histológica com importantes conotações prognósticas. Em 90% das vezes, apresenta sua forma clássica, denominada variante histológica favorável (HF), que é caracterizada pela presença de células blastematosas, epiteliais e mesenquimais (tumor embrionário trifásico) em proporções variáveis, com diversidade tanto de arranjo arquitetural quanto de graus de diferenciação (Figura 6.6A)[16]. Em 5% das vezes, o TW se apresenta com histologia desfavorável, caracterizada pela apresentação de anaplasia, presença de figuras mitóticas anormais hiperdiploides, aumento do tamanho nuclear (pelo menos três vezes maiores do que o do núcleo do mesmo tipo celular adjacente), e hipercromasia nuclear (Figura 6.6B). Sua frequência correlaciona-se com a idade e raramente manifesta-se antes dos dois primeiros anos de idade, correspondendo a aproximadamente 13% dos TW nos maiores de 5 anos e estando fortemente associada a mutações do gene *TP53*. Sua presença, tanto focal quanto difusa, indica maior agressividade do tumor, mesmo em estádios localizados (I e II)[17].

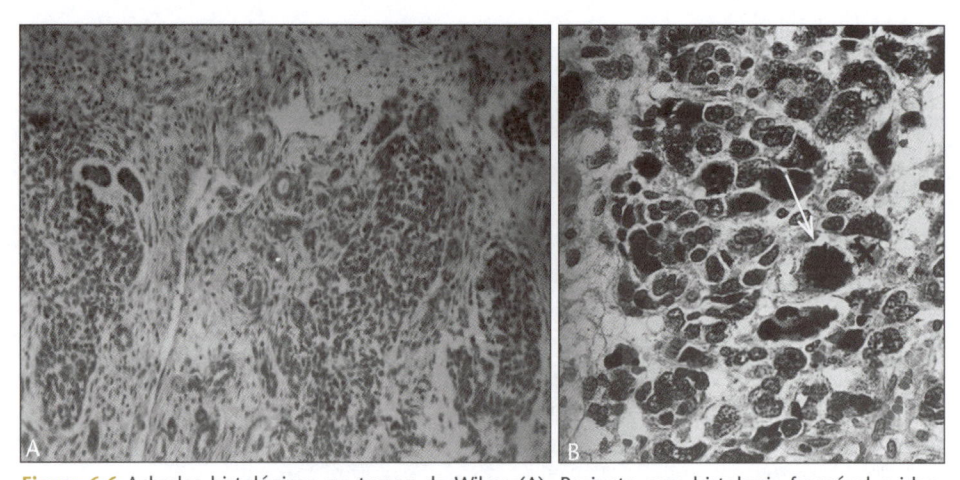

Figura 6.6 Achados histológicos no tumor de Wilms (A). Paciente com histologia favorável evidenciando a forma clássica (B) e o tumor de Wilms com histologia desfavorável. Notar, pela seta, a célula anaplásica gigante com hipercromasia celular e figuras mitóticas. (Ver imagem colorida no encarte.)

ESTADIAMENTO

O estadiamento do TW (I a V) resulta de critérios multidisciplinares, clínicos, cirúrgicos, radiográficos, laboratoriais e anatomopatológicos[18] (Quadro 6.1).

Quadro 6.1 – Sistema de estadiamento para tumor de Wilms (SIOP e COG)[17]

I. Tumor restrito ao rim, completamente ressecado, cápsula intacta e vasos do seio renal livres

II. Tumor estendido além do rim com acometimento da cápsula renal, mas sem ultrapassá-la, acometimento de seio renal ou remoção completa do trombo na veia cava

III. Tumor residual local, incluindo margens positivas, linfonodos abdominais acometidos ou com sinais de necrose, implantes peritoneais ou ruptura tumoral pré ou intraoperatória, tumor irressecável ou qualquer biópsia prévia

IV. Metástases hematogênicas (pulmão, fígado) ou para linfonodos extra-abdominais

V. Tumores bilaterais

TRATAMENTO

A abordagem terapêutica inicial do TW contempla duas estratégias mundialmente conhecidas. O grupo cooperativo formado nos Estados Unidos em 1969, chamado NWTS e atualmente conhecido como Grupo de Oncologia Pediátrica (*Children's Oncology Group* – COG), adota basicamente como estratégia terapêutica naquele país e no Canadá a nefrectomia imediata do rim acometido, o que permite estabelecer um estadiamento clínico, patológico e molecular do TW mais preciso, sem o efeito decorrente da ação prévia quimioterápica[3,18]. A SIOP, cujos protocolos são mais utilizados na Europa desde 1971, preconiza a utilização de quimioterapia pré-operatória, partindo da premissa de que o tratamento cirúrgico deverá ser fundamentado nos resultados da avaliação pelos métodos de imagem, sem confirmação histológica, uma vez que menos de 1% dos casos tratados são de doenças renais não cancerosas e menos de 5% corresponderam a outros tumores renais e que com a quimioterapia pré-operatória há uma diminuição de complicações cirúrgicas como rotura tumoral, além de servir como uma avaliação precoce de resposta do tumor ao tratamento quimioterápico[12,18].

Tratamento Cirúrgico

O papel do cirurgião no tratamento do TW refere-se a dois itens básicos: remoção completa do tumor e das metástases e fornecimento de dados que permitam o estadiamento completo do tumor. Na maioria dos casos, a cirurgia baseia-se na nefrectomia unilateral[19].

A abordagem do tumor deve ser feita com incisão transversa na parede abdominal, supraumbilical, no mesmo lado do tumor, com exposição ampla deste, de modo que propicie uma cuidadosa exploração cirúrgica quanto a eventuais metástases no fígado e em linfonodos[3,19]. Após inspeção da cavidade peritoneal, o primeiro ponto de discussão refere-se à clássica conduta que recomenda a exploração do rim contralateral. É de aceitação quase universal que tal procedimento deve ser omitido diante dos métodos de imagem atuais, que permitem confiável diagnóstico da situação desse órgão[19].

A nefrectomia é iniciada com o descolamento do colo e de seu meso que se localizam anteriormente ao tumor. As estruturas retroperitoneais são assim expostas e, se possível, deve-se dissecar inicialmente os elementos do hilo renal e imediatamente proceder-se à ligadura e secção da veia renal, com o objetivo de evitar disseminação de células neoplásicas por meio da drenagem venosa do tumor. No entanto, em casos de grandes tumores, o acesso inicial ao hilo, antes da dissecção do tumor, pode ser impossível[19,20]. Um detalhe de grande importância, antes da ligadura da veia, refere-se à identificação da veia renal contralateral e da veia cava inferior, para evitar lesão da veia, já que por vezes a anatomia se encontra distorcida pela presença da grande massa tumoral. A seguir, efetua-se ligadura e secção da artéria renal (Figura 6.7), lembrando-se que por vezes existem ramos arteriais polares que deverão ser individualmente ligados. Toda a massa tumoral, incluindo a gordura perirrenal, deve ser ressecada em bloco, englobando também os linfonodos presentes. Durante a liberação do tumor, o cirurgião deve ligar cuidadosamente todos os vasos para que não ocorra formação de hematomas ou sangramentos no espaço

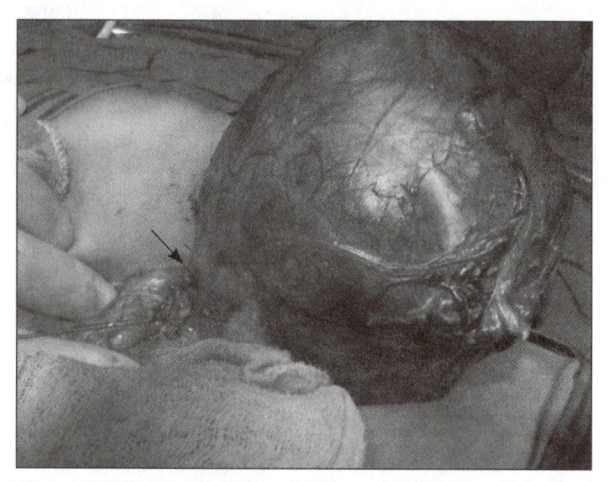

Figura 6.7 Tumor de Wilms. Notar o detalhe da artéria renal, reparada com fio de sutura. A veia renal foi previamente ligada e seccionada (seta). (Ver imagem colorida no encarte.)

residual após a retirada do rim. O ureter deve ser ressecado até próximo da sua implantação na bexiga[19,20].

Em casos de maior invasão de órgãos vizinhos, deve-se proceder à remoção desses órgãos. Assim, em tumores do polo superior do rim, é frequente a ocorrência de aderências firmes ou invasão da glândula suprarrenal, o que implica a remoção conjunta dessa glândula. Outras vezes, o acometimento do colo ou de seus vasos nutrientes no meso obriga a remoção de um segmento de intestino grosso. Da mesma forma, a invasão da cauda do pâncreas, baço ou diafragma também será tratada com ressecção dessas estruturas com o tumor[19].

Após a retirada do tumor e revisão da hemostasia, um detalhe importante do ato operatório refere-se à necessidade obrigatória da coleta de linfonodos linfáticos para amostragem, pois sabe-se que, mesmo quando não parecerem estar macroscopicamente acometidos, alguns deverão ser biopsiados ao acaso para afastar comprometimento linfonodal[19]. Assim, deve-se ter o cuidado de remover linfonodos do hilo renal, periaórticos e qualquer outro que esteja com volume aumentado, sugerindo a presença de acometimento neoplásico.

Nos casos em que a exérese do tumor não puder ser efetuada, com a finalidade de não aumentar os índices de morbidade e/ou mortalidade, ou por apresentar grande volume e outras estruturas estarem comprometidas, deve-se biopsiá-lo para confirmar o diagnóstico, obter o tipo histológico e possibilitar a escolha da quimioterapia pré-operatória[19].

Uma característica peculiar do TW é a propensão para invasão da veia renal, com o crescimento do tumor para dentro da luz da veia cava inferior (4% dos casos) ou até o átrio direito, constituindo um verdadeiro "trombo tumoral"[14,19]. Nesses casos, uma biópsia, sem outros procedimentos, deverá ser efetuada, principalmente quando localizada acima do nível das veias hepáticas, ou mesmo no coração (átrio direito)[13]. Em casos de não haver boa resposta à quimioterapia pré-operatória, com a persistência do tumor dentro da luz da veia cava ou do átrio direito, tais achados devem ser confirmados por exames de imagem, ultrassonografia, ressonância nuclear magnética ou TC, que devem ser solicitados antes da operação[14,19] (Figura 6.8).

A presença de tumor na luz da veia cava inferior ou do átrio direito exige dois procedimentos cirúrgicos diversos. Se o tumor não atingir o átrio direito, a remoção cirúrgica deve ser feita apenas pelo abdome[14,19]. Realiza-se laparotomia subcostal direita com extensão para a esquerda, com o objetivo de se proceder inicialmente ao isolamento de toda a porção da veia cava retro-hepática. Efetua-se a seguir a oclusão do hilo hepático com pinça vascular apropriada, seguida de oclusão da veia cava inferior, abaixo e acima do fígado, com o objetivo de evitar sangramento exagerado durante a retirada do trombo tumoral dentro da luz da veia cava inferior (Figura 6.9).

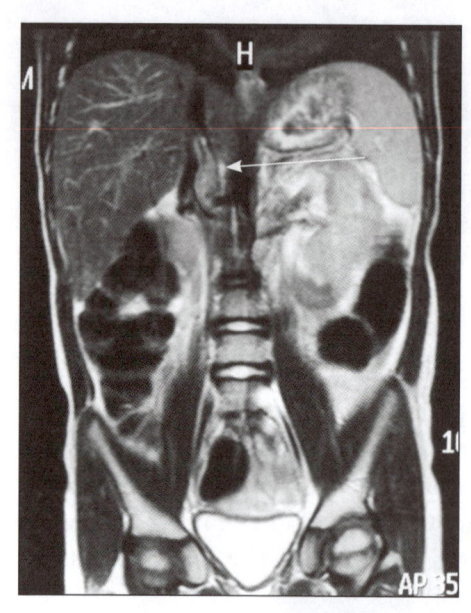

Figura 6.8 Imagem de ressonância nuclear magnética mostrando trombo no interior da veia cava inferior retro-hepática (seta).

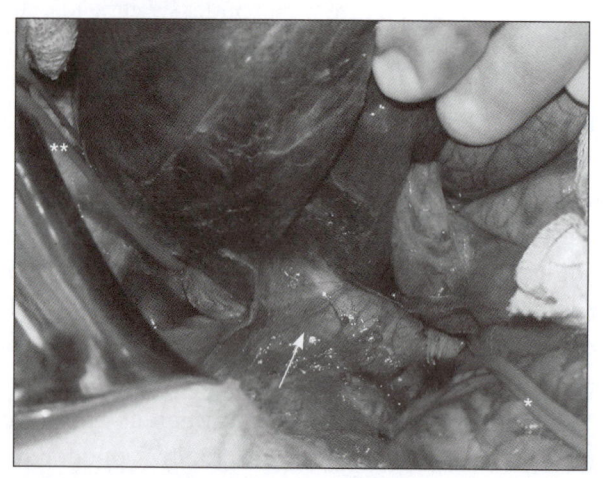

Figura 6.9 Isolamento da veia cava inferior retro-hepática (seta), em sua porção infra (*) e supra-hepática (**). (Ver imagem colorida no encarte.)

A veia do rim acometido pelo tumor é aberta, permitindo-se, assim, retirar o trombo tumoral dentro da luz da veia cava inferior. Após esse procedimento, a veia renal é ligada e as pinças vasculares são soltas, permitindo-se o retorno da circulação hepática. O cirurgião deve ter em mente que o tempo de isquemia hepática necessário para que se possa retirar o trombo tumoral não deve ser superior a uma hora, pelo risco de necrose hepática fulminante[19]. Por fim, o tumor é retirado pela técnica previamente descrita.

Na situação em que o trombo tumoral atinge o átrio direito, a cirurgia é mais complexa, pois exige a participação concomitante do cirurgião cardiovascular. A cirurgia deve ser iniciada pela esternotomia, para que se coloque a criança em circulação extracorpórea[14,19]. O abdome é aberto para ter acesso ao tumor. Após a parada do coração, com o paciente mantido em circulação extracorpórea, o átrio direito é aberto para permitir a retirada do trombo tumoral proveniente da veia cava inferior. No tempo abdominal, procede-se à abertura da veia renal para retirada da porção abdominal do trombo, seguida da ligadura. O tumor é finalmente removido[14,19].

A nefrectomia parcial como tratamento primário do TW não é de indicação rotineira, pois na maioria dos casos a localização dos tumores é central e eles costumam ser muito grandes para merecerem nefrectomia parcial, o que restringiria essa possibilidade terapêutica a menos de 10% dos casos[3,12,18,19]. Além disso, a nefrectomia parcial pode levar ao risco da não identificação de restos nefrogênicos no espécime cirúrgico. Sua indicação fica restrita somente aos casos de rins solitários, TW sincrônico ou metacrônico, insuficiência renal ou comprometimento da função renal do rim contralateral ou nas crianças com síndrome de Beckwith-Wiedemann, que leva ao risco da ocorrência de múltiplas neoplasias[12,19,20].

No TW bilateral, recomenda-se nefrectomia total no lado da massa tumoral principal, de maior tamanho. O tumor contralateral deve ser removido por meio de enucleação, com preservação do parênquima renal[21].

Apesar de a conduta clássica para o TW ser a nefrectomia por via aberta, um grupo seleto de pacientes com tumores pequenos pode se beneficiar da nefrectomia por cirurgia laparoscópica, principalmente quando aplicada nos pacientes que apresentaram redução do tumor após quimioterapia neoadjuvante[22,23]. Os benefícios dessa técnica são a redução do tempo de internação, diminuição da analgesia, melhor tempo de recuperação pós-operatória e melhores resultados estéticos[22,23]. Porém, alguns autores demonstraram maior chance de metástases peritoneais, enfatizando o caráter de exceção dessa modalidade terapêutica e a necessidade de sua realização por uma equipe cirúrgica experiente, desde que a indicação seja precisa e que os princípios oncológicos sejam cuidadosamente seguidos, para evitar recidivas e não comprometer o prognóstico de um tumor tão potencialmente curável pela abordagem cirúrgica clássica[24,25].

Quimioterapia

Os principais grupos cooperativos existentes no mundo desenvolveram uma combinação melhor de agentes quimioterápicos e estabeleceram uma duração ideal do tratamento para todos os pacientes com TW, na procura pelo refinamento da terapêutica e pela diminuição da morbidade aguda e da incidência, a longo prazo, de sequelas decorrentes dessa modalidade de tratamento[3,12]. Atualmente, há consenso sobre as três principais drogas altamente efetivas e que devem ser empregadas em todos os protocolos terapêuticos: a vincristina, a actinomicina D (para estádios localizados e com HF) e a doxorrubicina (para estádios III), embora a importância dessa última em melhorar o prognóstico para os pacientes com TW estádio III e HF tenha sido recentemente questionada pelo NWTS[3,12,18]. Outras quatro drogas, como a ciclofosfamida, a ifosfamida, a carboplatina e o vepeside são reservadas para tratamento dos casos com histologia desfavorável ou que recaíram ou não responderam à combinação das drogas[3,12].

Atualmente, o Grupo Brasileiro para Tratamento de Tumor de Wilms (GBT--TW) tem utilizado o protocolo da SIOP 2001, que preconiza o tratamento pré--operatório com vincristina e actinomicina-D durante quatro semanas, para doença localizada, e durante seis semanas, com a adição de doxorrubicina, para doença metastática.

Após a realização da quimioterapia pré-operatória e de acordo com a resposta histológica do tumor, ocasião em que os pacientes são classificados em três grupos de risco e o estadiamento é definido pelos achados patológicos obtidos na nefrectomia, devem ser realizados tratamentos adjuvantes com quimioterapia e radioterapia se necessário[3,12,18]. Então, os pacientes com necrose tumoral completa, classificados como baixo risco e estádio I, não receberão quimioterapia, enquanto os estádio I e risco intermediário receberão durante quatro semanas uma associação de vincristina e actinomicina D[3]. Os pacientes estádio I e de alto risco receberão uma combinação de vincristina e actinomicina-D mais doxorrubicina durante 27 semanas[18]. Já os pacientes estádios II e III pertencentes ao grupo intermediário (tipo epitelial, mesenquimal, misto, regressivo ou com anaplasia focal) são randomizados para receber vincristina e actinomicina-D, associadamente ou não à doxorrubicina, durante 27 semanas[3,18]. Quanto aos pacientes estádios II ou III e classificados como de alto risco devem receber a associação de doxorrubicina e ciclofosfamida, alternada com ciclos de etoposide associado à carboplatina por 34 semanas[3,18]. Por fim, os pacientes com metástases por ocasião do diagnóstico, os que persistem com metástases pulmonares ou que, apesar de terem apresentado desaparecimento metastático, forem classificados como blastematosos, deverão receber o protocolo de alto risco associado à radioterapia pulmonar[3,18].

Radioterapia

O tratamento radioterápico continua a ser muito importante para os pacientes com TW, principalmente com o desenvolvimento de novas técnicas como a radioterapia conformacional. A radioterapia abdominal é indicada nos casos em que há metástases linfonodais ou peritoneais e naqueles em que ocorre rotura do tumor, pré ou intraoperatória. A radioterapia pulmonar atualmente é reservada para os casos de tumores metastáticos ao diagnóstico com histologia desfavorável ou nos com HF, cujas metástases não desapareceram com o tratamento quimioterápico inicial[12].

PROGNÓSTICO

Os pacientes portadores de TW e HF têm prognóstico extremamente favorável, com índices de sobrevida global em cinco anos superiores a 80%, chegando a ultrapassar os 95% nos estádios mais localizados (estádio I) e atingindo níveis expressivos próximos a 80% nos tumores metastáticos (estádio IV), seja a metástase em pulmão, seja em fígado[26-28]. Já os pacientes com histologia desfavorável têm prognóstico inferior, sendo a sobrevida global em cinco anos de 82, 68 e 37% para os portadores de anaplasia difusa e com estádios I, II e III, respectivamente[26,27]. Pacientes que receberem quimioterapia pré-operatória e persistirem com o componente blastematoso na avaliação microscópica do rim nefrectomizado também apresentam maior chance de recaída e deverão receber tratamento mais intensivo[3,18]. Apenas 14% dos pacientes com TW apresentarão recidiva da doença, e a maioria delas se dará em pacientes com tumores anaplásicos ou nos de HF e estádios avançados (III e IV), com prognóstico desfavorável e índice de sobrevida global inferior a 50%, mesmo após quimioterapias intensivas seguidas de resgates com células-tronco hematopoiéticas[12,18,27]. Pacientes com TW, HF e tumores pesando mais de 550 g, mesmo apresentando estádios I e II, com expressão imuno-histoquímica da glicoproteína p, proteína associada ao gene de múltipla resistência as drogas (MDR), podem apresentar uma maior chance de recaída[29]. Já para alguns pacientes com TW de excelente prognóstico por serem localizados (estádios I e II), menores de 2 anos de idade, HF e tumores de peso inferior a 550 g, classificados como grupo de muita baixa chance de recaída e que para o COG seriam submetidos a nefrectomia isolada (sem quimioterapia adjuvante), se apresentarem perda de heterozigose simultânea de 11p e 16q ou evidenciarem mutação no WT1 e perda de heterozigose 11p15, também têm maior chance de recair, sem que, entretanto, exista um comprometimento significativo em seu prognóstico, por responderem melhor aos tratamentos quimioterápicos de resgate[9,30]. A Figura 6.10 mostra o prognóstico das crianças com TW com HF e em todos os estádios atendidas na Unidade de Oncologia Pediátrica do Instituto da Criança do HC-FMUSP entre 1990 e 2008.

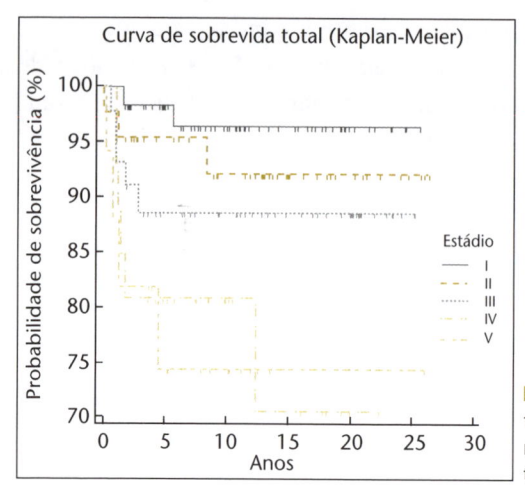

Figura 6.10 Curvas de sobrevida global para todos os estádios de tumor de Wilms tratados na Unidade de Oncologia Pediátrica do Instituto da Criança/ITACI entre 1990 e 2008.

CONCLUSÕES

O TW, tumor renal mais comum da infância, frequentemente se apresenta como massa abdominal assintomática, muitas vezes descoberta em um exame de rotina ou na investigação de quadro de hematúria, acometendo principalmente crianças abaixo de 4 anos de idade. Tem mecanismos etiopatogênicos ainda não totalmente esclarecidos envolvendo mutações de vários genes (TW1,TW2,TWX) e, nestes últimos 30 anos, sem dúvida, transformou-se em uma das neoplasias malignas com maior sucesso quanto à real possibilidade de cura, tanto que o foco atual baseia-se na premissa de que é necessário selecionar grupos de prognósticos bem definidos, possibilitando tratamento menos intensivos, às vezes só cirúrgico, para os casos de bom prognóstico e mais intensivos para aqueles com marcadores biológicos desfavoráveis, objetivando sempre, além de curar o paciente, diminuir ao máximo a possibilidade de sequelas tardias consequentes de possíveis efeitos colaterais decorrentes das distintas formas de tratamento utilizadas.

REFERÊNCIAS BIBLIOGRÁFICAS

1. Breslow N, Olshan A, Beckwith JB, Green DM. Epidemiology of Wilms tumor. Med Pediatr Oncol. 1993;21(3):172-81.
2. Coppes-Zantinga AR, Coppes MJ. The eponym "Wilms": A reminder of a surgeon's lifelong contributions to medicine. Med Pediatr Oncol. 1999;32(6):438-9.
3. Nakamura L, Ritchey M. Current management of Wilms' tumor. Curr Urol Rep. 2010;11(1):58-65.
4. Breslow NE, Beckwith JB. Epidemiological feature of Wilms' tumor study: results of the national Wilms tumor study. J Natl Cancer. 1982;68(3):429-36.
5. Coppes MJ, De Kraker J, Van Dijken PJ, Perry HJM, Delemarre JFM, Tournade MF, et al. Bilateral Wilms' tumor: long term survival and some epidemiological features. J Clin Oncol. 1989;7(3):310-5.
6. Petruzzi MJ, Green DM. Wilms' tumor. Pediatr Clin North Am. 1997;44(4):939-52.

7. Huff V. Wilms tumor genetics. Am J Med Genet. 1998;79:260-7.

8. Huff V. Wilms' tumor: about tumor suppressor genes, an oncogene and a chameleon gene. Nat Rev Cancer. 2011;11(2):111-21.

9. Grundy PE, Breslow NE, Li S, Perlman E, Becwith JB, Ritchey ML, et al. Loss of heterozygosity for chromosomes 1p e 16q is an adverse prognostic factor in favorable histology Wilms tumor. A Report from the National Wilms Tumor Study Group. J Clin Oncol. 2005;23(29):7312-21.

10. Sredni TS, de Camargo B, Lopes LF, Teixeira RAP. Immunohistochemical detection of p53 protein expression as a prognostic indicator in Wilms tumor. Med Pediatr Oncol. 2001;37(5):455-8.

11. Odone Filho V, Maluf Junior PT, Sanna MC, Eustáquio MS. Dois tumores sólidos frequentes na infância. Neuroblastoma e tumor de Wilms. Pediatria (São Paulo). 1983;5(3):155-61.

12. Kalapurakal JA, Dome JS, Pearlman EJ, Malogolowkin M, Haase GM, Grundy P, et al. Management of Wilms' tumour: current practice and future goals. Lancet Oncol. 2004;5(1):37-46.

13. Wiener JS, Coppes MJ, Ritchey ML. Current concepts in the biology and management of Wilms-tumor. J Urol. 1998;159(4):1316-25.

14. Ritchey ML, Kelalis PP, Breslow N, Offord KP, Schocat SJ, D'Angio GJ. Intracaval and atrial involvement with nephroblastoma: review of National Wilms' tumor-3. J Urol. 1988;140(5Pt):113.

15. Leung RS, Liesner RI, Brock P. Coagulopathy as a presenting feature of Wilms tumor. Eur J Pediatr. 2004;163(7):369-73.

16. Beckwith JB. National Wilms tumor study: an update for pathologists. Pediatr Pathol. 1998;1:79-84.

17. Perlman EJ. Pediatric renal tumors. Practical updates for the pathologist. Pediatr Dev Pathol. 2005;8(3):320-38.

18. Ko EY, Ritchey ML. Current management of Wilms tumor in children. J Pediatr Urol. 2009;5(1):56-65.

19. Hollwarth ME. Wilms' tumor. In: Puri P, Höllwarth M (eds.). Pediatric surgery – diagnosis and management. Berlin: Springer-Verlag; 2009.

20. Buckley KS. Pediatric genitourinary tumors. Curr Opin Oncol. 2011;23(3):297-302.

21. Hamilton TE, Ritchey ML, Haase GM, Argani P, Peterson SM, Anderson JR, et al. The management of synchronous bilateral Wilms tumor: a report from the National Wilms Tumor Study Group. Ann Surg. 2011;253(5):1004-10.

22. Duarte RJ, Dénes FT, Cristófani LM, Giron AM, Odone-Filho V, Arap S. Laparoscopic nephrectomy for Wilms tumor after chemotherapy: initial experience. J Urol. 2004;172(4Pt1):1438-40.

23. Duarte RJ, Dénes FT, Cristófani, LM, Odone-Filho V, Srougi M. Further experience with laparoscopic nephrectomy for Wilms tumor after chemotherapy. Br J Urol. 2006;98(1):155-9.

24. Javid PJ, Lendvay TS, Acierno S, Gow KW. Laparoscopic nephroureterectomy for Wilms' tumor: oncologic considerations. J Pediatr Surg. 2011;46(5):978-82.

25. Chui CH, Lee AC. Peritoneal metastases after laparoscopic nephron-sparing surgery for localized Wilms tumor. J Pediatr Surg. 2011;46(3):e19-21.

26. Green DM. The treatment of stages I-IV favorable histology Wilms' tumor. J Clin Oncol. 2004;22(8):1366-72.

27. Kaste SC, Dome JS, Babyn PS, Graf NM, Grundy P, Godzinski J, et al. Wilms tumor: Prognostic factors, staging, therapy and late effects. Pediatr Radiol. 2008;38(1):2-17.

28. Ehrlich PF, Ferrer FA, Ritchey ML, Anderson JR, Green DM, Grundy PE, et al. Hepatic metastasis at diagnosis in patients with Wilms tumor is not an independent adverse prognostic factor for stage IV Wilms tumor: a report from the Children's Oncology Group/National Wilms Tumor Study Group. Ann Surg. 2009;250(4):642-8.

29. Teixeira RAP, Odone-Filho V, De Camargo B, Zerbini MC, Fillipi R, Alencar A, et al. P-glicoprotein expression, tumor weight, age, and relapse in patients with stages I and II favorable-histology Wilms' tumor. Pediatr Hematol Oncol. 2011;28(3):194-202.

30. Perlman EJ, Grundy PE, Anderson JR, Jennings LJ, Green DM, Dome JS, et al. WT1 mutation and 11P15 loss of heterozygosity predict relapse in very low-risk wilms tumors treated with surgery alone: a children's oncology group study. J Clin Oncol. 2011;29(6):698-703.

7 Neuroblastomas

Paulo Taufi Maluf Jr.
Vicente Odone Filho

Após ler este capítulo, você estará apto a:

1. Reconhecer a importância epidemiológica dos neuroblastomas e de seu impacto na mortalidade infantil.
2. Compreender os mecanismos genéticos conhecidos e envolvidos na origem dessa neoplasia.
3. Inteirar-se sobre a descrição dos aspectos clínicos e dos métodos principais de diagnóstico.
4. Saber como classificar os neuroblastomas e conhecer os fatores preponderantes que levam a constituir os grupos de risco.
5. Reconhecer as estratégias atuais de tratamento baseadas nos critérios de risco.
6. Reconhecer os métodos que têm sido avaliados e que comporão o arsenal de tratamentos futuros.

INTRODUÇÃO

Em 1901, dr. William Pepper (Figura 7.1), então assistente na *Penn University* em Filadélfia, publicou a descrição do caso de uma lactente com detalhes que, hoje, comporiam sem dúvida o diagnóstico de um neuroblastoma IV-S[1]. A criança deu entrada ao serviço com relato materno dando conta de que, há pouco tempo, havia sido notada a protrusão do umbigo. A partir de então, o abdome não parou de crescer, até o dia do óbito. O estudo patológico mostrou um tumor de adrenal direita e infiltração em todo o fígado, com atributos inquestionáveis de um linfossarcoma, daí a dedução de que a confusão causada pela presença de células pequenas redondas e azuis já pairava há mais de cem anos. Em seguida, o próprio dr. Pepper compilou mais cinco casos muito semelhantes, e uma nova publicação sua levou o título de "Estudo sobre sarcoma congênito de fígado e adrenal".

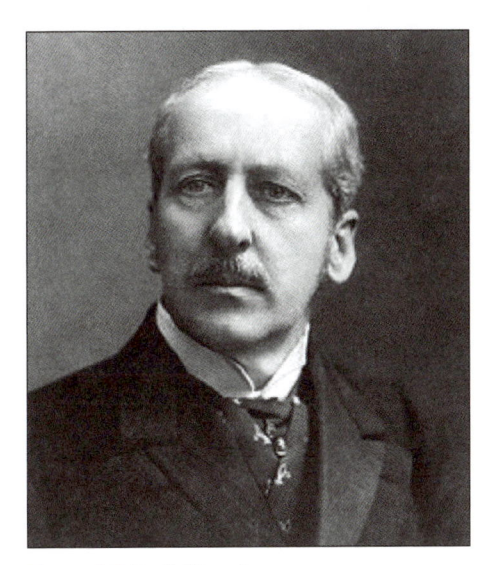

Figura 7.1 Dr. William Pepper.

Pouco tempo depois, dr. Robert Hutchinson, em Londres, chamou a atenção para uma síndrome "peculiar", na qual a criança, além do sarcoma adrenal, desenvolvia lesões ósseas inclusive no crânio. Após cuidadosa pesquisa, dr. Hutchinson encontrou na literatura 46 pacientes com dados parecidos, dos quais o mais antigo já houvera sido publicado por Cohn, em 1894[1].

Em 1910, o então chefe de Patologia do *Mass General* em Boston, dr. James Wright, analisou doze casos de sarcomas originários de células nervosas primitivas[2]. As observações histopatológicas foram bastante minuciosas, mostrando formações celulares em roseta, chamadas rosetas de Homer-Wright. Dr. Wright, cujo nome também é lembrado pela coloração que ele criou, tornou-se uma figura lembrada até hoje. Diz-se que era um homem dotado de genialidade, mas um tipo enigmático, taciturno e recluso, tímido a ponto de recusar participações em sociedades e congressos.

No ano de 1946, logo após as primeiras concepções de quimioterapia surgidas durante a Guerra, dr. Leon Orris Jacobson (Figura 7.2), na Universidade de Chicago, aplicou um derivado de mostarda nitrogenada em duas crianças portadoras de "simpatoblastoma" metastático e, embora ambas viessem a falecer, observaram-se períodos curtos de remissão, de 15 dias em uma delas e 60 dias em outra[3].

O caminho percorrido desde então até se chegar ao conhecimento atual, com uma torrente de informações que hoje se tem quanto à mais íntima biologia dos neuroblastomas, tem sido árduo e ainda desafiador, haja vista tratar-se de uma neoplasia que permanece muitas vezes incontrolável, a despeito de todo o progresso alcançado pela Oncologia Pediátrica em geral.

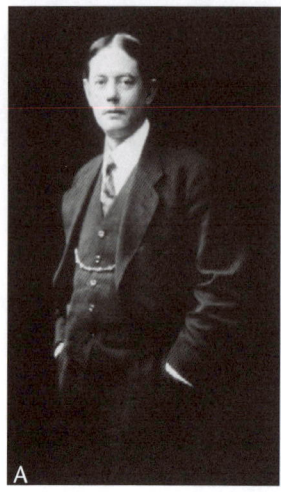
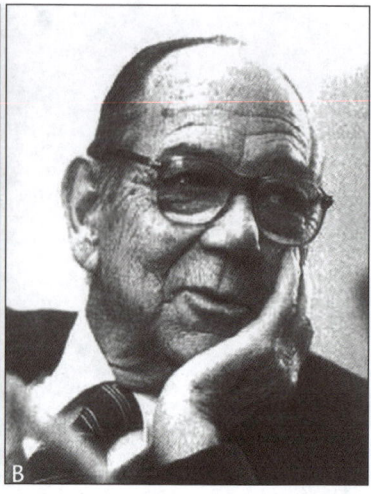

Figura 7.2 Dr. James Homer Wright (A) e Dr. Leon Orris Jacobson (B).

EPIDEMIOLOGIA

Os neuroblastomas constituem o grupo de neoplasias sólidas extracranianas mais frequentes da infância, e representam cerca de 10% entre todas as doenças malignas desse período de vida. Em meio aos óbitos decorrentes de doenças neoplásicas infantis, cerca de 15% são causadas pelos neuroblastomas.

Sua incidência é de aproximadamente 10 casos/10^6 de crianças abaixo dos 15 anos, ou seja, cerca de 500 casos diagnosticados anualmente no país. A grande maioria dos portadores têm menos de 5 anos de idade, e 30% deles são lactentes com menos de 12 meses de vida; calcula-se que a idade média de incidência seja de 22 meses. Raramente ocorrem na adolescência, e não se nota predileção por nenhuma etnia específica.

Tampouco se sabe acerca da influência de fatores climáticos e geográficos, e não tem havido correlação com nenhum agente físico ou químico. Porém, parece haver uma tendência de maior número de doentes em países industrializados e desenvolvidos.

Com base no fato de que grande parte dos neuroblastomas são secretores de catecolaminas, alguns países iniciaram programas de triagem neonatal. Observou-se que o número de casos diagnosticados precocemente quase dobrou, mas tratavam-se de tumores suscetíveis a regressão espontânea, que de fato ocorria com o passar dos meses. Em contrapartida, o número de pacientes com doença avançada não diminuiu, tampouco a mortalidade, razão pela qual esses programas perderam seu sentido inicial[4,5].

ETIOPATOGENIA

A origem genética dos neuroblastomas tem sido pouco conhecida, pelo menos até recentemente, quando algumas investigações têm trazido à luz alguns aspectos pouco elucidados. Assim como em outras doenças malignas, existe aqui um subgrupo que pode ser considerado como herança autossômica dominante. Com efeito, estudos realizados com quinases de linfomas anaplásicos (ALK) demonstram presença de mutações em tirosinoquinases associadas a esse oncogene, o que leva a crer que tais mutações germinativas podem corresponder ao mecanismo de hereditariedade. Essas mutações codificam alterações de bases de regiões-chave de quinases, de sorte que estas são ativadas e resultam em estado de pré-malignidade.

Quanto a mutações somáticas, estas podem se dar em cerca de 15% dos neuroblastomas, por meio da perda de função do gene *PHOX2B*, anomalia também encontrada na doença de Hirschprung e na síndrome de hipoventilação central, daí haver casos de concomitância de alguma dessas enfermidades e neuroblastomas. Embora sejam esses os acometedores da maior parte dos casos hereditários, o encontro de novos genes deve emergir das várias pesquisas levadas a cabo atualmente.

O grupo de estudos multicêntricos COG (Grupo de Oncologia Pediátrica) tem se dedicado à investigação genômica com o propósito de esclarecer os casos esporádicos. Até o momento, tem sido demonstrado que variações de polimorfismos isolados comuns, dentro de genes como *FLJ22536* em 6p22.3, ou *BARD1* em 2q35, são significativamente expressos em células de neuroblastoma se comparadas a controles. Há evidências adicionais de que a variação de cópias de 1q21 pode estar relacionada à origem do tumor.

Durante as últimas duas décadas têm sobrevindo contribuições numerosas com respeito à bioquímica molecular e seu papel na origem das neoplasias. Em pacientes portadores de neuroblastomas, têm sido encontradas várias aberrações cromossômicas e moleculares, muitas delas constituindo marcadores tumorais com caráter de prognóstico e usadas como fatores para estratificação de risco, associadas a outras variáveis consagradas. O mais estudado desses marcadores biológicos tem sido o gene *MYCN*, cuja expressão está aumentada em cerca de 25% dos casos de neuroblastomas, por meio da amplificação do braço distal do cromossomo 2. A presença de amplificação de *MYCN* traduz mau prognóstico, mesmo para os pacientes com outros fatores de risco favoráveis.

A deleção do braço curto do cromossomo 1 também confere evolução tormentosa, e quase sempre é situada em 1p36. Tem sido cada vez mais documentada a coexistência da perda de heterozigose (LOH) de 1p e amplifcação de *MYCN*. Outras perdas alélicas têm sido analisadas, como 11q, 14q e 17q.

Com vistas às tirosinoquinases, trkA, trkB e trkC compreendem o produto de genes para receptores de neurotrofinas, que codificam receptores de fatores de crescimento neural. A expressão de trkA configura bom prognóstico, ao contrário de trkC, associada frequentemente à amplificação de *MYCN*.

A ruptura das vias normais de apoptose também se inclui entre os mecanismos prováveis para o surgimento de neuroblastomas. Os níveis aumentados de RNA telomerase, assim como a baixa expressão de CD44 em superfície celular, implicam má evolução e poderão ser incorporados futuramente como marcadores negativos. O papel das P-glicoproteínas e do gene MDR, embora não muito esclarecido, poderia fazer com que essas proteínas compusessem alvos para terapias futuras, que almejem sua reversão[5-9].

PATOLOGIA

A origem e o padrão migratório dos neuroblastos durante a fase fetal explicam sua emergência em áreas anatômicas diversas. As células-tronco pluripotentes migram e se diferenciam para formar órgãos distintos do sistema nervoso simpático. Nas adrenais, as células cromafins produzem e secretam catecolaminas e neuropeptídeos. Os tumores de crista neural podem apresentar-se como ganglioneuromas, ganglioneuroblastomas ou neuroblastomas, a depender do grau de maturação e diferenciação.

Os neuroblastomas indiferenciados têm o aspecto histológico de células pequenas, redondas e azuis, com nichos densos de células sobre matriz fibrovascular, que podem se configurar sob a forma das pseudorosetas de Homer-Wright (Figura 7.3). Estas, encontradas em quase metade dos tumores, correspondem a neuroblastos que circundam processos neuríticos eosinofílicos.

A célula tumoral típica tem citoplasma escasso e núcleo hipercromático, e o processo neurítico ou neuropil é patognomônico dos tecidos de neuroblastoma.

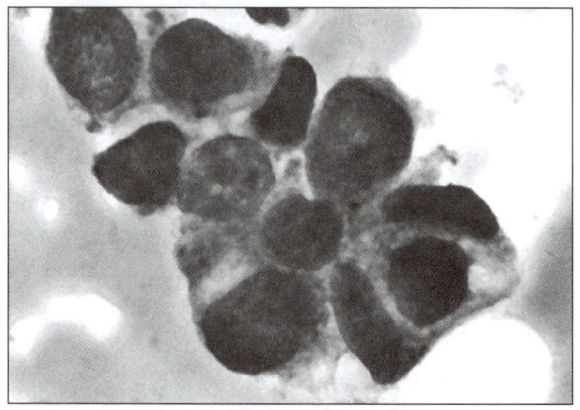

Figura 7.3 Neuroblastoma em medula óssea. (Ver imagem colorida no encarte.)

Entre os reagentes imuno-histoquímicos, a esterase neuroespecífica, a cromogranina, a sinaptofisina e a proteína S-100 quase sempre dão reações positivas. A microscopia eletrônica, nem sempre empregada, pode ser útil na demonstração de neurofilamentos, neurotúbulos, vasos sinápticos ou grânulos com densidade central[7-10].

Classificação Patológica

A classificação, que leva o nome de seu autor (Shimada), tem sido revista recentemente, e baseia-se nos seguintes itens:

1. Grau de diferenciação (Figuras 7.4 a 7.6).
2. Grau de desenvolvimento do estroma.
3. Índice mitótico e de cariorrexis (MKI).
4. Padrão nodular.
5. Idade.

Com esse conjunto de dados, elaboram-se os padrões classificatórios:

Histologia favorável	Estroma rico, sem aspecto nodular, qualquer idade
	MKI < 200/5.000, estroma pobre, idade < 18 meses
	MKI < 100/2.000, células bem diferenciadas, idade < 60 meses
Histologia desfavorável	Estroma rico, padrão nodular, qualquer idade
	Estroma pobre, MKI > 200/5.000, qualquer idade
	Estroma pobre, MKI > 100/5.000, idade > 18 meses
	Estroma pobre, MKI < 100, diferenciado, idade > 60 meses

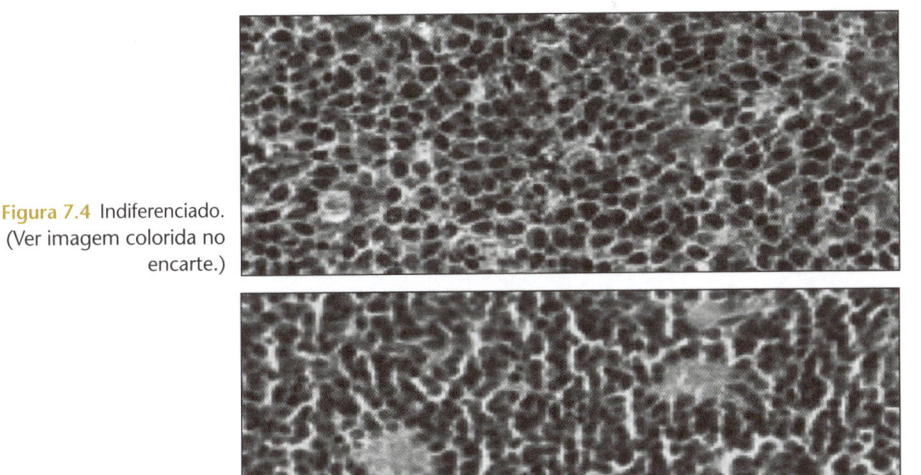

Figura 7.4 Indiferenciado. (Ver imagem colorida no encarte.)

Figura 7.5 Pobremente diferenciado. (Ver imagem colorida no encarte.)

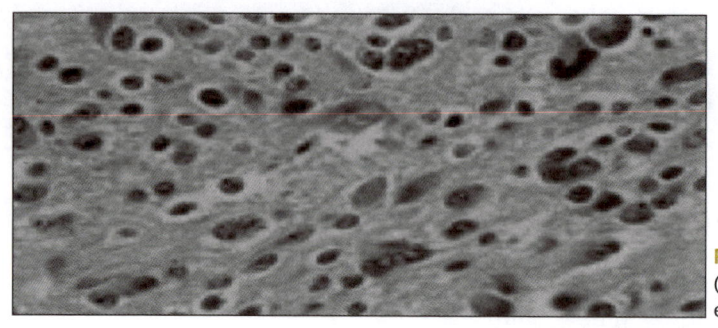

Figura 7.6 Diferenciado. (Ver imagem colorida no encarte.)

QUADRO CLÍNICO

Em virtude da distribuição anatômica dos neuroblastomas (Figura 7.7), as manifestações também são bastante variadas, e dizem respeito às peculiaridades de cada área envolvida (Figuras 7.8 e 7.9). Ademais, por se tratarem de neoplasias produtoras de catecolaminas, muitos dos sintomas e sinais podem decorrer do excesso desses hormônios[5-12].

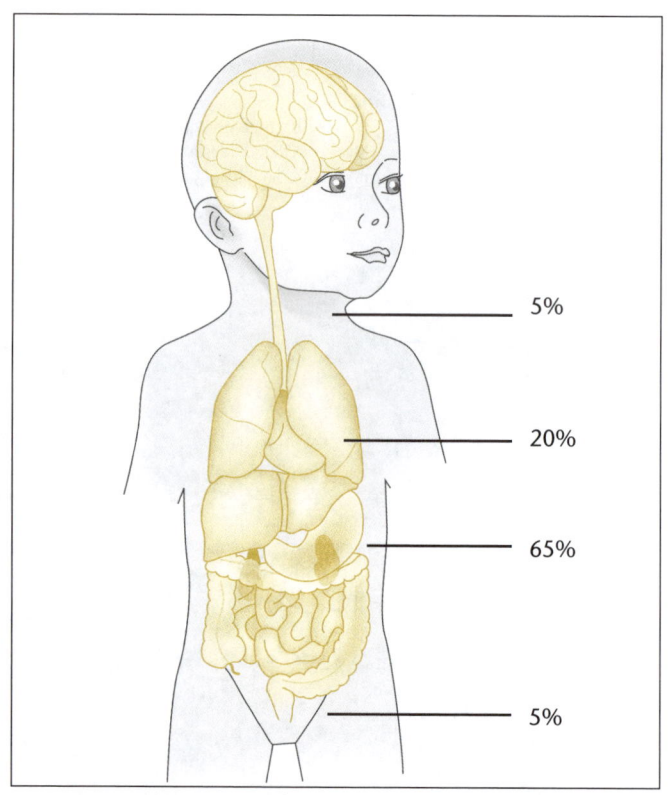

Figura 7.7 Incidência topográfica.

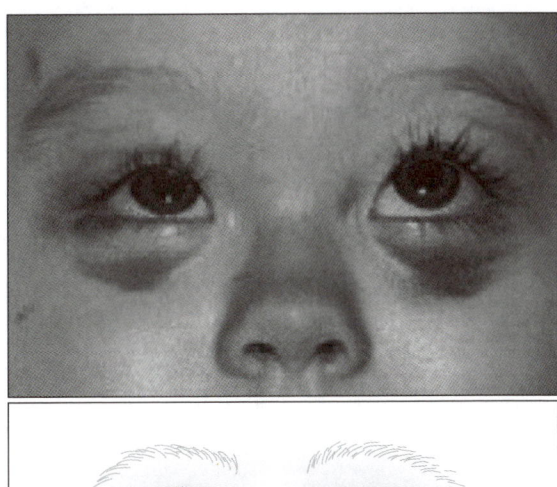

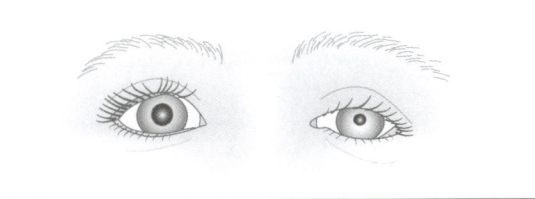

Figura 7.8 Equimoses orbitais e síndrome de Horner. (Ver imagem colorida no encarte.)

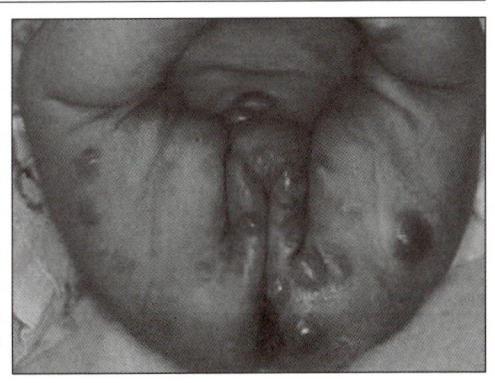

Figura 7.9 Nódulos cutâneos de neuroblastoma (*blueberry muffin baby*). (Ver imagem colorida no encarte.)

Pouco mais da metade dos pacientes chega, ao diagnóstico, com doença avançada e repercussões dessa disseminação (Tabela 7.1).

Tabela 7.1 – Sinais e sintomas	
Manifestações gerais	Dor abdominal
	Dor óssea
	Vômitos
	Perda de peso
	Anergia
Manifestações de doença avançada	Dor generalizada (infiltração óssea)
	Febre e anemia (infiltração de medula óssea)
	Equimoses periorbitais (Figura 7.8)
	Fraturas patológicas
	Macrocefalia

(*continua*)

Tabela 7.1 – Sinais e sintomas (continuação)	
Doença abdominal	Tumor abdominal às vezes assintomático Distúrbio respiratório obstrutivo Hipertensão renovascular
Tumores paraespinhais	Perda de força muscular Paralisia Extensão podálica Disfunção vesical Disfunção retal
Tumores cervicotorácicos	Massa mediastinal posterior (pode ser achado ocasional) Síndrome de Horner (Figura 7.8)
Lactentes (alguns)	Hepatomegalia Nódulos cutâneos (blueberry muffin baby) (Figura 7.9)
Doenças paraneoplásicas	Diarreia aquosa prolongada (por secreção de VIP*) Opsoclonia, mioclonia, ataxia (síndrome de Kinsbourne ocorre em 2% de casos)

* Peptídeo vasoativo

DIAGNÓSTICO

Todo paciente com quadro clínico suspeito de neuroblastoma deve ser encaminhado para um centro de referência oncológico pediátrico, onde será submetido a uma avaliação extensa, não só para que se firme o diagnóstico, mas também para que se estabeleça o estadiamento e a indicação do grupo de risco em que a criança será admitida, cujo regime terapêutico é adaptado ao grau de risco asseverado[12].

Investigação Laboratorial

- Hemograma.
  - A escassez de qualquer das linhagens hematológicas é forte indício de infiltração medular.
- Perfil eletrolítico.
  - A infiltração óssea pode levar a desequilíbrios de cálcio e fosfato. Os distúrbios também podem ser causados por lise tumoral.
- Ácido úrico.
  - Importante saber os níveis, para possível prevenção e correção ao início da quimioterapia.
- Enzimas hepáticas.
  - O tumor infiltra o fígado com frequência, e a boa função hepática é desejável para o início da quimioterapia.
- Ureia e creatinina.
  - Processos compressivos podem alterar a função renal.
- Ferritina.
  - Marcador pouco específico de atividade tumoral.

- Albumina.
  - Paciente muitas vezes chega em caquexia.
- TP e TTPa.
  - Podem estar alterados por disfunção hepática. Há casos descritos de coagulopatia concomitante a tumores extensos.
- T4.
  - Paciente possivelmente recebe tratamento com radioisótopos.
- Imunoglobulinas.
  - Atestar o grau de imunidade.
- DHL.
  - Marcador pouco específico.
- Catecolaminas urinárias.
  - São secretadas pela quase totalidade dos neuroblastomas, e muitas vezes é testado somente o derivado ácido vanil-mandélico (VMA). Com a inclusão da análise de outro derivado, o ácido homovanílico e, principalmente, de norepinefrina, a sensibilidade aumenta para mais de 900%.

Investigação por Imagens

As radiografias simples de tórax e abdome podem salientar características importantes, como acometimento do mediastino superior e calcificação das massas. A tomografia computadorizada é essencial para dimensionar o tumor primário. A ressonância magnética também avalia dimensões tumorais, infiltrações (Figura 7.10), e tanto massas paraespinhais como a síndrome de Horner são mais bem avaliadas com esse método. O exame com I^{123}MIBG é importante na detecção de metástases, dada a avidez da neoplasia a esse traçador (Figura 7.11). O mapeamento com Tc^{99} é bastante sensível para o rastreamento de doença óssea. O papel do PET em neuroblastomas ainda está sob investigação, e não há recomendações convencionais para seu uso[13,14].

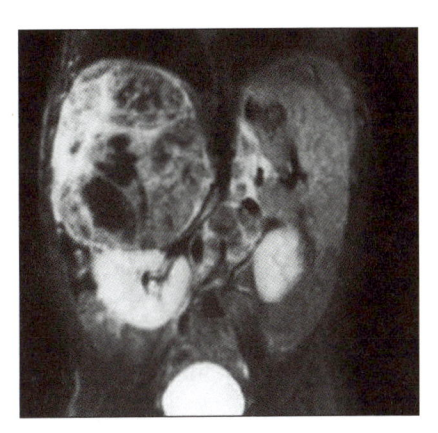

Figura 7.10 Ressonância de adrenal direita.

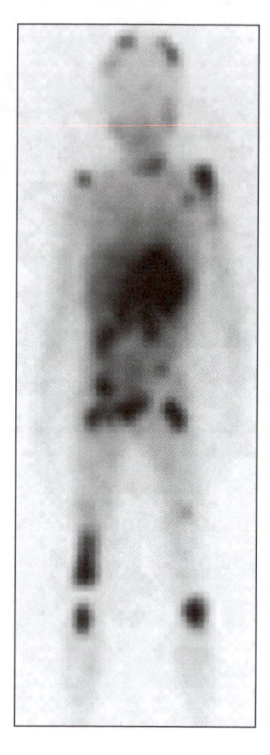

Figura 7.11 Mapeamento com MIBG.

Outros Exames

Para o início do tratamento, é recomendável, em razão da toxicidade de drogas, ter um ecocardiograma, audiometria e depuração de creatinina.

Procedimentos

Pela alta incidência da doença em medula óssea, é necessário realizar duas aspirações e duas biópsias de medula em locais diferentes. A presença de células próprias de neuroblastoma pode levar a prescindir-se de biópsia tumoral.

Os tumores considerados irressecáveis devem ser conduzidos à biópsia, cuja técnica depende da localização e da facilidade de acesso, que poderia ensejar o emprego de biópsia por agulha guiada por imagem. A outra forma seria a biópsia incisional, com a lembrança de enviar material adequado para biologia molecular[4-8].

Diagnóstico Diferencial

Em termos microscópicos, o neuroblastoma se confunde com outras neoplasias embrionárias, mas as técnicas histoquímicas têm permitido maior acurácia de diagnóstico.

O tumor de Wilms, por sua origem retroperitoneal e por apresentar-se como tumor abdominal sólido, costuma constituir a hipótese alternativa de diagnóstico mais frequente. Os rabdomiossarcomas retroperitoneais são bem mais raros, mas também são considerados para diagnóstico diferencial.

Às vezes, embora raramente, a doença óssea implica diferenciação com outros tumores ósseos, histiocitose, doenças do colágeno, infecções ósseas ou doenças[4-6].

Estadiamento e Estratificação de Risco

Uma vez concluído o inventário de diagnóstico, parte dos pacientes será submetida à retirada do tumor, enquanto outros pacientes receberão quimioterapia neoadjuvante. Existem vários sistemas para estadiamento dos neuroblastomas, quase todos baseados no grau de remoção das massas. O esquema usado na grande parte dos grupos colaborativos internacionais denomina-se *International Neuroblastoma Staging System* (INSS) e segue os preceitos da aplicação pós-cirúrgica[7-10] (Tabela 7.2).

Ocorre que, fora dos Estados Unidos, nem todos os protocolos recomendam remoção tumoral de imediato. Consequentemente, houve uma reformulação recente proposta pelo *International Neuroblastoma Risk Group* (INRG) *Staging System*, que procura concluir o estadiamento com base em dados clínicos e subsidiários (Tabela 7.3). A nova proposta busca, adicionalmente, tornar mais uniformes os resultados de estadiamento para efeito de comparação entre os diversos estudos[15].

Tabela 7.2 – Estadiamento INSS

Estádio 1	Tumor localizado totalmente retirado, com ou sem resíduos microscópicos Linfonodos ipsilaterais sem doença, a menos que aderidos à massa

Estádio 2	A. Tumor localizado com remoção incompleta
	  Linfonodos ipsilaterais sem doença e não aderidos
	B. Tumor localizado totalmente removido, com linfonodos ipsilaterais envolvidos
	  Linfonodos contralaterais aumentados e sem invasão

Estádio 3	Tumor irressecável, com invasão de tecidos vizinhos, envolvimento nodal ipsilateral Tumor localizado, linfonodos contralaterais envolvidos
Estádio 4	Metástases para linfonodos a distância, ossos, medula óssea, fígado ou pele (ou outros locais)
Estádio 4 S	Lactente, com tumor primário localizado, com metástases para fígado, pele ou medula óssea (< 10%)

Tabela 7.3 – Estadiamento INRG

L1	Tumor localizado, sem acometimento de estruturas vitais, avaliado de acordo com os fatores de risco à imagem já estabelecidos, confinado a um componente corporal
L2	Tumor com invasão de tecidos adjacentes e presença de algum dos fatores de risco à imagem
M	Doença metastática
M S	Em crianças < 18 meses, metástases para fígado, pele ou medula

A estratificação de risco (Tabela 7.4) leva em conta o estádio (INSS), a idade, os fatores biológicos e a histologia. Na avaliação da biologia interessam a amplificação ou não de *MYCN* e a quantificação de DNA. Em programas futuros, certamente as anomalias de 11q deverão agregar-se como marcador desfavorável.

Tabela 7.4 – Estratificação de risco

Risco	Estádio	Idade	*MYCN*	DNA	Histologia
Baixo	1				
Baixo	2		Não amplificado		
Alto	2		Amplificado		
Intermédio	3	< 547 dias	Não amplificado		
Intermédio	3	> 547 dias	Não amplificado		Favorável
Alto	3				
Alto	3	> 547 dias	Não amplificado		Desfavorável
Alto	4	< 365 dias	Amplificado		
Intermédio	4	< 365 dias	Não amplificado		
Alto	4	365 a 547 dias	Amplificado		
Alto	4	365 a 547 dias		Diploide	
Alto	4	365 a 547 dias			Desfavorável
Intermédio	4	365 a 547 dias	Não amplificado	Hiperploide	Favorável
Alto	4	> 547 dias			
Baixo	4 S	< 365 dias	Não amplificado	Hiperploide	Favorável
Intermédio	4 S	< 365 dias	Não amplificado	Diploide	
Intermédio	4 S	< 365 dias	Não amplificado		Desfavorável
Alto	4 S	< 365 dias	Amplificado		

No momento, uma nova forma de estratificação tem sido fomentada pelo INRG para o futuro. Com isso, novas variáveis serão adicionadas às já existentes, como a gradação patológica do tumor e os desarranjos em 11q[7-11].

TRATAMENTO

O tratamento dos neuroblastomas tem sido adaptado, pelos vários grupos colaborativos que o estudam, ao risco de insucesso que cada grupo de pacientes pode apresentar. A maior preocupação sempre é voltada para os casos avançados de alto risco, assim como para os refratários ou recaídos, já que para todos esses o prognóstico ainda é sombrio e novas técnicas têm sido necessárias para solucionar as dificuldades encontradas[4,10,12].

Pacientes de baixo risco têm chance muito alta de cura apenas com a cirurgia ou com observação da regressão espontânea, própria de alguns pacientes em estádio

4S. A quimioterapia ou qualquer outra forma de abordagem não são indicadas para esses casos.

Os pacientes em risco intermediário devem receber quimioterapia[16,17]. Embora alguns estudos sugiram que a adição de radioterapia poderia beneficiar esses casos, seu uso não tem preconização consolidada. Assim sendo, grande parte das instituições opta pela quimioterapia adjuvante e usa as principais drogas disponíveis para esse fim, como ciclofosfamida, doxorrubicina e derivado de etoposide. Geralmente, os pacientes recebem de quatro a oito ciclos contendo esses agentes, e o índice de sobrevida a longo prazo é bem alto: acima de 80%.

O tratamento atual dos casos de alto risco pode ser dividido em três fases: a primeira para busca da remissão da doença, seguida pela consolidação e manutenção. Em geral, a fase inicial compõe-se da administração de ciclos alternados de quimioterapia, que inclui as drogas já citadas e muitas vezes a vincristina[18]. A intensidade no uso das drogas é proporcional ao sucesso do tratamento. O topotecan, cuja ação no neuroblastoma tem sido demonstrada, tende a participar, doravante, do esquema inicial de muitos centros, enquanto outros substituem a ciclofosfamida pela ifosfamida. O grau de resposta após a indução repercute diretamente na boa ou má evolução futura do caso. Mesmo assim, apesar de serem obtidas boas respostas ao tratamento inicial, muitos casos recidivam, o que tem feito supor a existência de seleção de clones que desenvolvem resistência aos agentes. Essas observações têm propiciado aos neuroblastomas uma condição única para tumores sólidos, que é a inclusão de quimioterapia mieloablativa em primeira instância. O COG realizou um estudo em que os pacientes recebiam quatro ciclos de quimioterapia com as drogas já mencionadas; depois, fazia-se a cirurgia citorredutora e radioterapia. A seguir, ocorria a randomização para a execução ou não de megaterapia, seguida de reinfusão de células-tronco; por fim, todos os pacientes dos dois grupos passavam por novo sorteio, que designava parte das crianças para manutenção com ácido cisretinoico, ou para o término de terapia sem nenhuma manutenção. Os resultados mostraram clara superioridade das terapias experimentais, da ordem de sobrevida de três anos sem doença em 45% dos casos, *versus* 32% do grupo conservador[18].

Com respeito ao ácido retinoico, seu uso partiu de testes *in vitro* que mostravam inibição de crescimento de células malignas em escala dependente do aumento da droga. Novos derivados retinoides têm sido testados e exibem mecanismo de indução apoptótica mais do que citotoxicidade.

Embora se tenha obtido melhoria em resultados para casos avançados, fica claro que ainda restam vários patamares a serem atingidos para que haja uma melhoria de sobrevida cada vez mais expressiva[19-25]. Várias modalidades têm sido estudadas e propostas, e algumas delas são descritas a seguir.

I[131]MIBG

O MIBG, por sua analogia à norepinefrina, tem penetração de mais de 90% em tecidos derivados de crista neural. Essa evidência tem levado, há alguns anos, à busca de meios para usar o isótopo com finalidade terapêutica. Tem sido demonstrado, em pacientes com doença refratária ou recaída, taxas de resposta que, em média, beiram 35%. A principal barreira para seu emprego é alta taxa de mielotoxicidade que obriga a lançar-se mão de reinfusões de células-tronco. Sua associação com quimioterapia, em casos de grande extensão e previamente tratados, mostra porcentagens interessantes de respostas completas temporárias[26-28].

Imunoterapia

O gangliosídeo GD2 expressa-se na superfície de todas as células de neuroblastomas. Recentemente, anticorpos monoclonais murinos foram usados em pacientes nos quais, ao final de terapia de seus casos avançados, foi constatada doença residual mínima, e o desaparecimento desta se deu em boa parte dos casos; a adição de GM-CSF tornou o sucesso ainda maior, dado o aumento de atividade macrofágica[29-31].

Os resultados satisfatórios levaram à elaboração de anticorpos parcialmente sintéticos, e seu uso tem sido iniciado em alguns protocolos.

Inibidores de Angiogênese

As neoplasias produzem fatores que controlam o desenvolvimento de suas próprias vias vasculares. Entre eles, tem sido aferido que o fator de crescimento endotelial (VEGF) tem sua síntese aumentada na proporção das extensões dos tumores. O anticorpo anti-VEGF bevacizumabe já tem sido administrado com sucesso em algumas neoplasias específicas. Estudos em camundongos têm demonstrado a ocorrência da inibição, pelo bevacizumabe, de linhagens de neuroblastoma[25].

Inibidores da Via mTOR

O uso de rapamicina pode inibir sua via-alvo, que se relaciona com a agressividade de tumor, notadamente pela amplificação de *MYCN*. Estudos de fase 1 mostram que a associação de rapamicina com tensirolimus, com anti-IGF ou com irinotecan, pode tornar viável a implantação de estudos com avaliação de resposta a esses agentes[10,25].

Inibidores de Tirosinoquinases

Os principais receptores de tirosinoquinases em neuroblastomas são o ALK e o IGF-1, constituintes da família de inibidores de insulina de tirosinoquinases. Com respeito ao ALK, seu número aberrante de cópias associa-se à agressividade dos neuroblastomas. Existem estudos fase 1 de inibidores ALK, e seus resultados ainda estão pendentes[32].

Inibidores de Aurora Quinases

A segregação de cromossomos e a cinética de progressão das fases mitóticas envolvem treonino/serinoquinases, conhecidas por aurora quinases e, por serem expressas em intensidade nos neuroblastomas, podem representar alvos futuros de terapia dirigida[33].

CONCLUSÕES

Apesar dos avanços propiciados por combinações de drogas testadas em grandes estudos multi-institucionais, os neuroblastomas avançados persistem em tornar sua terapia ainda enigmática. Embora as melhorias possam ser verificadas, o tratamento ideal permanece fora de alcance.

As boas novas advêm das informações numerosas que resultam do desvendamento dos mecanismos mais íntimos do processo de malignização, de sorte que cabe encontrar inibidores específicos que bloqueiem esses processos em sua gênese.

É importante salientar que a presença de doença residual mínima coloca os pacientes sob alto risco de recidiva, e todo esforço deve ser feito para erradicá-la.

REFERÊNCIAS BIBLIOGRÁFICAS

1. D'Angio GJ. Neuroblastoma overview – 1986. Med Pediatr Oncol. 1987;15(4):159-62.
2. Lee RE, Young RH, Castleman B. James Homer Wright: a biography of the enigmatic creator of the Wright stain on the occasion of its centennial. Am J Surg Pathol. 2002;26(1):88-96.
3. Jacobson LO, Spurr CL, et al. Nitrogen mustard therapy; studies on the effect of methyl-bis (beta--chloroethyl) amine hydrochloride on neoplastic diseases and allied disorders of the hemopoietic system. J Am Med Assoc. 1946;132:263-71.
4. Simon T. Neuroblastoma. Urologe A. 2005;44(5):543-54.
5. Esiashvili N, Anderson C, Katzenstein HM. Neuroblastoma. Curr Probl Cancer. 2009;33(6):333-60.
6. Normand C, Michon J, Janoueix-Lerosey I, Delattre O, Schleiermacher G. Genetic alterations in neuroblastoma and their usefulness for clinical management. Bull Cancer. 2011;98(5):477-88.
7. Park JR, Eggert A, Caron H. Neuroblastoma: biology, prognosis, and treatment. Hematol Oncol Clin North Am. 2010;24(1):65-86.
8. Maris JM. Recent advances in neuroblastoma. N Engl J Med. 2010;362(23):2202-11.

9. Park JR, Eggert A, Caron H. Neuroblastoma: biology, prognosis, and treatment. Pediatr Clin North Am. 2008;55(1):97-120.

10. Lacayo NJ. Neuroblastoma. Updated:jul 31,2009.

11. Matthay KK. Chemotherapy for neuroblastoma: does it hit the target? Lancet Oncol. 2008;9(3):195-6.

12. Brodeur GM, Hogarty MD, Mosse YP, Maris JM. Neuroblastoma. In: Pizzo PA, Poplack DG. Principles and practice of pediatric oncology. 6ª ed. Philadelphia: Lippincott Williams and Wilkins; 2011. p.886-922.

13. Papaioannou G, McHugh K. Neuroblastoma in childhood: review and radiological findings. Cancer Imaging. 2005;5:116-27.

14. Kushner BH, Yeh SD, Kramer K, Larson SM, Cheung NK. Impact of metaiodobenzylguanidine scintigraphy on assessing response of high-risk neuroblastoma to dose-intensive induction chemotherapy. J Clin Oncol. 2003;21(6):1082-6.

15. Cohn SL, Pearson AD, London WB, Monclair T, Ambros PF, Brodeur GM, et al. The International Neuroblastoma Risk Group (INRG) classification system: an INRG Task Force report. J Clin Oncol. 2009;27(2):289-97.

16. Rubie H, Plantaz D, Coze C, Michon J, Frappaz D, Baranzelli MC, et al. Localised and unresectable neuroblastoma in infants: excellent outcome with primary chemotherapy. Neuroblastoma Study Group, Société Française d'Oncologie Pédiatrique. Med Pediatr Oncol. 2001;36(1):247-50.

17. Rubie H, De Bernardi B, Gerrard M, Canete A, Ladenstein R, Couturier J, et al. Excellent outcome with reduced treatment in infants with nonmetastatic and unresectable neuroblastoma without MYCN amplification: results of the prospective INES 99.1. J Clin Oncol. 2011;29(4):449-55.

18. Moroz V, Machin D, Faldum A, Hero B, Iehara T, Mosseri V, et al. Changes over three decades in outcome and the prognostic influence of age-at-diagnosis in young patients with neuroblastoma: a report from the International Neuroblastoma Risk Group Project. Eur J Cancer. 2011;47(4):561-71.

19. Simon T, Längler A, Harnischmacher U, Frühwald MC, Jorch N, Claviez A, et al. Topotecan, cyclophosphamide, and etoposide (TCE) in the treatment of high-risk neuroblastoma. Results of a phase-II trial. J Cancer Res Clin Oncol. 2007;133(9):653-61.

20. Monnereau-Laborde S, Munzer C, Valteau-Couanet D, Ansoborlo S, Coze C, Chastagner P, et al. A dose-intensive approach (NB96) for induction therapy utilizing sequential high-dose chemotherapy and stem cell rescue in high-risk neuroblastoma in children over 1 year of age. Pediatr Blood Cancer. 2011;57(6):965-71.

21. Pearson AD, Pinkerton CR, Lewis IJ, Imeson J, Ellershaw C, Machin D, et al. High-dose rapid and standard induction chemotherapy for patients aged over 1 year with stage 4 neuroblastoma: a randomised trial. Lancet Oncol. 2008;9(3):247-56.

22. Kohler JA, Ellershaw C, Machin D. Response to N7 induction chemotherapy in children more than one year of age diagnosed with metastatic neuroblastoma treated in UKCCSG centers. Pediatr Blood Cancer. 2007;49(3):234-9.

23. Kushner BH, Kramer K, Modak S, Cheung NK. High-dose carboplatin-irinotecan-temozolomide: treatment option for neuroblastoma resistant to topotecan. Pediatr Blood Cancer. 2011;56(3):403-8.

24. Kushner BH, Kramer K, Modak S, Kernan NA, Reich LM, Danis K, et al. Topotecan, thiotepa, and carboplatin for neuroblastoma: failure to prevent relapse in the central nervous system. Bone Marrow Transplant. 2006;37(3):271-6.

25. George RE, Diller L, Bernstein ML. Pharmacotherapy of neuroblastoma. Expert Opin Pharmacother. 2010;11(9):1467-78.

26. DuBois SG, Matthay KK. Radiolabeled metaiodobenzylguanidine for the treatment of neuroblastoma. Nucl Med Biol. 2008;35(Suppl 1):S35-48.

27. Mastrangelo S, Rufini V, Ruggiero A, Di Giannatale A, Riccardi R. Treatment of advanced neuroblastoma in children over 1 year of age: the critical role of ^{131}I-metaiodobenzylguanidine combined with chemotherapy in a rapid induction regimen. Pediatr Blood Cancer. 2011;56(7):1032-40.

28. Johnson K, McGlynn B, Saggio J, Baniewicz D, Zhuang H, Maris JM, et al. Safety and efficacy of tandem (131) I-metaiodobenzylguanidine infusions in relapsed/refractory neuroblastoma. Pediatr Blood Cancer. 2011;57(7):1124-9.

29. Navid F, Armstrong M, Barfield RC. Immune therapies for neuroblastoma. Cancer Biol Ther. 2009;8(10):874-82.

30. Gilman AL, Ozkaynak MF, Matthay KK, Krailo M, Yu AL, Gan J, et al. Phase I study of ch14.18 with granulocyte-macrophage colony-stimulating factor and interleukin-2 in children with neuroblastoma after autologous bone marrow transplantation or stem-cell rescue: a report from the Children's Oncology Group. J Clin Oncol. 2009;27(1):85-91.

31. Yu AL, Gilman AL, Ozkaynak MF, London WB, Kreissman SG, Chen HX, et al. Anti-GD2 antibody with GM-CSF, interleukin-2, and isotretinoin for neuroblastoma. N Engl J Med. 2010;363(14):1324-34.

32. Mossé YP, Wood A, Maris JM. Inhibition of ALK signaling for cancer therapy. Clin Cancer Res. 2009;15(18):5609-14.

33. Faisal A, Vaughan L, Bavetsias V, Sun C, Atrash B, Avery S, et al. The aurora kinase inhibitor CCT137690 downregulates MYCN and sensitizes MYCN-amplified neuroblastoma in vivo. Mol Cancer Ther. 2011;10(11):2115-23.

34. Baker DL, Schmidt ML, Cohn SL, Maris JM, London WB, Buxton A, et al. Outcome after reduced chemotherapy for intermediate-risk neuroblastoma. N Engl J Med. 2010;363(14):1313-23.

35. Matthay KK, Villablanca JG, Seeger RC, Stram DO, Harris RE, Ramsay NK, et al. Treatment of high-risk neuroblastoma with intensive chemotherapy, radiotherapy, autologous bone marrow transplantation, and 13-cis-retinoic acid. Children's Cancer Group. N Engl J Med. 1999;341(16):1165-73.

36. Bagatell R, Rumcheva P, London WB, Cohn SL, Look AT, Brodeur GM, et al. Outcomes of children with intermediate-risk neuroblastoma after treatment stratified by MYCN status and tumor cell ploidy. J Clin Oncol. 2005;23(34):8819-27.

37. Donfrancesco A, Jenkner A, Castellano A, Ilari I, Milano GM, De Sio L, et al. Ifosfamide/carboplatin/etoposide (ICE) as front-line, topotecan/cyclophosphamide as second-line and oral temozolomide as third-line treatment for advanced neuroblastoma over one year of age. Acta Paediatr Suppl. 2004;93(445):6-11.

8 Retinoblastoma

Célia Beatriz Gianotti Antoneli
Gabriele Zamperlini Netto

> **Após ler este capítulo, você estará apto a:**
> 1. Reconhecer os principais aspectos clínicos e epidemiológicos do retinoblastoma.
> 2. Compreender a necessidade do diagnóstico precoce.
> 3. Descrever o modelo genético do retinoblastoma e sua hereditariedade.
> 4. Monitorar possíveis eventos adversos a longo prazo.

INTRODUÇÃO

Retinoblastoma é a neoplasia intraocular mais comum da infância, que se origina na membrana neuroectodérmica da retina embrionária. Apesar da heterogeneidade epidemiológica, é o modelo que fundamenta a genética e a hereditariedade do câncer infantil, com formas distintas de apresentação clínica entre os casos hereditários e esporádicos, além da maior incidência em determinadas síndromes genéticas[1].

O avanço no diagnóstico e tratamento dos cânceres pediátricos permitiu que o retinoblastoma atingisse altas taxas de cura, tendo o pediatra geral um papel fundamental no diagnóstico precoce e consequente redução da morbidade e da mortalidade.

EPIDEMIOLOGIA

Os estudos epidemiológicos com retinoblastoma mostram variações na incidência ao redor do mundo de 3,4 a 42,5 casos/milhão de crianças entre 0 e 4 anos, influenciados pela área geográfica em análise, fatores sociais, econômicos e culturais. Dados americanos reportaram uma incidência de 11,8/milhão de crianças entre 0 e 4 anos, no período de 1975 a 2004[2].

Nos países emergentes, o retinoblastoma pode ser responsável por 12% dos tumores malignos pediátricos, comparado a apenas 3% nos países desenvolvidos[3,4]. Há maior prevalência na faixa etária entre 0 e 4 anos (12 casos/milhão de crianças *versus* 4 casos/milhão entre 0 e 14 anos), sem diferença quanto ao sexo, etnia ou acometimento do olho direito ou esquerdo[5].

No Brasil, o Instituto Nacional de Câncer (INCA) publicou em 2009 dados que confirmam a variabilidade regional, tendo de 2,4 casos/milhão no Distrito Federal a 9,8 casos/milhão em Natal[6].

Apesar das diferenças geográficas, a correlação com um fator etiológico ainda é motivo de estudo. Carências nutricionais, baixa ingesta de frutas e vegetais[6], exposição à luz ultravioleta, profissão dos pais, fertilização *in vitro* e infecções virais, entre elas o HPV, não apresentaram associações etiológicas evidentes e constantes com o desenvolvimento do retinoblastoma[7,8].

PATOGÊNESE

A teoria genética do desenvolvimento do câncer familiar autossômico dominante foi desenvolvida na década de 1970 por Knudson e Strong após estudos com retinoblastomas[9]. Postulou-se que o desenvolvimento da célula maligna ocorre após duas mutações distintas no mesmo gene (posteriormente identificado como RB1, presente no cromossomo 13). Nos casos hereditários, a primeira mutação é adquirida de um dos pais, e a segunda é um evento aleatório.

É importante ressaltar que, dos casos hereditários, 75% resultam de uma mutação nova, ou seja, não herdada dos pais, e que 15% dos retinoblastomas unilaterais possuem a mutação no gene RB1. Além disso, aproximadamente 10% das pessoas afetadas pela mutação somática não desenvolvem câncer (penetrância incompleta)[10].

Apesar de pacientes com retinoblastoma bilateral serem portadores de uma mutação constitucional no gene Rb, 80% não tem história familiar de retinoblastoma[11].

A Tabela 8.1 mostra o risco para pais de crianças com retinoblastoma unilateral ou bilateral terem um segundo filho com retinoblastoma[11].

Tabela 8.1 – Risco para pais de crianças com retinoblastoma unilateral ou bilateral[12]

Critério clínico	Risco (%)
Prole dos casos bilaterais	45
Prole dos casos unilaterais	7,5
Irmão dos casos bilaterais (pais não afetados)	6
Irmão dos casos unilaterais (pais não afetados)	1
Irmão dos casos bilaterais (um dos pais afetados)	45

Surpreendentemente, pais que tenham exame oftalmológico normal e um filho com retinoblastoma bilateral mantêm um risco de 6% de terem um segundo filho afetado. Esse achado se deve ao fato de que a mutação *de novo* pode ocorrer durante o desenvolvimento germinal do pai, que resultará em uma porcentagem variável de espermatozoides mutados (mosaicismo germinal).

O gene RB1 é o único gene sabidamente associado ao retinoblastoma.

Em várias situações clínicas, o diagnóstico molecular do retinoblastoma é importante. Tal fato se deve à descoberta do gene Rb. O teste genético molecular do gene RB1 em DNA de células sanguíneas brancas é avaliável em laboratório e pode identificar a mutação germinal em 90 a 95% dos indivíduos com predisposição hereditária a retinoblastoma.

Pais não afetados de paciente com retinoblastoma bilateral sabem do risco do segundo filho ser portador de retinoblastoma. Para que haja uma previsão de risco do segundo filho ser afetado, primeiro, procura-se a mutação no paciente afetado e posteriormente se avalia se os pais (pai e mãe) são portadores de mutação. Caso um dos pais apresente a mutação, o risco do segundo filho ser portador de retinoblastoma é de 45%.

A combinação da apresentação clínica, história familiar e teste genético molecular são usados para determinar se a probanda tem uma mutação germinal (hereditária) ou duas mutações somáticas (não hereditárias)[13].

A Tabela 8.2 mostra a probabilidade da mutação germinal estar presente baseada na história familiar e apresentação do tumor.

Tabela 8.2 – Probabilidade da mutação germinal estar presente baseada na história familiar e apresentação do tumor

História familiar	Apresentação do retinoblastoma			Probabilidade de uma mutação germinativa RB1 estar presente
	Unilateral		Bilateral	
	Multifocal	Unilateral		
Positiva		+		100%
	+			100%
			+	100%
Negativa			+	Próximo de 100%
	+			14 – 95%
		+		14%

Positivo: mais que um membro da família afetado; negativo: somente um indivíduo afetado na família; mutação de RB1 avaliada por teste molecular.

Considerando-se os aspectos clínicos, o retinoblastoma de característica hereditária corresponde a 40% dos casos e se apresenta de forma mais precoce, bilateralmente ou com doença unilateral multifocal, enquanto a doença esporádica (60%) ocorre de forma unilateral, unifocal e em faixas etárias mais avançadas[9]. A manifestação clínica do retinoblastoma pode sugerir a base genética de seu desenvolvimento, portanto, a pesquisa da perda de homozigose do RB1 é fundamental no aconselhamento genético dos casos sem antecedentes familiares da doença.

MANIFESTAÇÕES CLÍNICAS

A doença pode se apresentar de diferentes formas, dependendo do tamanho e da localização do tumor. Na maior parte das vezes, são os parentes que apontam para alterações suspeitas de retinoblastoma na criança[14]. A leucocoria ou reflexo do olho do gato (falha do reflexo vermelho normal manifestado quando existe tumor ocular, trata-se de um reflexo esbranquiçado que aparece quando da incidência da luz) é o achado mais comum, indicando doença localmente avançada. O estrabismo é o segundo sinal/sintoma mais comum, determinado pela presença de tumor na fóvea (Quadro 8.1)[15].

Quadro 8.1 – Sinais e sintomas[15]

- Leucocoria
- Estrabismo
- Vermelhidão do olho
- Celulite da órbita
- Heterocromia
- Glaucoma secundário
- Diminuição da acuidade visual
- Proptose ocular

Uma vez não diagnosticado, o crescimento do retinoblastoma pode ocorrer localmente, em estruturas adjacentes ao olho (órbita, nervo óptico, placa cribosa) ou a distância, por via linfática e/ou hematogênica, principalmente naqueles com extensão à órbita. A via de disseminação mais comum é o nervo óptico, podendo atingir o espaço subaracnóideo. Além do sistema nervoso central (SNC), os gânglios linfáticos, os ossos e a medula óssea também podem ser acometidos pela doença avançada.

Nos países emergentes, o diagnóstico mais tardio, em estádios mais avançados, aliado à perda de seguimento terapêutico e à dificuldade de encaminhamento a centros terciários de tratamento do retinoblastoma, piora sobremaneira as curvas de sobrevida quando comparadas às dos países desenvolvidos[16-19].

Por esse motivo, ações preventivas contribuíram para redução do tempo entre o início dos sintomas e o diagnóstico. Dados do Hospital A. C. Camargo mostram redução significativa na incidência de tumores extraoculares após campanhas de diagnóstico precoce: de 25% (1986 a 1991) a 15% (1996 a 2001)[20].

O Papel do Reflexo Vermelho

Atualmente existe a exigência da realização do teste do reflexo do olho vermelho ou "teste do olhinho" em todos os nascidos vivos, na primeira semana de vida, para detecção precoce de afecções oftalmológicas. A percepção do reflexo vermelho aparece quando se incide um feixe de luz sob a superfície retiniana para detectar alterações que causem obstrução no eixo visual. Por meio desse teste se faz diagnóstico precoce de doenças oculares, evitando-se a cegueira infantil.

O retinoblastoma pode não ser detectado por esse exame, a não ser que seja um tumor avançado, já que, como a oftalmoscopia não é realizada sob sedação, o olho não é avaliado na sua plenitude e os tumores congênitos estão mais associados à hereditariedade.

Algumas situações clínicas mimetizam o retinoblastoma, sendo a persistência da vascularização fetal e a doença de Coats os principais diagnósticos diferenciais (Quadro 8.2)[21].

Quadro 8.2 – Diagnósticos diferenciais[21]

- Doença de Coats
- Toxocaríase
- Persistência de vascularização fetal
- Persistência do vítreo primário hiperplásico
- Catarata congênita
- Hemorragia retiniana
- Descolamento de retina
- Atrofia ocular
- Cicatriz coriorretiniana

DIAGNÓSTICO E EXAMES COMPLEMENTARES

Quando o paciente apresentar quadro de retinoblastoma, ele deve ser submetido a exame oftalmológico minucioso, sob sedação.

Além da oftalmoscopia sob sedação, exames de imagem como ultrassonografia e ressonância nuclear magnética são fundamentais para avaliar os limites da doença no globo ocular.

Na presença de doença extraocular, faz-se necessário o estadiamento da doença a distância, por meio de mielograma, exame citológico do líquido cefalorraquidiano, ressonância nuclear magnética de crânio e cintilografia óssea[1].

Exame Anatomopatológico

Geralmente, o retinoblastoma apresenta-se como uma massa branco-acinzentada, com áreas de calcificação, isolada ou multifocal. O crescimento pode ser endofítico, quando em direção à câmara vítrea, podendo produzir sementes vítreas quando avançado, ou exofítico, ao se estender para o espaço sub-retiniano, levando ao descolamento de retina[22-24].

A análise microscópica mostra células com núcleo grande e basofílico, de formato e tamanho variáveis e com numerosas figuras de mitose. Um dos aspectos característicos da neoplasia são as pseudorrosetas e as rosetas de Flexner e Wintersteiner[25-27].

Algumas características do olho enucleado determinam maior risco de doença metastática. Dessa forma, pacientes com invasão de coroide, nervo óptico retrolaminar, esclera, órbita e sementes em câmara anterior são estratificados como de alto risco para recidivas extraoculares, com necessidade de tratamento adicional à enucleação[28-31].

Estadiamento

O estadiamento do retinoblastoma sempre foi motivo de controvérsia e constantes mudanças ao longo do desenvolvimento do tratamento. Na década de 1960, o estadiamento de Reese-Ellsworth (R-E) foi estabelecido baseando-se na resposta do tumor ao tratamento e não no achado oftalmológico[32].

Posteriormente, em 2005, o estadiamento de Murphree foi criado, tendo o exame oftalmológico papel fundamental na avaliação dos tumores intraoculares[33]. A Tabela 8.3 descreve os critérios para a classificação dos tumores dos grupos A e E.

Tabela 8.3 – Critérios para classificação dos tumores dos grupos A a E				
Grupo A	Grupo B	Grupo C	Grupo D	Grupo E
Tumores pequenos confinados à retina	Tumores confinados à retina (> 3 mm)	Sementes vítreas difusas ou localizadas	Sementes vítreas maciças ou sub-retinianas	Nenhuma visão potencial ou tumor no corpo ciliar/ segmento anterior; glaucoma neovascular; hemorragia vítrea
Nenhum tumor > 3 mm	Qualquer localização			
Nenhum tumor < 1,5 mm do nervo óptico (1 DD) ou 3 mm (2 DD) da fóvea	Descolamento de retina até 5 mm (3,5 DD) a partir da base do tumor	Descolamento de retina > 5 mm ou descolamento total de retina		
Sem sementes vítreas e/ou descolamento de retina	Sem sementes vítreas	Ausência de flocos tumorais vítreos ou massas sub-retinianas	Massas em "bola de neve" em vítreo ou sub-retinianas	

Para que houvesse uma uniformização quanto ao estadiamento de retinoblastoma extraocular, Chantada et al.[34] propuseram uma classificação internacional baseada na abordagem cirúrgica inicial e na presença de extensão extraocular de tumor. Essa classificação está descrita na Tabela 8.4, na qual os critérios para classificação dos estádios 0, I, II, III e IV são descritos. Hoje, essa classificação é universalmente aceita. Com isso, pode-se comparar a extensão da doença de diferentes instituições que utilizavam estadiamentos diversos na classificação dos tumores extraoculares.

Tabela 8.4 – Critérios para classificação dos estádios 0, I, II, III e IV				
Estádio 0	Estádio I (doença intraocular)	Estádio II (doença intraocular)	Estádio III (extensão regional)	Estádio IV (metástases)
Tratamento conservador	Enucleação	Enucleação		
	Completamente ressecados	Doença residual microscópica	a) Órbita b) Linfonodos pré-auriculares ou cervicais	Hematogênica (sem SNC) ▪ Única ▪ Múltipla
	Doença extraocular microscópica, completamente ressecada			Extensão para SNC ▪ Pré-quiasmática ▪ Massa em SNC ▪ Doença leptome-níngea e liquor

SNC: sistema nervoso central.

Classificação para retinoblastoma intraocular (Murphree)

Grupo A

- Tumores pequenos confinados à retina.
- Nenhum tumor > 3 mm.
- Nenhum tumor na área de 1,5 mm do nervo óptico (1 DD) ou 3 mm (2 DD) da fóvea.
- Ausência de sementes vítreas e/ou descolamento de retina.

Grupo B

- Tumores confinados à retina (> 3 mm).
- Qualquer localização.
- Sem sementes vítreas.
- Descolamento de retina até 5 mm (3,5 DD) a partir da base do tumor.

Grupo C

- Sementes vítreas finas difusas ou localizadas.
- Descolamento de retina > 5 mm ou descolamento total de retina.
- Ausência de flocos tumorais vítreos ou massas sub-retinianas.

Grupo D

- Sementes vítreas maciças ou sub-retinianas.

- Massas em "bola de neve" em vítreo ou sub-retinianas.

Grupo E

Nenhuma visão potencial ou presença de um ou mais dos seguintes itens:

- Tumor no corpo ciliar/segmento anterior.
- Glaucoma neovascular.
- Hemorragia vítrea.

Classificação internacional para retinoblastoma[34]

Estádio 0

- Pacientes submetidos a tratamento conservador.

Estádio I

- Pacientes submetidos à enucleação, com tumores intraoculares que foram completamente ressecados.
- Pacientes com doença extraocular microscópica (completamente ressecada), como invasão do nervo óptico pós-laminar sem comprometimento da margem de ressecção.

Estádio II

Pacientes que foram submetidos à enucleação, mas apresentam doença residual microscópica, incluindo comprometimento do nervo óptico na linha de ressecção e/ou invasão transescleral microscópica.

Estádio III – extensão regional

- Doença orbitária.
- Extensão para linfonodos pré-auriculares ou cervicais.

Estádio IV – doença metastática

- Metástases hematogênicas (sem comprometimento do SNC).
  - Lesão única.
  - Múltiplas lesões.
- Extensão para o SNC (com ou sem qualquer outro local de doença regional ou metastática).
  - Lesão pré-quiasmática.
  - Massa no SNC.
  - Doença leptomeníngea e no liquor.

TRATAMENTO

O retinoblastoma intraocular avançado é um tumor passível de cura quando tratado com cirurgia (enucleação) e/ou radioterapia. Entretanto, o melhor conhecimento dessa neoplasia e as melhores técnicas terapêuticas atrelaram altas taxas de cura com preservação da visão potencial e minimização de efeitos colaterais a curto e longo prazos. Dados norte-americanos (*Surveillance Epidemiology and End Results* – SEER – 1995-2004) mostram curvas de sobrevida em 5 anos ao redor de 96%, reproduzíveis em outros países desenvolvidos. Entretanto, o diagnóstico tardio em muitas regiões desfavorecidas sustentam taxas de mortalidade inaceitáveis, que podem atingir 70% (p.ex., no continente africano)[28].

Nos anos 1990, iniciou-se a quimioterapia sistêmica com o intuito de preservar a visão, fazendo com que muitas enucleações fossem evitadas[35]. Com esse avanço terapêutico suprimiram-se não só as mutilações determinadas pela retirada do olho, mas também a utilização do tratamento radioterápico administrado por feixe externo[36]. A princípio, eram tratados os pacientes portadores de tumores intraoculares classificados como Reese-Ellsworth V, após enucleação com quimioterapia adjuvante (ciclofosfamida e vincristina), se apresentassem determinados fatores de risco, como: tamanho do tumor superior a 10% do volume do globo ocular, coto de nervo óptico menor que 5 mm ou tumor além da lâmina cribosa. Os dados dos Departamentos de Pediatria e Oftalmologia do Hospital do Câncer A. C. Camargo sugerem que, para esses fatores de risco, a quimioterapia não exerce nenhum papel para recidiva tumoral ou extensão extraocular[37].

Combinado ao esquema quimioterápico, o tratamento do retinoblastoma requer algum controle local quando o objetivo é preservar a função visual. Algumas técnicas são usadas com frequência nos grandes centros, sendo as principais a braquiterapia, a termoterapia e a crioterapia. Um estudo comandado por Antoneli et al. evidenciou preservação ocular em 40% dos pacientes com retinoblastoma bilateral R-E 4 e 5. Todos os pacientes foram submetidos à quimioterapia, tratamento oftalmológico e/ou braquiterapia, evitando-se a radioterapia por feixe externo. Para os pacientes com tumores unilaterais RE classes 1 a 3, conseguiu-se preservar 50% dos olhos[37].

Pacientes submetidos à enucleação e que apresentam envolvimento escleral ou envolvimento pós-laminar do nervo óptico com doença coroidal são submetidos à quimioterapia adjuvante em razão do alto risco de recidiva extraocular. A análise de 108 pacientes nessas condições observou sobrevida livre de eventos de 90% e sobrevida global de 96%[38].

A quimioterapia intra-arterial com melfalano ou etoposide vem se mostrando segura e efetiva no tratamento do retinoblastoma intraocular avançado, permitindo que haja uma diminuição na taxa de enucleação desses olhos[39,40].

Os tumores extraoculares exigem tratamento mais agressivo, e as taxas atuais de cura variam muito. Associações eficazes para tumores neuroectodérmicos alcançam curvas de sobrevida global em 5 anos ao redor de 50%[41]. Dentro dessa tônica, o emprego de transplante autólogo de medula óssea vem sendo amplamente discutido, com alguns resultados favoráveis em pacientes com doença metastática[42]. Com esses resultados promissores, um novo protocolo vem sendo utilizado por pacientes do Brasil, Argentina, Chile, Uruguai e Estados Unidos. Estudos multi-institucionais serão de fundamental importância para determinar a forma de tratamento de eleição para esses pacientes.

Retinoblastoma Trilateral

O retinoblastoma trilateral é definido como um tumor neuroectodérmico primitivo intracranial em pacientes com retinoblastoma intraocular, estimando-se que ocorra em 6% dos portadores de retinoblastoma bilateral[43]. Tem prognóstico reservado, mesmo com tratamento agressivo e transplante autólogo de medula óssea[42,44].

Segundos Tumores

Os pacientes sobreviventes de retinoblastoma hereditário ou germinal estão sob maior risco de desenvolver uma segunda neoplasia, uma vez que apresentam uma mutação no gene Rb1 em todas as células somáticas. Os tipos mais comuns são os sarcomas osteogênicos, sarcomas de partes moles, melanomas, pinealoblastomas e tumores cerebrais[45,46].

A exposição a exames de imagem (radiografias, tomografias), radioterapia externa e grupos específicos de quimioterapia aumentam a incidência de segundos tumores nos portadores da mutação, assim como tabagismo e luz solar[5,45,46].

Dessa forma, a pesquisa da mutação nos pacientes com retinoblastoma é de fundamental importância para adaptação de protocolos, menor uso de exames com radiação e aconselhamentos genéticos e comportamentais, visando a diminuir morbidade e mortalidade futuras nos sobreviventes da doença.

CONCLUSÕES

Retinoblastoma é a neoplasia intraocular mais comum da infância, com aspecto clínico heterogêneo. Tem um modelo genético reconhecido e de utilidade prática na clínica da oncologia pediátrica, tanto do ponto de vista diagnóstico/terapêutico quanto no aconselhamento genético das famílias acometidas pela forma hereditária.

As altas taxas de cura, principalmente em tumores pequenos e restritos ao globo ocular, exigem atenção dos familiares, pediatras, oftalmologistas e oncologistas ao diagnóstico precoce do retinoblastoma.

A raridade dessa neoplasia requer estudos cooperativos entre países, com o objetivo de desenvolver os que estão em carência tecnológica, aprimorar protocolos de tratamento e divulgar as características do retinoblastoma.

REFERÊNCIAS BIBLIOGRÁFICAS

1. Hurwitz RL, Shields CL, Shields JA, Chévez-Barrios P, Hurwitz MY, Chintagumpala MM. Retinoblastoma. In: Pizzo PA, Poplack (eds.). Principles and practice of pediatric oncology. 4th ed. Philadelphia: Lippincott-Raven; 2002. p.825-46.
2. Broaddus E, Topham A, Singh AD. Incidence of retinoblastoma in the USA: 1975-2004. Br J Ophthalmol. 2009;93(1):21-3.
3. Ribeiro KC, Antoneli CB. Trends in eye cancer mortality among children in Brazil, 1980-2002. Pediatr Blood Cancer. 2007;48(3):296-305.
4. Strahlendorf C. Relative frequency and treatment of retinoblastoma en Johannesburg, South Africa: a next vision for developing countries [Abstracts]. Med Pediatr Oncol. 1997;29:373.
5. Abramson DH, Schefler AC. Update on retinoblastoma. Retina. 2004;24(6):828-48.
6. Camargo B, Santos MO, Rebelo MS, Reis RS, Ferman S, Noronha CP, et al. Cancer incidence among children and adolescents in Brazil: first report of 14 population-based cancer registries. Int J Cancer. 2010;126(3):715-20.
7. Orjuela M, et al. Presence of HPV-like sequences in tumor tissue from children with retinoblastoma. In: International Ocular Oncology Congress. Philadelphia (USA); 1999.
8. Low prevalence of HPV in Brazilian children with retinoblastoma. J Med Virol. 2011;83(1):115-8.
9. Knudson Jr AG. Mutation and cancer: statistical study of retinoblastoma. Proc Natl Acad Sci USA. 1971;68(4):820-3.
10. Hurwitz RL, Shields CL, Shields JA, Chévez-Barrios P, Hurwitz MY, Chintagumpala MM. Retinoblastoma. In: Pizzo PA, Poplack DG (eds.). Principles and practice of pediatric oncology. 5th ed. Philadelphia: Lippincott-Raven; 2006. p.865-86.
11. Plon SE, Malkin D. Childhood câncer and heredity. In: Pizzo PA, Poplack DG (eds.). Principles and practice of pediatric oncology. 4th ed. Philadelphia: Lippincott-Raven; 2002. p.21-44.
12. Mursella MA, Gallie BL. Esquema simplificado para aconselhamento genético em retinoblastoma. J Pediatr Ophthalmol Strabismus. 1987;24:124-5.
13. Lohmann DR, Gallie BL. Retinoblastoma. In: Pagon RA, Bird TD, Dolan CR, Stephens K (eds.). Gene reviews (internet) Seattle (WA). University of Washington, Seattle, 1993-2000 (updated 2010 jun 10). p.1-18.
14. Butros LJ, Abramson DH, Dunkel I. Delayed diagnosis in retinoblastoma: analysis of degree, cause and potential consequences. Pediatrics. 2002;109(3):E45.
15. Abramson DH, Frank CM, Susman M, Whalen MP, Dunkel IJ, Boyd NW. Presenting signs of retinoblastoma. J Pediatr. 1998;132(3):505-8.
16. Chantada GL, Qaddoumi I, Canturk S, Khetan V, Ma Z, Kimani K, et al. Strategies to manage retinoblastoma in developing countries. Pediatr Blood Cancer. 2011;56(3):341-8.
17. Antoneli CB, Steinhorst F, Ribeiro K de C, Chojniak MM, Novaes PE, Arias V, et al. The Pediatrician's ability to recognize the presenting signs and symptoms of retinoblastoma. Rev Assoc Med Bras. 2004;50(4):400-2.
18. Chantada G, Fandiño A, Manzitti J, Urrutia L, Schvartzman E. Late diagnosis of retinoblastoma in a developing country. Arch Dis Child. 1999;80(2):171-4.
19. Rodrigues E, Latorre MR, de Camargo B. Delayed diagnosis in retinoblastoma. J Pediatr (Rio J). 2004;80(6):511-6.
20. Antoneli CBG, et al. Retinoblastoma in a developing country: the challenge of early diagnosis [Abstracts]. Med Ped Oncol. 1997;29:373.
21. Maki JL, Marr BP, Abramson DH. Diagnosis of retinoblastoma: How good are referring physicians? Ophtalmic Genet. 2009;30(4):199-205.
22. Mc Lean I, et al. Tumors of the retina. In: Mc Lean IW, Burnier MN, Zimmerman LE, Jacobier FA (eds.). Atlas of tumor pathology. Tumors of the eye and ocular adnexa. Washington, DC: Armed Forces Institute of Pathology; 1994. p.100-35.
23. Zimmerman L. Retinoblastoma and retinocytoma. In: Spencer WH (ed.). Ophthalmic pathology. An atlas and textbook. American Academy of Ophthalmology. Philadelphia: WB Saunders Company; 1985. p.1292-51.

24. Shields JA, Shields C. Retinoblastoma. Clinical and pathologic features. In: Intraocular tumors. A text and atlas. Philadelphia: WB Saunders Company; 1992. p.305-32.

25. Mc Lean IW. Spencer (ed). Ophthalmic pathology an atlas and textbook. 4th ed. Vol. II. Retinoblastomas, retinocytomas and pseudogliomas. Philadelphia, London, Montreal, Sydney, Tokio: WB Saunders CO; 1966. p.1332-438.

26. Tso MO, Fine BS, Zimmerman LE. The Flexner Wintersteiner rosettes in retinoblastoma. Arch Pathol. 1969;88(6):664-71.

27. Tajima Y, Nakajima T, Sugano I, Nagao K, Minoda K, Kondo Y. Cytodiagnostic clues to primary retinoblastoma based on cytologic and histologic correlates of 39 enucleated eyes. Acta Cytol. 1994;38(2):151-7.

28. Shields CL, Shields JA. Retinoblastoma management: advances in enucleation, intravenous chemorreduction, and intra-arterial chemotherapy. Curr Opin Ophthalmol. 2010;21(3):203-212.

29. Chantada GI, de Dávila MT, Fandiño A, Manzitti J, Raslawski E, Casak S, et al. Retinoblastoma with low risk for extraocular relapse. Ophthalmic Genet. 1999;20(3):133-40.

30. Karcioglu ZA, Al-Mesfer SA, Abboud E, Jabak MH, Mullaney PB. Workup for metastatic retinoblastoma. A review of 261 patients. Ophthalmology. 1997;104(2):307-12.

31. Hurwitz RL, Shields CL, Shields JA, et al. Retinoblastoma. In: Pizzo PA, DG. Poplack (eds.). Principles and practice of pediatric oncology. Philadelphia: Lyppincott Williams & Wilkins; 2002. p.825-46.

32. Reese AB, Ellsworth RM. The evaluation and current concept of retinoblastoma therapy. Trans Am Ophthalmol. Otolaryngol. 1963;67:164-72.

33. Murphree A. Intraocular retinblastoma: the case for a new group classification. Ophthalmol Clin North Am. 2005;18(1):41-53.

34. Chantada G, Doz F, Antoneli CB, Grundy R, Clare Stannard FF, Dunkel IJ, et al. A proposal for an international retinoblastoma staging system. Pediatr Blood Cancer. 2006;47(6):801-5.

35. Gombos DS, Chevez-Barrios P. Current treatment and management of retinoblastoma. Curr Oncol Rep. 2007;9(6):453-8.

36. Friedman DL, Himelstein B, Shields CL, Shields JA, Needle M, Miller D, et al. Chemoreduction and local ophthalmic therapy for intraocular retinoblastoma. J Clin Oncol. 2000;18(1):1-7.

37. Antoneli CB, Ribeiro KC, Steinhorst F Novaes PE, Chojniak MM, Malogolowkin M. Treatment of retinoblastoma patients with chemoreduction plus local therapy: experience of the AC Camargo Hospital, Brazil. J Pediatr Hematol Oncol. 2006;28(6):342-5.

38. Chantada GL, Dunkel IJ, de Dávila MT, Abramson DH. Retinoblastoma patients with high risk ocular pathological features: Who needs adjuvant therapy? Br J Ophthalmol. 2004;88(8):1069-73.

39. Gobin YP, Dunkel IJ, Marr BP, Bordie SE, Abramson D. Intra-arterial chemotherapy for the management of retinoblastoma: four-year experience. Arch Ophthalmol. 2011;129(6):732-7.

40. Peterson EC, Ethammady MS, Quintero-Wolfe S, Murray TG, Aziz-Sultan MA. Selective ophthalmic artery infusion of chemotherapy for advanced intraocular retinoblastoma: initial experience with 17 tumors. J Neurosurg. 2011;114(6):1603-8.

41. Antoneli CBG, Erwenne CM, Steinhorst F. Extraocular retinoblastoma: a ten years experience. Cancer. 2003,98(6):1292-8.

42. Dunkel IJ, Khakoo Y, Kernan NA, Gershon T, Gilheeney S, Lyden DC, et al. Intensive multimodality therapy for patients with stage 4a metastatic retinoblastoma Pediatr Blood Cancer. 2010;55(1):55-9.

43. Paulino AC. Trilateral retinoblastoma: is the location of the intracranial tumor important. Cancer. 1999,86(1):135-41.

44. Antoneli CB, Ribeiro KC, Sakamoto LH, Chojniak MM, Novaes PE, Arias VE. Trilateral retinoblastoma. Pediatr Blood Cancer. 2007;48(3):306-10.

45. Wong FL, Boice JD Jr, Abramson DH, Tarone RE, Kleinerman RA, Stovall M, et al. Cancer incidence after retinoblastoma. Radiation dose and sarcoma risk. JAMA. 1997;278(15):1262-7.

46. Kleinerman RA, Tucker MA, Tarone RE, Abramson DH, Seddon JM, Stovall M, et al. Risk of new cancers after radiotherapy in long-term survivors of retinoblastoma: an extended follow-up. J Clin Oncol. 2005;23(10):2272-9.

9 Hepatoblastoma e hepatocarcinoma

Lilian Maria Cristofani

Após ler este capítulo, você estará apto a:

1. Identificar os principais sinais e sintomas decorrentes das neoplasias hepáticas da infância.
2. Considerar a hipótese diagnóstica de neoplasia hepática em crianças com sinais e sintomas sugestivos dessa doença.
3. Utilizar os métodos adequados para o diagnóstico etiológico e diferencial das neoplasias hepáticas.
4. Encaminhar os pacientes para o tratamento adequado com rapidez.

INTRODUÇÃO

Todas as grandes massas intra-hepáticas que acometem crianças e adolescentes devem ser consideradas potenciais neoplasias malignas, uma vez que tumores sólidos benignos são muito raros[1].

As neoplasias malignas intra-hepáticas mais frequentes são o hepatoblastoma e o hepatocarcinoma, que correspondem a apenas 0,5 a 1,5% dos casos de câncer pediátrico, com uma incidência anual de 0,5 a 1,5 caso por milhão[1,2]. Outras possibilidades diagnósticas incluem metástases ou invasão do fígado por neuroblastoma e nefroblastoma, que, quando situados no espaço sub-hepático direito, podem se estender ao fígado e ser circundados por tecido hepático, dificultando a caracterização precisa da origem do tumor. O rabdomiossarcoma de vias biliares, o angiossarcoma e o tumor rabdoide hepático são tumores malignos ainda mais raros.

As neoplasias benignas hepáticas incluem cistos benignos, hamartomas, pseudotumores e hemangiomas[3]. A Tabela 9.1 mostra as neoplasias primárias hepáticas mais prevalentes conforme a faixa etária pediátrica.

Tabela 9.1 – Distribuição das neoplasias hepáticas primárias conforme a faixa etária e a caracterização histopatológica[3]		
Grupo etário	Tumores malignos	Tumores benignos
Lactentes e pré-escolares	Hepatoblastoma (43%) Tumor rabdoide (< 1%) Tumor de células germinativas (< 1%)	Hemangioma/tumores vasculares (14%) Hamartoma (6%) Teratoma (< 1%)
Escolares e adolescentes	Carcinoma hepatocelular e tumor de células transicionais (23%) Sarcomas (7%)	Adenoma (2%) Hiperplasia nodular focal (2%)

HEPATOBLASTOMA

Epidemiologia

O hepatoblastoma acomete principalmente crianças de 6 meses a 3 anos de idade, com predominância no sexo masculino. Corresponde a 80% das neoplasias malignas do fígado e é a terceira neoplasia abdominal mais frequente na infância, superada apenas pelo neuroblastoma e pelo tumor de Wilms[1,3,4].

Etiologia

É um tumor embrionário originário de células pluripotentes do fígado fetal. A prematuridade e o baixo peso ao nascimento são frequentemente associados ao hepatoblastoma. Há uma incidência aumentada de hepatoblastoma entre portadores da síndrome de polipose familiar e da síndrome de Beckwith-Wiedemann, o que sugere o envolvimento dos cromossomos 5 e 11 no desenvolvimento da neoplasia[5].

Patologia

O hepatoblastoma geralmente se apresenta como uma grande massa multinodular envolta em uma pseudocápsula, mas pode ser composto por lesões multifocais em 15% dos casos[1]. Entre os subtipos histológicos, estão o fetal puro (27%), o embrionário (17 a 30%), o epitelial misto, o mesenquimal/macrotrabecular e o de pequenas células indiferenciadas. O primeiro parece ter um melhor prognóstico, e o último, o pior. O lobo direito é acometido em 60% dos casos, o esquerdo, em 15%, e o tumor é bilateral em 25% dos casos[2,4].

Quadro Clínico

Os sintomas geralmente se caracterizam pela presença de massa abdominal ou hepatomegalia observada ao acaso ou em consulta pediátrica de rotina. Anorexia, perda de peso, desconforto abdominal e anemia podem estar presentes. Icterícia e disfunção hepática são raras. Em alguns casos, o tumor pode apresentar rotura espontânea e causar sangramento intraperitoneal e sinais de abdome agudo e choque hipovolêmico[2,4].

Diagnóstico

Cerca de 80 a 90% dos pacientes apresentam níveis muito elevados de alfafetoproteína sérica ao diagnóstico, o que também pode ser útil na monitoração da resposta terapêutica. Os níveis de alfafetoproteína devem ser interpretados com cautela, porque estão normalmente elevados em recém-nascidos e lactentes de até 6 meses, assim como nos processos de regeneração do tecido hepático. Concomitância de hepatoblastoma e níveis de alfafetoproteína abaixo de 100 ng/mL podem significar prognóstico desfavorável[6]. Em 6% dos meninos pode haver aumento de beta-hCG ou testosterona, causando puberdade precoce. Em alguns casos pode haver alterações da coagulação e trombocitose[3,7].

A ultrassonografia abdominal é útil para a caracterização da massa hepática e de sua localização anatômica e acometimento vascular. Sempre que possível, o emprego da ressonância nuclear magnética é preferível à tomografia computadorizada de abdome, pois permite uma avaliação mais precisa do fígado. A tomografia computadorizada do tórax é mandatória para a caracterização de metástases pulmonares, presentes em cerca de 20% dos casos[8,9] (Figuras 9.1 e 9.2).

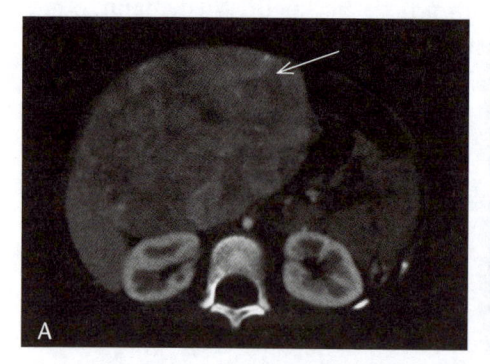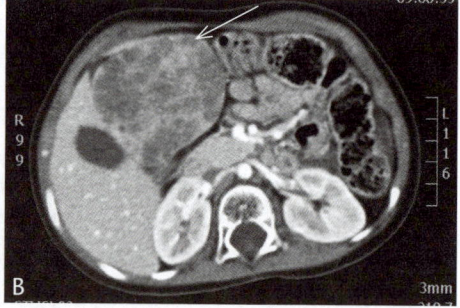

Figura 9.1 Tomografia computadorizada de abdome revelando massa no lobo esquerdo do fígado, compatível com hepatoblastoma pré-quimioterapia (A) e pós-quimioterapia neoadjuvante (B).

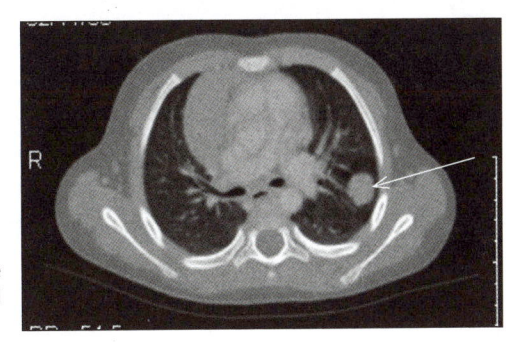

Figura 9.2 Tomografia computadorizada de tórax mostrando nódulo pulmonar compatível com metástase de hepatoblastoma (seta).

O diagnóstico é confirmado por biópsia da lesão. A biópsia deve, preferencialmente, ser feita por punção, com o cuidado de introduzir a agulha por tecido hepático sadio, o qual deverá ser removido na cirurgia definitiva se o diagnóstico de neoplasia maligna se confirmar, evitando-se o implante e a permanência de células neoplásicas no trajeto da punção[2,10].

Estadiamento

Não há um sistema único de estadiamento para o hepatoblastoma. O estadiamento do Grupo de Oncologia Pediátrica (*Children's Oncology Group* – COG), que recomenda abordagem cirúrgica inicial para esses tumores, baseia-se nos achados cirúrgicos, o que é alvo de críticas, uma vez que depende da habilidade do cirurgião (Tabela 9.2)[1,2,7].

Tabela 9.2 – Estadiamento dos hepatoblastomas segundo o Grupo de Oncologia Pediátrica[1,2,7]	
Estádio I	Ressecção completa
Estádio II	Resíduos microscópicos
Estádio III	Resíduos macroscópicos
Estádio IV	Metástases a distância

No recente protocolo AHEP 0731, o COG incluiu também uma classificação de risco para o tratamento[7]:

- Baixo risco: estádios I/II sem fatores biológicos desfavoráveis.
- Risco intermediário: estádio III ou estádios I/II com histologia de pequenas células indiferenciadas.
- Alto risco: estádio IV ou I/II/III com alfafetoproteína < 100 ng/mL ao diagnóstico.

A Sociedade Internacional de Oncologia Pediátrica (SIOP/SIOPEL), cuja estratégia terapêutica inclui quimioterapia pré-operatória, tem um sistema de estadiamento baseado em imagens, denominado PRETEXT (*pretreatment extent of disease*) (Tabela 9.3), que classifica os tumores como de baixo risco (tumor confinado ao fígado, envolvendo no máximo três setores hepáticos e alfafetoproteína > 100 ng/mL), e de alto risco (tumor que envolve os quatro setores hepáticos, ou invasão vascular ou metástases extra-hepáticas ou alfafetoproteína < 100 ng/mL)[6,11-13].

Tabela 9.3 – Classificação PRETEXT – SIOP para estadiamento dos hepatoblastomas[11]

PRETEXT	Definição
I	Uma seção hepática envolvida e três seções adjacentes livres de tumor
II	Uma ou duas seções envolvidas, mas duas seções adjacentes livres
III	Duas ou três seções envolvidas e nenhuma seção adjacente livre
IV	As quatro seções envolvidas

Tratamento

Mais da metade dos pacientes se apresenta com tumores irressecáveis ou metastáticos ao diagnóstico, e cerca de 30% dos pacientes tratados com ressecção cirúrgica completa exclusiva apresentam recaída do tumor. Nos anos 1970, surgiram evidências de que o hepatoblastoma era quimiossensível, com respostas às combinações de ciclofosfamida, vincristina e 5-fluoruracil. Entretanto, o impacto do uso de quimioterapia na sobrevida desses pacientes só foi observado nos anos 1980, com a combinação de cisplatina e doxorrubicina, que aumentou a sobrevida de 30 para 70%. Ainda hoje, a cisplatina é a principal droga usada no tratamento do hepatoblastoma[2,7,11,12].

A quimioterapia promove o desaparecimento das metástases e reduz o volume do tumor em 70 a 90% dos casos, tornando-o ressecável, mais sólido e mais bem delimitado, reduzindo o risco de sangramentos durante a cirurgia e facilitando a ressecção completa com margens livres de neoplasia[1,6,11,12]. Essa é a razão porque alguns grupos, como a SIOP, recomendam que o diagnóstico seja feito por biópsia por punção e, logo a seguir, se inicie a quimioterapia neoadjuvante pré-operatória, deixando-se a cirurgia definitiva para um segundo momento, após 3 a 4 ciclos de tratamento. Pacientes classificados como de baixo risco recebem quimioterapia com cisplatina[11]. Os considerados de alto risco recebem cisplatina, doxorrubicina e carboplatina[12].

O COG recomenda cirurgia inicial quando possível. Não há estudos comparativos entre as duas estratégias, mas a sobrevida global em três anos situa-se entre 62 e 70% para os dois grupos[7]. Recentemente, o COG publicou sua experiência favorável com o uso de cirurgia exclusiva para o tratamento de crianças com hepatoblastoma de padrão fetal puro e totalmente ressecado[14].

No Instituto da Criança, o emprego da combinação de cisplatina e etoposide promoveu 57% de respostas em tumores avançados[15].

O transplante hepático é recomendado para pacientes com tumores irressecáveis. Quer se apresentem como grandes tumores isolados, quer como tumores multifocais, o transplante hepático pode resultar em até 80% de cura. A única contraindicação absoluta do transplante hepático é a persistência de um ou mais sítios de tumor viável extra-hepáticos após a quimioterapia e que não sejam passíveis de ressecção cirúrgica[16].

Pacientes com hepatoblastoma de alto risco devem ser encaminhados para centros de cirurgia de alta complexidade precocemente. Não se recomenda a quimioterapia neoadjuvante muito prolongada nesses casos, sendo 3 ou 4 ciclos o suficiente para uma avaliação de resposta e decisões quanto ao transplante hepático[2,7,10,12,17-19].

HEPATOCARCINOMA

Epidemiologia

O carcinoma hepatocelular é a neoplasia hepática maligna mais frequente em crianças maiores, com pico de incidência entre 12 e 15 anos. Metade das crianças apresentam antecedentes de doença hepática prévia, incluindo galactosemia, tirosinemia, glicogenoses, atresia de vias biliares, hepatite neonatal e hepatites virais, ou seja, processos crônicos que induzem fibrose ou cirrose hepática[3,7,20].

Patologia

O carcinoma hepatocelular em geral é multinodular não capsulado e possui focos de hemorragia. É um tumor epitelial, com morfologia similar à do adulto. É constituído por células neoplásicas semelhantes ao hepatócito, mas com variantes celulares e de padrão de crescimento. Alguns tumores apresentam focos de colangiocarcinoma. Nos casos originados de fígados cirróticos, podem ser observadas lesões precursoras como displasia[2,3,20].

O hepatocarcinoma fibrolamelar acomete adolescentes e adultos jovens e corresponde a 30% dos hepatocarcinomas em indivíduos com idade inferior a 20 anos. Geralmente, apresenta-se como lesão única e circunscrita, heterogênea[21]. Nesse grupo etário, também é descrito um grupo de neoplasias denominado tumor hepático de células transicionais, caracterizado por grandes massas hepáticas, altos níveis de alfafetoproteína e curso muito agressivo[2,7,20].

Quadro Clínico

O quadro clínico é de massa sólida hepática, aumento do volume abdominal e aumento de alfafetoproteína sérica em 50 a 70% dos casos. Embora a cirrose hepática possa causar elevação de alfafetoproteína em decorrência da regeneração hepática, níveis acima de 300 a 500 ng/mL sugerem a presença de hepatocarcinoma. O carcinoma fibrolamelar acomete adolescentes e, geralmente, não causa aumento de alfafetoproteína sérica nem está associado à cirrose[20].

Diagnóstico

Além da ultrassonografia abdominal, a tomografia computadorizada e a ressonância magnética abdominal são úteis para a avaliação da extensão do tumor. O carcinoma hepatocelular frequentemente é multifocal, com número e distribuição variáveis de nódulos neoplásicos, sendo difícil sua identificação quando menores de 1 cm. A tomografia computadorizada de tórax é recomendada para a pesquisa de metástases pulmonares. A cintilografia óssea com tecnécio deve ser feita para a identificação de metástases ósseas, e o PET pode revelar metástases extra-hepáticas[8,9].

Em pacientes portadores de cirrose hepática, o diagnóstico é feito por exames de imagem combinados ao aumento de alfafetoproteína sérica[20].

Tratamento

O carcinoma hepatocelular é, em geral, quimiorresistente, com taxas de cura ao redor de 15%. A ressecção completa de tumores localizados tem perspectivas melhores e deve ser feita sem biópsia prévia. Entretanto, em menos de 20% dos pacientes, pode haver remoção completa do tumor, com margens cirúrgicas livres de pelo menos 1 cm. Os pacientes devem ser encaminhados para centros especializados e avaliados para a realização do transplante hepático. A ultrassonografia intraoperatória é mandatória para determinar os planos de ressecção. Linfonodos do pedículo hepático devem ser removidos. Após a ressecção, em casos de fígado não cirrótico, a sobrevida em 5 anos é de 35 a 51%. A taxa de recidiva é de 20 a 30% no mesmo período, sem grandes mudanças nos últimos anos[2,3,7,16,18].

A radiofrequência ou a injeção intratumoral de etanol podem ser tentadas em tumores de até 3 cm. A quimioembolização pela artéria hepática via femoral tem indicação nos casos em que se aguarda um doador para o transplante hepático ou naqueles cujo objetivo é tornar o tumor ressecável. A combinação utilizada é o lipiodol associado à doxorrubicina. A experiência em crianças é limitada[2,3,7].

A quimioterapia neoadjuvante com doxorrubicina, cisplatina e carboplatina pode promover redução nas dimensões do tumor em 30 a 45% dos casos, porém não se traduz em aumento da taxa de ressecção completa ou da sobrevida[2,11,12].

A experiência com o transplante hepático em crianças com carcinoma hepatocelular irressecável é limitada, com sobrevida em 5 anos variando de 63 a 83%[2]. As indicações seguem os critérios de Milan: no máximo três tumores, cada um com menos de 3 cm, ou um único tumor de até 5 cm de diâmetro e ausência de invasão extra-hepática ou vascular. Existem evidências de que, em crianças sem doença hepática prévia, o transplante hepático pode ter melhores resultados[2].

O uso de agentes antiangiogênicos como o sorafenibe ou a talidomida podem aumentar a sobrevida em casos avançados[2,7,20].

CONCLUSÕES

As neoplasias malignas hepáticas são raras na infância e adolescência. O diagnóstico precoce facilita o tratamento e o transplante hepático pode ser utilizado como medida curativa quando bem indicado.

REFERÊNCIAS BIBLIOGRÁFICAS

1. Finegold MJ, Egler RA, Goss JA, Guillerman RP, Karpen SJ, Krishnamurthy R, et al. Liver tumors: pediatric population. Liver Transpl. 2008;14(11):1545-56.
2. Otte JB. Progress in the surgical treatment of malignant liver tumors in children. Cancer Treat Rev. 2010;36(4):360-71.
3. Meyers RL. Tumors of the liver in children. Surg Oncol. 2007;16(3):195-203.
4. Roebuck DJ, Perilongo G. Hepatoblastoma: an oncological review. Pediatr Radiol. 2006;36(3):183-6.
5. Tan TY, Amor DJ. Tumour surveillance in Beckwith-Wiedemann syndrome and hemihyperplasia: a critical review of the evidence and suggested guidelines for local practice. J Paediatr Child Health. 2006;42(9):486-90.
6. De Ioris M, Brugieres L, Zimmermann A, Keeling J, Brock P, Maibach R, et al. Hepatoblastoma with a low serum alpha-fetoprotein level at diagnosis: the SIOPEL group experience. Eur J Cancer. 2008;44(4):545-50.
7. Gupta AA, Gerstle JT, Ng V, Wong A, Fecteau A, Malogolowkin MH, et al. Critical review of controversial issues in the management of advanced pediatric liver tumors. Pediatr Blood Cancer. 2010 Dec 1. [Epub ahead of print]
8. Rasalkar DD, Chu WC, Cheng FW, Hui SK, Ling SC, Li CK. A pictorial review of imaging of abdominal tumours in adolescence. Pediatr Radiol. 2010;40(9):1552-61.
9. Chung EM, Lattin GE Jr, Cube R, Lewis RB, Marichal-Hernández C, Shawhan R, et al. Continuing Medical Education: AFIP Archives: From the Archives of the AFIP: Pediatric Liver Masses: Radiologic-Pathologic Correlation Part 2. Malignant Tumors. Radiographics. 2011;31(2):483-507.
10. Czauderna P, Otte JB, Roebuck DJ, von Schweinitz D, Plaschkes J. Surgical treatment of hepatoblastoma in children. Pediatr Radiol. 2006;36(3):187-91.
11. Perilongo G, Maibach R, Shafford E, Brugieres L, Brock P, Morland B, et al. Cisplatin versus cisplatin plus doxorubicin for standard-risk hepatoblastoma. N Engl J Med. 2009;361(17):1662-70.

12. Zsíros J, Maibach R, Shafford E, Brugieres L, Brock P, Czauderna P, et al. Successful treatment of childhood high-risk hepatoblastoma with dose-intensive multiagent chemotherapy and surgery: final results of the SIOPEL-3HR study. J Clin Oncol. 2010;28(15):2584-90.

13. Aronson DC, Schnater JM, Staalman CR, Weverling GJ, Plaschkes J, Perilongo G, et al. Predictive value of the pretreatment extent of disease system in hepatoblastoma: results from the International Society of Pediatric Oncology Liver Tumor Study Group SIOPEL-1 study. J Clin Oncol. 2005;23(6):1245-52.

14. Malogolowkin MH, Katzenstein HM, Meyers RL, Krailo MD, Rowland JM, Haas J, et al. Complete surgical resection is curative for children with hepatoblastoma with pure fetal histology: a report from the Children's Oncology Group. J Clin Oncol. 2011;29(24):3301-6.

15. Carvalho B, Cristofani LM, Zamperlini Netto G, Barros DH, Teixeira RAP, Almeida MTA, et al. Cisplatinum plus etoposide for the treatment of children with hepatoblastoma. Pediatric Blood and Cancer; 2008. p.146-6.

16. Stringer MD. The role of liver transplantation in the management of paediatric liver tumours. Ann R Coll Surg Engl. 2007;89(1):12-21.

17. Malek MM, Shah SR, Atri P, Paredes JL, DiCicco LA, Sindhi R, et al. Review of outcomes of primary liver cancers in children: our institutional experience with resection and transplantation. Surgery. 2010;148(4):778-82.

18. Tannuri AC, Tannuri U, Gibelli NE, Romão RL. Surgical treatment of hepatic tumors in children: lessons learned from liver transplantation. J Pediatr Surg. 2009;44(11):2083-7.

19. Beaunoyer M, Vanatta JM, Ogihara M, Strichartz D, Dahl G, Berquist WE, et al. Outcomes of transplantation in children with primary hepatic malignancy. Pediatr Transplant. 2007;11(6):655-60.

20. Yang JD, Roberts LR. Epidemiology and management of hepatocellular carcinoma. Infect Dis Clin North Am. 2010;24(4):899-919.

21. Ward SC, Waxman S. Fibrolamellar carcinoma: a review with focus on genetics and comparison to other malignant primary liver tumors. Semin Liver Dis. 2011;31(1):61-70.

Tumores do sistema nervoso central

Tumores infratentoriais 10

Alessandra Milani Prandini de Azambuja
Nasjla Saba Silva

> **Após ler este capítulo, você estará apto a:**
> 1. Definir quais são os principais tumores infratentoriais.
> 2. Descrever as formas de apresentação e diagnóstico desses tumores.
> 3. Relatar as principais modalidades terapêuticas.

INTRODUÇÃO

Os tumores do sistema nervoso central (SNC) correspondem a 20% das neoplasias na infância, sendo o principal grupo de tumores sólidos. Os sinais e os sintomas estão relacionados à localização, à idade do paciente, ao crescimento tumoral e à histologia[1].

Algumas síndromes apresentam maior incidência de tais tumores[2]:

- Neurofibromatose tipo 1: gliomas do nervo óptico e outros gliomas.
- Esclerose tuberosa: astrocitoma subependimário de células gigantes.
- Síndrome de Li-Fraumeni: astrocitomas, meduloblastoma e carcinoma do plexo coroide.
- Síndrome de Gorlin e síndrome de Turcot: maior incidência de meduloblastoma.

Aproximadamente 50 a 60% dos pacientes apresentam tumores localizados na fossa posterior, os quais compreendem principalmente os descritos na Tabela 10.1.

Tabela 10.1 – Tumores infratentoriais[2]	
Tumor	Incidência
Meduloblastoma	30 a 35%
Astrocitoma cerebelar	20 a 30%
Glioma difuso do tronco cerebral	15 a 20%
Ependimoma	10 a 15%
Tumor teratoide-rabdoide atípico	< 5%

MEDULOBLASTOMA

Meduloblastoma (MB) é o tumor maligno de SNC mais comum da infância. Tem uma distribuição bimodal, isto é, com pico de incidência entre 3 e 4 anos e 8 e 9 anos de idade[3], além de predomínio no sexo masculino (1,4/1).

Etiopatogenia

O meduloblastoma é um tumor embrionário originário de uma célula primitiva neuroectodérmica do cerebelo das duas zonas cerebelares germinais: a zona ventricular, que forma a fronteira mais interior do cerebelo ou a camada germinal, que reveste a parte externa deste.

Na histologia, se apresenta como um tumor de células pequenas redondas e azuis (coloração HE), que pode apresentar disseminação para todo o SNC. Compreende um grupo de diferentes tipos histológicos, entre eles[4]:

■ Desmoplásico/nodular, originado na camada externa granular e associado à via de ativação *sonic hedgehog* (SHH) e perda de heterozigose do cromossomo 9q22.
■ Clássico, que expressa células mais primitivas da zona ventricular.
■ Anaplásico, com figuras mitóticas e apoptóticas e pior resposta ao tratamento.
■ Células grandes que também exibem anaplasia e apresentam alteração em várias vias de ativação que incluem a mutação p53 e do gene retinoblastoma (Rb), além da amplificação do proto-oncogene *c-myc e* isocromossomo 17q.

O aumento da expressão do receptor de tirosinoquinase e erb-B2 (gene da classe I do receptor de tirosinoquinase) acontece em cerca de 40% dos meduloblastomas e está associado a pior prognóstico. O aumento da expressão do receptor de neurotrofin-3 (trkC) que regula a proliferação, diferenciação e morte celular está associado a maior sobrevida[1,4].

Essas e várias outras alterações biológicas ajudam a compreender a evolução da doença e otimizar seu tratamento com propostas menos tóxicas e mais eficazes.

Quadro Clínico

A extensão local e a infiltração do quarto ventrículo e do ângulo cerebelo-pontino estão associadas à sintomatologia. Sinais de hidrocefalia obstrutiva e disfunção cerebelar são os mais comuns.

Em crianças com fontanelas abertas, há aumento do perímetro cefálico. Sintomas como cefaleia, vômito, letargia e irritabilidade são menos comuns.

O exame de fundo de olho pode mostrar edema de papila e deve ser realizado em todas as crianças com sinais e sintomas que sugiram hipertensão intracraniana.

Diagnóstico e Estadiamento

O diagnóstico e estadiamento baseiam-se no quadro clínico do paciente e podem ser inicialmente avaliados pela tomografia computadorizada, que mostra lesão localizada no cerebelo e muitas vezes hidrocefalia. A ressonância nuclear magnética, com e sem gadolínio, de crânio, coluna cervical, torácica e lombossacra, é importante para melhor avaliação do comprometimento local e da presença de doença metastática. O estadiamento ideal deve ser realizado no pré-operatório. Quando não for possível, deve ser realizado dentro de 14 a 21 dias do pós-operatório.

A punção lombar pré-operatória para coleta e análise citológica do liquor (que nem sempre pode ser realizada por causa da hipertensão intracraniana) é mais fidedigna que a obtida no pós-operatório, pelo risco de falso-positivo. É essencial a coleta liquórica, pois 30% das crianças apresentam liquor infiltrado ao diagnóstico[5].

Após a cirurgia, os pacientes maiores de 3 anos de idade são estratificados em dois grupos, nos quais será baseado o tratamento[6] (Tabela 10.2):

- Baixo risco: pacientes com ressecção completa do tumor ou resíduo tumoral menor que 1,5 cm^2 no sítio primário e sem evidência de doença metastática.
- Alto risco: pacientes com resíduo tumoral maior que 1,5 cm^2 no sítio primário e/ou com evidência de doença metastática.

Tabela 10.2 – Estratificação de risco baseada na ressecção, histologia e biologia tumoral[6]

	Baixo risco	Alto risco
Extensão do tumor	Localizado	Disseminado
Ressecção	Total ou resíduo < 1,5 cm^2	Parcial, com resíduo maior que 1,5 cm^2
Histologia	Clássica Desmoplásica ou nodular	Anaplásica Anaplásica de grandes células
Biologia tumoral	Vias SHH, WNT Expressão do receptor de neurotrofina-3	Amplificação do n-myc e c-myc Aumento da expressão erb-B2

A terceira estratificação é usada para pacientes menores de 3 anos de idade, que geralmente apresentam prognóstico pior decorrente da maior incidência de doença metastática ao diagnóstico, da presença de tumores parcialmente ressecados e do fato de não receberem radioterapia cranioespinal.

O estadiamento dos tumores está mudando dramaticamente em razão do avanço da biologia molecular. Achados de genética molecular, como receptor de neurotropin-3, MYC, Erb-B2, betacatenina, survivina e p53, são associados ao prognóstico[7].

Tratamento

A abordagem inicial é a cirurgia com o objetivo de obter uma ressecção completa do tumor com preservação neurológica. Como o tumor surge no cerebelo e normalmente atinge grandes dimensões obstruindo a circulação do liquor através do aqueduto de Sylvius e forames de Luschka e de Magendie, o quadro clínico inicial é de hipertensão intracraniana, podendo ser necessárias derivação ventriculo-peritoneal, derivação externa ou ainda terceiro-ventriculostomia para diminuir a hidrocefalia antes da ressecção do tumor[7].

O mutismo cerebelar é uma síndrome associada à ressecção de tumores da fossa posterior e é mais comum no meduloblastoma. O mutismo desenvolve-se de 28 a 72 horas após a ressecção cirúrgica e pode persistir por semanas ou meses. O quadro clínico é de dismetria, hipotonia, disfagia, hemiparesia e distúrbio da fala. O mecanismo neurofisiológico provável é secundário ao distúrbio bilateral do núcleo dentado e suas vias eferentes[5,7].

A radioterapia é parte importante no tratamento do meduloblastoma, sendo planejada para todo o crânio e canal raquiano, com reforço de dose na fossa posterior. A radioterapia em pacientes abaixo dos 3 anos de idade é postergada pela morbidade neurológica severa.

A quimioterapia é fundamental no planejamento terapêutico do paciente portador de meduloblastoma. Uma das funções da quimioterapia é retardar ou mesmo evitar a radioterapia. A quimioterapia pode curar o paciente com ressecção total e sem disseminação ao diagnóstico.

O tratamento dos pacientes portadores de meduloblastoma está baseado em três marcadores prognósticos consistentes: idade ao diagnóstico, extensão do resíduo pós-operatório e presença de metástases tumorais[5,7] (Figura 10.2).

A sobrevida em 5 anos dos pacientes portadores de meduloblastoma de baixo risco atualmente é de 80%[6,8]. O protocolo de tratamento do Grupo de Oncologia Pediátrica (*Childrens' Oncology Group*) preconizou a radioterapia 23,4 Gy crânio e canal raquiano, um reforço de dose de 55,8 Gy no tumor primário e vincristina

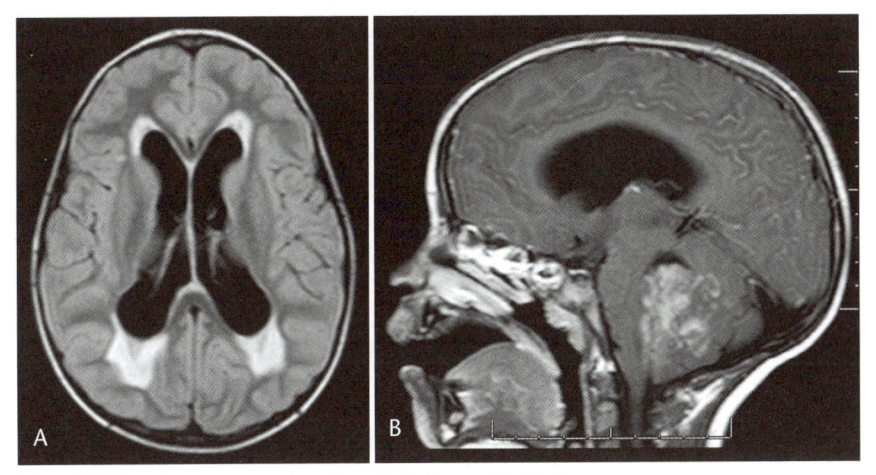

Figura 10.1 A: tumor causando hidrocefalia; B: meduloblastoma.

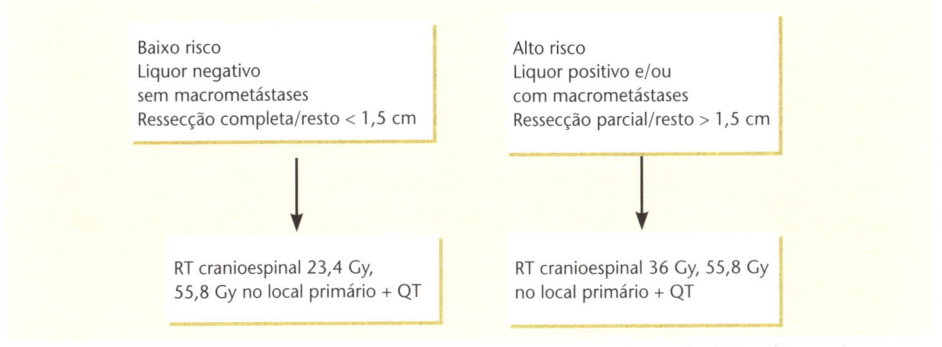

Figura 10.2 Estratificação dos pacientes conforme o risco. QT: quimioterapia; RT: radioterapia.

semanal durante a radioterapia. Após a radioterapia, fez uso de quimioterapia com cisplatina, ciclofosfamida/lomustina (CCNU) e vincristina. Esse regime é atualmente o mais usado e mostrou que a quimioterapia adjuvante após a radioterapia tem resultados superiores à neoadjuvante[6,9].

O meduloblastoma de alto risco tem sido tratado com radioterapia de 36 Gy crânio/canal raquiano e reforço de dose na fossa posterior; em alguns protocolos, o reforço de dose é aplicado no local de doença macroscópica[10]. O prognóstico é inferior ao de baixo risco, mas alguns trabalhos têm relatado uma sobrevida de 3 a 5 anos em 70% dos casos, usando intensificação com ciclofosfamida associada a cisplatina e vincristina e resgate de células[8,9].

As crianças menores de 3 anos de idade têm sido tratadas com variados protocolos de quimioterapia e intensidades diferentes de doses, até mesmo altas doses

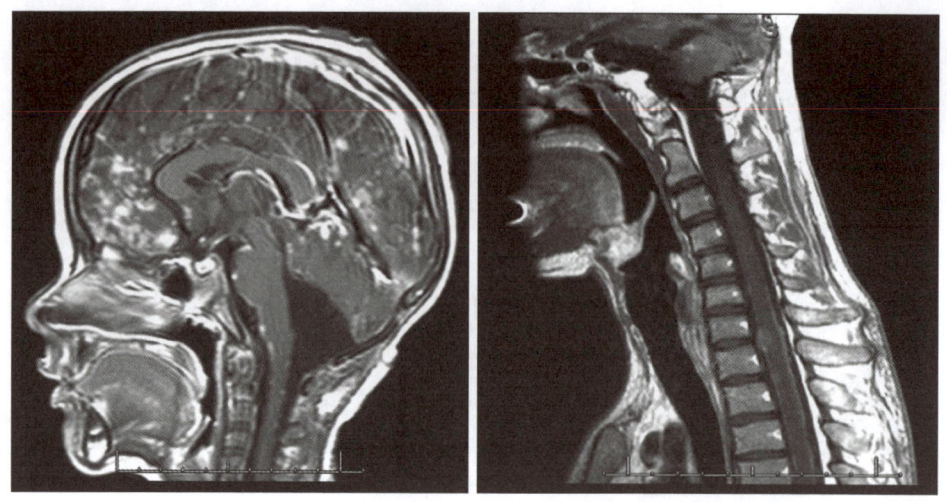

Figura 10.3 Meduloblastoma de alto risco com metástases no cérebro e na coluna.

com suporte de células-tronco (transplante de medula óssea autólogo) após a cirurgia, para evitar o uso da radioterapia e seus efeitos tardios. A sobrevida em 5 anos relatada na literatura varia de 30 a 50%[11-13].

Quando se separa os pacientes portadores de meduloblastoma menores de 3 anos pela histologia, pelo subtipo desmoplásico/nodular e pela extensa modularidade, o resultado é muito melhor. O tratamento com quimioterapia após a cirurgia apresenta sobrevida livre de doença em 5 anos superior a 80% nesses pacientes, enquanto nos portadores de histologia clássica a sobrevida é de 34%[13].

ASTROCITOMA CEREBELAR

Os astrocitomas são os tumores mais frequentes do SNC. Na sua localização cerebelar, correspondem a 20 a 35% dos tumores pediátricos da fossa posterior[14].

Patologia e Biologia

O tipo histológico mais comum é o astrocitoma pilocítico, que representa dois terços dos gliomas de baixo grau, e, em menor frequência, o astrocitoma fibrilar. De forma mais rara, ocorrem os oligodendrogliomas, oligoastrocitomas e gangliogliomas.

A neurofibromatose tipo 1 está relacionada à presença de tumores intracranianos, e 5% dos pacientes desenvolvem astrocitoma pilocítico cerebelar[15].

Na classificação da Organização Mundial de Saúde (OMS)[2,14] para os tumores de SNC, o astrocitoma cerebelar é dividido em quatro graus.

Tabela 10.3 – Classificação da OMS para astrocitomas[14]

OMS	Nome	Histologia	Citogenética
I	Pilocítico	Células bifásicas, bipolares e multipolares entre fibras e raras mitoses	NF1
II	Difuso	Celularidade moderada com atipia e raras mitoses	Mutação do p53, perda alélica dos cromossomos 10 e 19 Amplificação PDGF
III*	Anaplásico		Mutação p53 Amplificação EGFR Alterações nos cromossomos 1, 9, 17, 22
IV*	Glioblastoma multiforme		Mutação p53 Amplificação EGFR Alterações nos cromossomos 1, 9, 17, 22

* Os graus III e IV são raros em crianças e têm comportamento agressivo. EGFR: receptor do fator de crescimento epidérmico; OMS: Organização Mundial de Saúde; PDGF: fator de crescimento derivado das plaquetas.

Quadro Clínico e Estadiamento

Os principais sinais e sintomas são moderados e inespecíficos, correspondendo à compressão de tecidos adjacentes pelo seu crescimento lento. Cefaleia e vômito são sintomas encontrados em 60 a 85% dos pacientes[14].

A tomografia computadorizada e a ressonância nuclear magnética com gadolínio são os exames de imagem mais utilizados para o diagnóstico desse tumor, sendo a ressonância o procedimento ideal para planejamento cirúrgico. Em 30 a 50% dos casos, a imagem mostra uma lesão sólido-cística em um dos hemisférios cerebelares; a parede do nódulo capta o contraste intensa e uniformemente. Na espectroscopia, há aumento da colina/N-acetil-aspartato e lactato no astrocitoma pilocítico quando comparado ao tecido cerebral e outros tumores[14].

Tratamento

O tratamento preconizado é a ressecção total do tumor com preservação neurológica. Por estar localizado no cerebelo, a cirurgia pode ser realizada com ressecção completa. Em 30% dos pacientes reoperados, a ressecção é total, já os outros 70% ainda apresentam resíduo tumoral que pode ser observado e acompanhado por exames de imagem. O impacto da histologia é importante para progressão da doença, sendo que os astrocitomas pilocíticos apresentam uma sobrevida livre de progressão em 5 anos de 85%, enquanto outros subtipos difusos (características histológicas malignas) chegam a menos de 52%[2,14].

Os astrocitomas fibrilares apresentam maior chance de recaída, e a cirurgia deve ser sempre tentada antes de outra terapia adjuvante.

A radioterapia pode ser empregada em situações restritas nos pacientes acima de 3 anos de idade, na dose de 30 a 54 Gy, bem como a radiocirurgia em doença residual localizada.

A quimioterapia tem aplicabilidade extremamente restrita nesse tipo de tumor, de comportamento benigno no cerebelo, mas a terapia adjuvante em tumores progressivos e irressecáveis tem sido empregada. A clássica combinação de carboplatina e vincristina foi descrita em trabalhos de Packer[15] com resposta desde parcial a completa e tem sido o esquema terapêutico mais usado em gliomas de baixo grau.

Atualmente, inibidores de tirosinoquinase, como mesilato de imatinib, PDGFR (receptores de fator de crescimento derivados de plaqueta – PDGFR-alfa e PDGFR-beta) e VEGF (fator do crescimento endotelial vascular), estão sendo empregados com melhora da sobrevida[16].

EPENDIMOMAS

Os ependimomas correspondem a 5 a 10% dos tumores do SNC, e mais de 70% deles ocorrem na região infratentorial, próximo à linha ependimal do sistema ventricular, levando a alterações de pares cranianos (principalmente o sexto e sétimo pares) e hidrocefalia[14]. Muitas vezes se estendem ao espaço subaracnoide e algumas vezes invadem a medula espinal. Raramente ocorrem em outras áreas do parênquima cerebral ou fora do SNC.

Entre 7 e 15% dos pacientes apresentam doença metastática ao diagnóstico.

A média de idade ao diagnóstico é de 5 anos, sendo igual a incidência entre os sexos[17].

Patologia e Biologia

A etiologia dos ependimomas ainda é obscura, mas a ação do poliomavírus e do *Simian* vírus 40 (SV 40) na oncogênese tem sido estudada.

Pacientes com neurofibromatose tipo 2 (NF2) podem desenvolver ependimomas intramedulares, e as mutações da NF2 são encontradas em 25 a 70% dos pacientes com tumor medular esporádico.

A classificação da OMS divide os tumores ependimários em subtipos histológicos[2,14] (Tabela 10.4).

As alterações cromossômicas ocorrem em mais de 50% dos tumores e estão associadas a perdas dos cromossomos 22, 16, 20q e ao ganho de material no cromossomo 1q[14].

Tabela 10.4 – Classificação da OMS para ependimomas[14]

Nome	OMS	Características
Ependimoma mixopapilar	I	Localizados na cauda equina, originados no filamento terminal
Subependimoma	I	Raro e localizado na parede do ventrículo. Crescimento lento, com áreas de calcificação, hemorragia e cística
Ependimoma	II	Bem delimitados; a histologia mostra atipia nuclear, áreas de necrose e calcificação. Três subtipos são descritos: ependimoma celular, papilar e de células claras
Ependimoma anaplásico	III	Muitas figuras de mitose, alta celularidade e atipia nuclear

OMS: Organização Mundial de Saúde.

Quadro Clínico e Estadiamento

Os ependimomas apresentam localização intracraniana, e as lesões supratentoriais localizam-se próximas aos ventrículos laterais. Os mais comuns estão na região infratentorial e tipicamente são vistos no quarto ventrículo, invadindo estruturas adjacentes e estendendo-se ao aqueduto de Sylvius, forames de Magendie e Luschka até a medula cervical. Os sinais e sintomas estão normalmente relacionados a hidrocefalia, com cefaleia, vômito e ataxia. A infiltração dos nervos cranianos e canal medular leva a paralisia, torcicolo e meningismo[18].

O diagnóstico baseia-se na história do paciente, no exame físico, na ressonância nuclear magnética de crânio e coluna pré-ressecção cirúrgica e na coleta de liquor. Quanto aos aspectos imaginológicos, apresentam-se como lesões periventriculares, com áreas de calcificação com hipossinal em T1 e hipersinal em T2. Quando acometem a medula vertebral, as lesões geralmente são difusas e apresentam captação de contraste homogênea.

Tratamento

O tratamento inicial consiste na ressecção cirúrgica total ou parcial e no restabelecimento da circulação liquórica[19]. Os pacientes com ressecção total do tumor apresentam melhor prognóstico, porém esse tipo de cirurgia pode ser de difícil execução pelo risco de lesões de nervos cranianos e estruturas adjacentes. A sobrevida global em crianças é de 50 a 60%, sendo pior nos pacientes abaixo de 1 ano de idade. Pacientes submetidos à ressecções parciais apresentam sobrevida livre de progressão de 30 a 50% quando submetidos à terapias adjuvantes como radioterapia seguida de cirurgia *second look*[14,17].

A radioterapia é considerada a principal terapia adjuvante para esse tipo de neoplasia, porém a idade do paciente (abaixo de 3 anos) é o fator limitante para tal emprego. Técnicas que aplicam radioterapia conformada com margens seguras têm sido descritas com respostas favoráveis.

A irradiação cranioespinal profilática não é usada em doença não disseminada, pois a recorrência normalmente é localizada.

O uso de quimioterapia adjuvante tem seu papel controverso no ependimoma. Não se mostrou efetiva em doenças disseminadas, mas houve um controle em resíduos microscópicos. A combinação de derivados de platina e nitrosureias obteve 60% de resposta[20].

TUMOR TERATOIDE RABDOIDE ATÍPICO

O tumor teratoide rabdoide (AT/RT) é uma neoplasia rara e extremamente agressiva que acomete lactentes e crianças jovens.

Packer et al. relataram que 1 entre 4 tumores embrionários em crianças menores de 3 anos de idade correspondia ao tumor teratoide rabdoide atípico. A incidência é maior entre meninos, representando 1,5:1[14].

Morfologicamente, as células rabdoides são ovaladas, com tamanho médio, núcleo ecêntrico e nucléolos proeminentes, citoplasma granular e muitas figuras de mitose.

Deleções do cromossomo 22 e mutações envolvendo hSNF5/INI1 (gene de supressão tumoral localizado no cromossomo 22q11,2) são encontradas em mais de 90% dos pacientes e transmitidas de forma autossômica dominante com penetrância incompleta[14].

Quadro Clínico e Tratamento

O tumor teratoide rabdoide acomete principalmente o SNC e os rins, podendo ser sincrônico ou metastático. Na sua forma rabdoide, o acometimento é renal na maioria dos casos. Apresenta crescimento rápido e prognóstico desfavorável, apesar da utilização de esquemas quimioterápicos agressivos e radioterapia precoce[21].

Várias modalidades de tratamento foram aplicadas com sucesso parcial, sendo a média de sobrevida de 8,5 a 16,7 meses[21,22]. A cirurgia de ressecção total ou subtotal é muito importante, mas é dificultada pela idade dos pacientes e pela disseminação meníngea, que ocorre em 15 a 40% dos pacientes[22] (Figura 10.5).

As principais propostas de tratamento empregam a cirurgia e a quimioterapia com múltiplas drogas, como ciclofosfamida, cisplatina, vincristina e etoposido, além da radioterapia precoce[14].

Apesar do prognóstico desfavorável dessa neoplasia, o uso de agentes alquilantes em altas doses, seguido de resgate de células-tronco hematopoiéticas, pode ser benéfico, com possível impacto na sobrevivência a longo prazo.

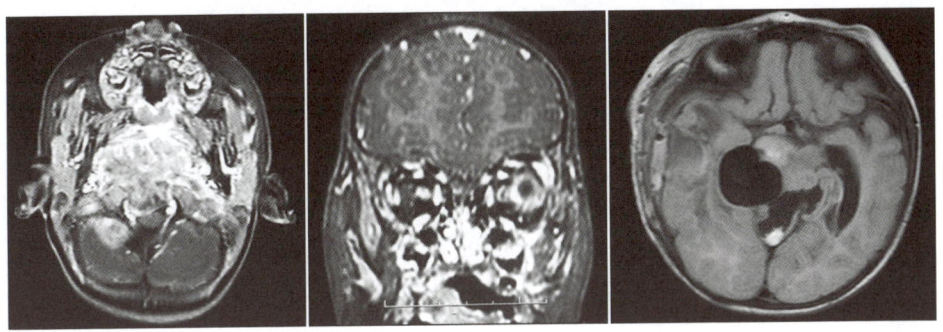

Figura 10.4 Paciente com tumor teratoide rabdoide atípico.

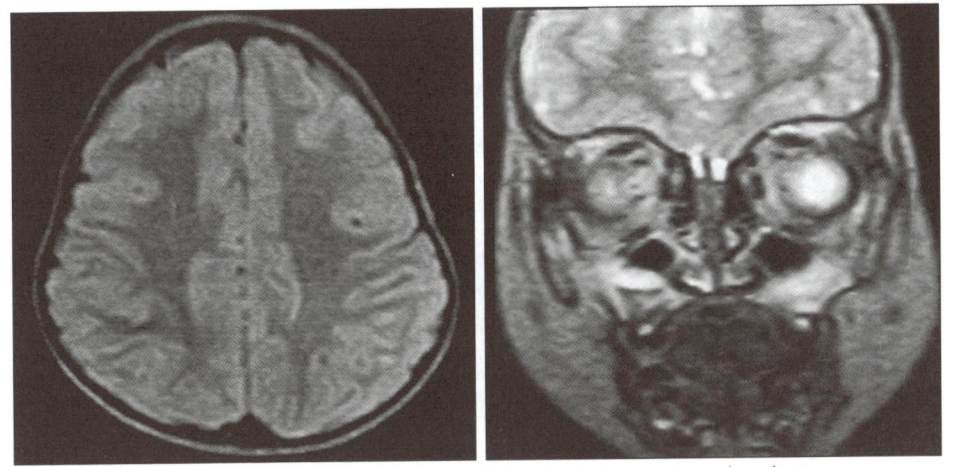

Figura 10.5 Paciente da Figura 10.4 após tratamento com quimioterapia em altas doses.

CONCLUSÕES

Os principais tumores infratentoriais compreendem: meduloblastoma, astrocitoma, ependimoma e tumor teratoide rabdoide.

Os sinais e sintomas estão relacionados à extensão local e à infiltração do quarto ventrículo e do ângulo cerebelo-pontino. Sinais de hidrocefalia obstrutiva e disfunção cerebelar são os mais comuns.

O tratamento baseia-se na ressecção cirúrgica. O emprego de quimioterapia e radioterapia envolvendo crânio e eixo está relacionado ao tipo histológico, à idade do paciente e à porcentagem de ressecção tumoral.

Nos últimos anos, muitos progressos foram realizados no diagnóstico e no tratamento das crianças portadoras de tumores. Provavelmente, o maior progresso foi o obtido na classificação da biologia molecular.

Nos pacientes com ependimomas, dois terços estão localizados na fossa posterior e representam doença localizada, sendo a ressecção cirúrgica completa o principal tratamento, assim como nos astrocitomas de baixo grau.

Nos pacientes com meduloblastoma, o uso da quimioterapia tem importante papel terapêutico. Além do estadiamento usual e da classificação histológica, a biologia molecular será incluída na estratificação do risco, por meio de marcadores biológicos como receptor de neurotropina, MYC, ErbB2 e B-catenina.

Terapia-alvo poderá ser aplicada a curto prazo, pelo conhecimento das vias de formação dos tumores[3].

REFERÊNCIAS BIBLIOGRÁFICAS

1. Gilbertson RJ. Medulloblastoma: signalling a change in treatment. Lancet Oncol. 2004;5(4):209-18.
2. Louis DN, Ohgaki H, Wiestler OD, Cavenee WK. WHO Classification of Tumors of the Nervous System. Lyon: IARC Press; 2007.
3. Northcott PA, Korshunov A, Witt H, Hielscher T, Eberhart CG, Mack S, et al. Medulloblastoma comprises four distinct molecular variants. J Clin Oncol. 2011;29(11):1408-14.
4. Packer RJ, Cogen P, Vezina G, Rorke LB. Medulloblastoma: clinical and biologic aspects. Neuro Oncol. 1999;1(3):232-50.
5. Massimino M, Giangaspero F, Garré ML, Gandola L, Poggi G, Biassoni V, et al. Childhood medulloblastoma. Crit Rev Oncol/Hematol. Crit Rev Oncol Hematol. 2011;79(1):65-83.
6. Packer RJ, Gajjar A, Vezina G, Rorke-Adans L, Burger PC, Robertson PL, et al. Phase III study of craniospinal radiation therapy followed by adjuvant chemotherapy for newly diagnosed average-risk medulloblastoma. J Clin Oncol. 2006;24(55):4202-8.
7. Crawford JR, MacDonald TJ, Parcker RJ. Medulloblastoma in childhood: new biological advances. Lancet Neurol. 2007;6(12):1073-85.
8. Gajjar A, Chintagumpala M, Ashley D, Kellie S, Kun LE, Merchant TE, et al. Risk-adapted craniospinal radiotherapy followed by high-dose chemotherapy and stem-cell rescue in children with newly diagnosed medulloblastoma (St. Jude Medulloblastoma-96): long-term results from a prospective, multicentre trial. Lancet Oncol. 2006;7(10):813-20.
9. Von Hoff K, Hinkes B, Gerber NU, Deinlein F, Mittler U, Urban C, et al. Long-term outcome and clinical prognostic factors in children with medulloblastoma treated in the prospective randomised multicentre trial HIT'91. Eur J Cancer. 2009;45(7):1209-17.
10. Gandola L, Massimino M, Cefalo G, Solero C, Spreafico F, Pecori E, et al. Hyperfractionated accelerated radiotherapy in the Milan strategy for metastatic medulloblastoma. J Clin Oncol. 2009;27(4):566-71.
11. Leary SE, Zhou T, Holmes E, Geyer JR, Miller DC. Histology predicts a favorable outcome in young children with desmoplastic medulloblastoma. A report from Children's Oncology Group. Cancer. 2011;117(14):3262-7.
12. Grill J, Sainte-Rose C, Jouvet A, Gentet JC, Lejars O, Frappaz D, et al.; French Society of Paediatric Oncology (SFOP). Treatment of medulloblastoma with postoperative chemotherapy alone: an SFOP prospective trial in young children. Lancet Oncol. 2005;6(8):573-80.
13. Rutkowski S, Gerber NU, von Hoff K, Gnekow A, Bode U, Graf N, et al. for the German Pediatric Brain Tumor Study Group. Treatment of early childhood medulloblastoma by postoperative chemotherapy and deferred radiotherapy. Neuro-Oncoly. 2009;11(2):201-1.
14. Gupta N, Banerjee A, Haas-kogan D. Pediatric CNS tumors. Berlin: Springer-Verlag; 2004. p.65-101.

15. Packer RJ, MacDonald TJ, Vezina G. Central nervous system tumors. Pediatr Clin North Am. 2008;55(1):121-45.

16. MacDonald TJ, Rood BR, Santi MR, Vezina G, Bingaman K, Cogen PH, et al. Advances in the diagnosis, molecular genetics and treatment of pediatric embryonal CNS tumors. Oncologist. 2003;8(2):174-86.

17. Grill J, Pascal C, Chantal K. Childhood ependymoma: a systematic review of treatment options and strategies. Paediatr Drugs. 2003;5(8):443-8.

18. Chen CJ, Tseng YC, Hsu HL, Jung SM. Imaging predictors of intracranial ependymomas. J Comput Assist Tomogr. 2004;28(3):407-13.

19. Doxey D, Bruce D, Sklar F, Swift D, Shapiro K. Posterior fossa syndrome: identifiable risk factors and irreversible complications. Pediatr Neurosurg. 1999;31(3):131-6.

20. Evans AE, Anderson JR, Lefkowitz-Boudreaux IB, Finlay JL. Adjuvant chemotherapy of childhood posterior fossa ependymoma: cranio-spinal irradiation with or without adjuvant CCNU, vincristine and prednisone: a Children Cancer Group Study. Med Pediatr Oncol. 1996;27(1):8-14.

21. Gardner SL, Asgharzadeh S, Green A, Horn B, McCowage G, Finlay J. Intensive induction chemotherapy followed by high dose chemotherapy with autologous hematopoietic progenitor cell rescue in young children newly diagnosed with central nervous system atypical teratoid rhabdoid tumors. Pediatr Blood Cancer. 2008;51(2):235-40.

22. Packer RJ, Biegel JA, Blaney S, Finlay J, Geyer JR, Heideman R, et al. Atypical teratoid/rhabdoid tumor of the central nervous system: report on workshop. J Pediatr Hematol Oncol. 2002;24(5):337-42.

11 | Tumores supratentoriais na infância

Adriana Ávila de Espíndola
Lilian Maria Cristofani

Após ler este capítulo, você estará apto a:

1. Identificar os principais tumores do compartimento supratentorial.
2. Descrever as principais histologias dos tumores do sistema nervoso central e os seus estadiamentos.
3. Reconhecer o quadro clínico que cada tumor pode causar, dependendo de sua localização.
4. Descrever as terapias utilizadas nos tratamento dos tumores do sistema nervoso central.

INTRODUÇÃO

Os tumores primários do sistema nervoso central (SNC) são a segunda forma mais comum de neoplasia nas crianças, após as leucemias.

Estima-se que ocorram, no mundo, 40.000 novos casos de tumores do SNC e, nos Estados Unidos, entre 2.500 e 3.000 casos novos ao ano.

Nas últimas décadas houve aumento no diagnóstico dos tumores do SNC, principalmente dos gliomas de baixo grau e de crescimento lento. Esse aumento na incidência deve-se, principalmente, à melhora dos métodos de diagnósticos por imagem, com o surgimento da tomografia computadorizada a partir da década de 1970 e, posteriormente, da ressonância magnética.

Apesar do aumento na incidência dos tumores do SNC, houve uma queda acentuada nas taxas de morbidade e mortalidade. Essa diminuição deve-se ao aperfeiçoamento dos métodos de diagnóstico, que permitem a detecção mais precoce da doença, e dos métodos terapêuticos, tanto cirúrgicos como das terapias adjuvantes (quimioterapia e radioterapia)[1-3].

Neste capítulo, serão abordados os tumores supratentoriais, que são aqueles localizados acima do tentório do cerebelo.

ETIOLOGIA

A etiologia da maioria dos tumores do SNC permanece incerta, sendo sua origem multifatorial.

As únicas causas etiológicas conhecidas são algumas doenças genéticas e os tumores radioinduzidos (são tumores secundários que aparecem após o tratamento com radioterapia).

Algumas síndromes genéticas relacionadas à maior incidência de tumores do SNC estão listadas a seguir[2,4].

Neurofibromatose Tipos I e II

A neurofibromatose 1 (NF-1) é uma doença autossômica dominante, mas com alta frequência de mutações *de novo*. Os achados mais frequentes são neurofibromas, manchas café com leite e nódulos de Lisch. Os pacientes apresentam risco elevado de desenvolverem neoplasias hematológicas e tumores sólidos. Na criança, o tumor mais comum é o glioma de vias ópticas.

A neurofibromatose 2 (NF-2) é uma doença autossômica dominante que predispõe ao desenvolvimento de tumores periféricos e no SNC, que são schwannomas vestibulares, meningiomas e ependimomas.

Síndrome de Li-Fraumeni

Rara síndrome neoplásica familiar, autossômica dominante, caracterizada pelo risco de desenvolver câncer de mama, sarcoma de partes moles, osteossarcoma, leucemia e tumor cerebral (gliomas).

Síndrome de Turcot

Doença autossômica dominante definida pela associação de polipose do cólon com tumor do SNC (meduloblastoma).

Esclerose Tuberosa

Doença autossômica dominante caracterizada por múltiplos hamartomas em pele, cérebro, coração, rins e outros órgãos. As lesões cerebrais incluem túberes corticais e astrocitoma subependimário de células gigantes.

HISTOLOGIA

A classificação histológica dos tumores e o seu estadiamento são de grande importância para o planejamento do tratamento e para o prognóstico.

A 4ª edição da classificação dos tumores do SNC da Organização Mundial da Saúde (OMS) foi publicada em 2007 com o acréscimo de oito novos tipos de tumor e três novas variantes[5,6] (Tabela 11.1).

Os novos tipos de tumor são glioma angiocêntrico (grau I), papiloma do plexo coroide atípico (grau II), neurocitoma extraventricular (grau II), tumor glioneural papilar (grau I), tumor glioneural do IV ventrículo com formação de rosetas (grau I), tumor papilar da região da pineal (grau II/III), pituicitoma (grau I) e oncocitoma da adeno-hipófise com células em fuso (grau II).

As novas variantes são astrocitoma pilomixoide (grau II), meduloblastoma anaplásico (grau IV) e meduloblastoma com intensa formação de nódulos (grau IV).

Tabela 11.1 – Classificação dos tumores do sistema nervoso central pela Organização Mundial da Saúde, de 2007 (modificada)

Gliomas 50 a 60%	Grau
I – Tumores astrocíticos	
1. Astrocitoma pilocítico	I
– Astrocitoma pilomixoide	II
2. Astrocitoma subependimário de células gigantes	I
3. Xantoastrocitoma pleomórfico	II
4. Astrocitoma difuso	II
5. Astrocitoma anaplásico	III
6. Glioblastoma multiforme	IV
7. *Gliomatosis cerebri*	III
II – Tumores oligoastrocíticos e oligodendrogliais	
1. Oligodendroglioma	II
2. Oligoastrocitoma	II
III – Tumores ependimários	
1. Subependimoma	I
2. Ependimoma mixopapilar	I

(continua)

Tabela 11.1 – Classificação dos tumores do sistema nervoso central pela Organização Mundial da Saúde, de 2007 (modificada) (continuação)

Gliomas 50 a 60%	Grau
3. Ependimoma	II
4. Ependimoma anaplásico	III
IV – Tumores do plexo coroide	
1. Papiloma do plexo coroide	I
2. Papiloma atípico do plexo coroide	II
3. Carcinoma do plexo coroide	III
V – Tumores neuronais e neuronal-glial mistos	
1. Ganglioglioma	I
2. Ganglioglioma anaplásico	III
3. Ganglioglioma desmoplásico infantil	I
4. Tumor neuroepitelial desembrioplásico	I
5. Gangliocitoma	I
6. Neurocitoma central	II
7. Neurocitoma extraventricular	II
8. Tumor glioneural papilar	I
9. Tumor glioneural do IV ventrículo com formação de rosetas	I
VI – Outros tumores neuroepiteliais	
1. Glioma angiocêntrico	I
2. Astroblastoma	I
VII – Tumores embrionários 15 a 20%	
1. Meduloblastoma: – Desmoplásico – Anaplásico – Com intensa formação de nódulos	IV
2. Tumor neuroectodérmico primitivo (PNET)	IV
3. Tumor teratoide/rabdoide atípico	IV
VIII – Tumores da região selar 10%	
1. Craniofaringioma	I
2. Pituicitoma	I
3. Oncocitoma da adeno-hipófise com células em fuso	II
IX – Tumores de células germinativas 2 a 3%	
1. Germinoma	
2. Coriocarcinoma	
3. Teratoma	
4. Tumor de células germinativas mistas	

(continua)

Tabela 11.1 – Classificação dos tumores do sistema nervoso central pela Organização Mundial da Saúde, de 2007 (modificada) (continuação)	
Gliomas 50 a 60%	Grau
X – Tumores da região da pineal	
1. Pineocitoma	I
2. Pineoblastoma	IV
3. Tumor papilar da região da pineal	II/III

QUADRO CLÍNICO E DIAGNÓSTICO

O quadro clínico depende da idade da criança, da localização do tumor e de seu tipo histológico. Os tumores malignos geralmente causam sinais e sintomas de instalação precoce; já os tumores benignos, de crescimento lento, podem causar sintomas discretos ou mesmo permanecerem assintomáticos por muito tempo até causarem quadro de hipertensão intracraniana (HIC).

Os sinais e sintomas podem ser inespecíficos ou localizatórios. Queixas inespecíficas estão geralmente relacionadas com o aumento da pressão intracraniana: cefaleia, vômitos, diminuição do nível de consciência, irritabilidade, distúrbio do comportamento, diplopia e/ou estrabismo e papiledema. Em crianças menores de 4 anos pode-se encontrar aumento do perímetro craniano com disjunção das suturas.

Os sintomas e sinais localizatórios dependem da localização do tumor. Nos tumores hemisféricos é possível haver crises epilépticas e/ou déficit motor (paresia) ou sensitivo. Nos gliomas optoquiasmáticos há diminuição da acuidade visual, hemianopsia bitemporal, exolftalmo, nistagmo e estrabismo.

Os tumores hipotalâmicos podem se manifestar nas crianças menores de três anos como síndrome diencefálica (síndrome de Russel), que consiste em emagrecimento, caquexia, hiperatividade e nistagmo. Nos pacientes com tumor suprasselar ocorre retardo de crescimento ponderoestatural, diabetes insípido, atraso puberal e distúrbios visuais.

Nos tumores da região da pineal, particularmente em casos de germinoma, é frequente a associação com a síndrome de Parinaud (paresia da supraversão ocular, nistagmo de convergência e diminuição da resposta pupilar à luz), que, quando ocorre em meninos no início da adolescência, é altamente sugestiva desse tipo de tumor.

Alguns tumores podem apresentar disseminação ao longo do neuroeixo, particularmente nos casos de tumor neuroectodérmico primitivo (PNET), ependimoma anaplásico, tumores da linhagem germinativa e no tumor teratoide/rabdoide atípico, causando sinais e sintomas de compressão medular ou radicular.

O diagnóstico precoce é fundamental para o prognóstico, diminuindo a morbidade e mortalidade. Com o surgimento da tomografia computadorizada na década de 1970 e, mais tarde, da ressonância magnética, ambos passam a ser os únicos métodos utilizados para confirmação do diagnóstico. Deve-se lembrar sempre da importância de uma boa anamnese e do exame físico e neurológico completos. Os dados obtidos ajudam a realizar o diagnóstico correto e instituir um tratamento mais precoce[1-4].

TUMORES SUPRATENTORIAIS

Os tumores supratentoriais correspondem a 40 a 60% de todos os tumores do SNC. Histologicamente, os gliomas são os mais frequentes (50 a 60% dos casos): tumores astrocíticos, ependimomas, oligodendrogliomas e tumores do plexo coroide.

Estão localizados predominantemente nos hemisférios cerebrais e ventrículos laterais e, a seguir, na região selar, suprasselar e optoquiasmática. Os tumores localizados nos núcleos da base, tálamo e região da pineal são menos frequentes.

Tumores Localizados nos Hemisférios Cerebrais

Tumores astrocíticos

Segundo a OMS, os astrocitomas são classificados em pilocítico (grau I), difuso (grau II), anaplásico (grau III) e glioblastoma multiforme (GBM – grau IV). Em 2007, foi acrescida uma variante ao astrocitoma pilocítico, o astrocitoma pilomixoide. Esta variante ocorre mais em crianças pequenas (menores de 18 meses) e tem preferência pela região hipotalâmica[7].

Os tumores benignos (graus I e II) tendem a crescer lentamente, com isso causam sintomas insidiosos.

O objetivo do tratamento é a ressecção cirúrgica completa da lesão. A ressecção completa é acompanhada de sobrevida de 90% aos 10 anos, sem necessidade de tratamento adjuvante[8,9] (Figura 11.1). A possibilidade de ressecção completa da lesão, e consequente cura, depende da histologia do tumor (o astrocitoma pilocítico apresenta-se mais circunscrito que o fibrilar, o que facilita sua remoção) e da localização. Os tumores parcialmente ressecados ou irressecáveis, geralmente aqueles que envolvem hipotálamo, vias ópticas e tronco cerebral, exigem tratamento complementar. O uso

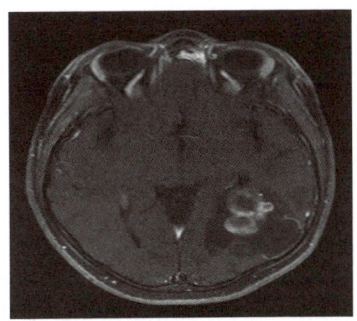

Figura 11.1 Imagem axial de ressonância com contraste mostrando glioma de baixo grau hemisférico em criança de 11 anos.

de radioterapia nesses tumores, que frequentemente acometem crianças pequenas, acarreta risco de sequelas cognitivas, endócrinas e vasculares, sendo reservado para crianças maiores de 10 anos e com o uso de técnicas conformadas.

Vários esquemas de quimioterapia foram testados com o objetivo de retardar ou evitar o uso de radioterapia nos casos de gliomas de baixo grau progressivos ou parcialmente ressecados. Protocolos incluindo carboplatina e vincristina; 6-tioguanina, procarbazina, lomustine e vincristina e vimblastina demonstraram atividade no controle desses tumores. Mais recentemente, agentes inibidores de proliferação vascular, como bevacizumab e lenalidomida mostraram resultados animadores em estudos fases I e II. Para os astrocitomas fibrilares, não há drogas eficientes para manejo.

Os astrocitomas malignos (graus III e IV) apresentam crescimento rápido, causando, consequentemente, sinais e sintomas de instalação precoce.

O tratamento é a ressecção cirúrgica, a mais ampla possível, seguida de tratamento adjuvante [radioterapia (RT) e quimioterapia (QT)][2,4,10]. A radioterapia é recomendada em doses de 54 a 60 Gy, aplicada cerca de 30 dias após a cirurgia. A probabilidade de sobrevida em 5 anos é de 20 a 40% em crianças, resultados melhores do que aqueles observados em adultos, cuja sobrevida varia de 0 a 30%.

A quimioterapia mostra resultados desapontadores com esquemas com CCNU, procarbazina e vincristina. Numerosos estudos fase II demonstraram o benefício da quimioterapia adjuvante/neoadjuvante com temozolomida no tratamento de pacientes com GBM. Recente estudo fase III mostra uma diferença significante na sobrevida de pacientes com GBM quando tratados com temozolomida + radioterapia e comparados à radioterapia isolada [SG 27,2% (95% CI 22,2 a 32,5)] em 2 anos, 16% (12 a 20,6) em 3 anos, 12,1% (8,5 a 16,4) em 4 anos, e 9,8% (6,4 a 14) em 5 anos com temozolomida, versus 10,9% (7,6 a 14,8), 4,4% (2,4 a 7,2), 3% (1,4 a 5,7), e 1,9% (0,6 a 4,4) com radioterapia isolada (p < 0,0001). Agentes antiangiogênicos, como bevacizumab, combinados a irinotecan também podem ter alguma ação nesses tumores.

Tumores neuronais e neuronal-glial mistos
Ganglioglioma

O ganglioglioma é um tumor raro, com incidência de 0,4 a 1,3%, sendo mais frequente em crianças.

São tumores compostos por neurônios displásicos e células gliais neoplásicas. As duas populações celulares apresentam grande heterogeneidade. O fenótipo tumoral varia desde o predomínio da população neuronal até o predomínio da população glial.

O ganglioglioma é usualmente benigno, de crescimento lento, indolente e causa epilepsia como sintomatologia principal.

A maioria dos pacientes se apresenta com quadro de epilepsia, geralmente refratária ao tratamento, sendo também descritos transtornos psiquiátricos e dificuldade escolar.

Pode estar localizado em qualquer parte do SNC, porém é mais frequente na região supratentorial, onde tem preferência pelo lobo temporal.

O tratamento é a ressecção cirúrgica completa. O controle das crises epilépticas ocorre em 50 a 90% dos pacientes.

Na evolução, pode haver recorrência do tumor, transformação maligna e GBM secundário. Transformação maligna está associada à ressecção incompleta e ao uso de RT[11,12] (Figura 11.2).

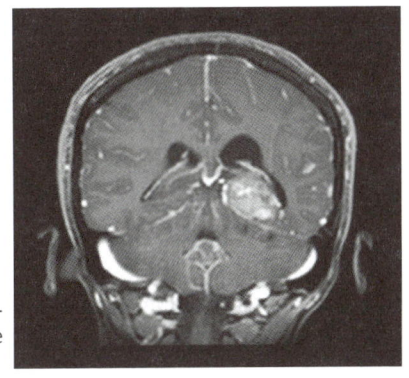

Figura 11.2 Imagem coronal de ressonância com contraste de recidiva de ganglioglioma em paciente de 22 anos de idade (primeira cirurgia aos 13 anos).

Ganglioglioma desmoplásico infantil

O ganglioglioma desmoplásico infantil (DIG) é um tumor raro e que ocorre preferencialmente nos dois primeiros anos de vida. São geralmente volumosos, bem circunscritos e superficiais, de localização supratentorial, sobretudo na região frontoparietal. A marca histológica é a densa desmoplasia.

O quadro clínico inclui epilepsia, macrocefalia e HIC.

A meta do tratamento é a ressecção cirúrgica completa, pois, quando ela ocorre, o prognóstico é bom.

São descritos alguns casos de recidiva local do tumor, sendo uma nova cirurgia o tratamento de escolha[13,14] (Figura 11.3).

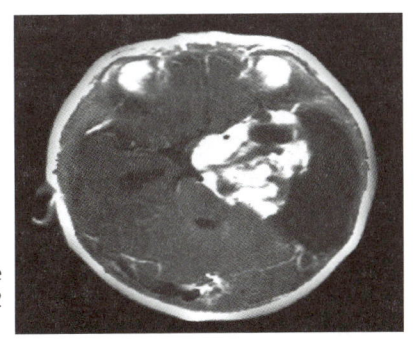

Figura 11.3 Imagem axial de ressonância com contraste de ganglioglioma desmoplásico infantil em criança de 22 meses.

Tumor neuroepitelial disembrioplásico

O tumor neuroepitelial disembrioplásico (DNET) foi primeiramente descrito em crianças pequenas submetidas à cirurgia de epilepsia de difícil controle.

Localiza-se preferencialmente na região temporal mesial. O quadro clínico se caracteriza por epilepsia em pacientes com idade inferior a 20 anos, com a duração dos sintomas variando de meses a anos.

A meta do tratamento é a ressecção cirúrgica do tumor e da região com displasia.

O prognóstico é bom, o controle das crises epilépticas ocorre em 80 a 95% dos pacientes.

Não há relatos de recorrência ou malignização[15] (Figura 11.4).

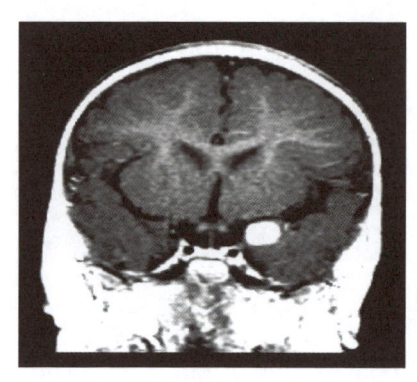

Figura 11.4 Imagem coronal de ressonância com contraste de tumor neuroepitelial disembrioplásico em criança de 12 meses de vida.

Tumores Localizados na Região Ventricular

Astrocitoma subependimário de células gigantes

Os astrocitomas subependimários de células gigantes (SEGA) são tumores localizados no ventrículo lateral e quase sempre associados à esclerose tuberosa.

São geralmente assintomáticos até crescerem e obstruírem o forame de Monro, causando quadro de HIC.

O prognóstico é geralmente bom, embora pacientes com esclerose tuberosa possam apresentar evolução desfavorável em decorrência de outras manifestações da doença de base.

O tratamento é a ressecção cirúrgica do tumor. Para os astrocitomas subependimários de células gigantes irressecáveis, que possuem mutações nos genes TSC1 e TSC2 causando alterações na via mTOR, o uso de everolimo e rapamicina demonstrou alta taxa de regressão e controle da doença em pacientes com tumores irressecáveis[4,16] (Figura 11.5).

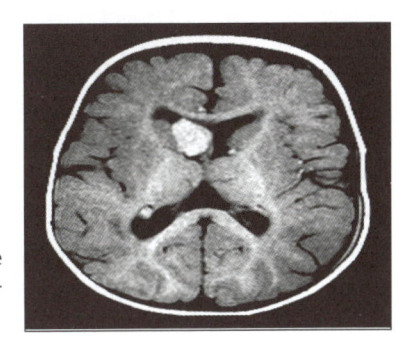

Figura 11.5 Imagem axial de ressonância com contraste de astrocitoma subependimário de células gigantes em paciente de 12 meses de vida com esclerose tuberosa.

Tumores do plexo coroide

Tumores do plexo coroide podem ser benignos (papiloma) ou malignos (carcinoma). São tumores raros, com frequência de 0,4 a 0,6% de todos os tumores intracranianos. Ocorrem mais frequentemente em crianças menores de 2 anos de idade. Mutações no oncogene P53 e associação com a síndrome de Li Fraumeni podem acontecer em crianças com carcinoma de plexo coroide.

O quadro clínico é de HIC com cefaleia, vômitos e papiledema nas crianças maiores de 2 anos. Nas menores de 2 anos, encontram-se macrocefalia e disjunção de suturas.

O papiloma é benigno e tem bom prognóstico, com cerca de 100% dos pacientes curados. Pode haver aumento da morbidade cirúrgica por serem tumores grandes e muito vascularizados, dificultando o ato cirúrgico pela possibilidade de sangramento e instabilidade hemodinâmica.

O carcinoma apresenta prognóstico ruim, pois costuma apresentar recidiva local e disseminação pelo espaço subaracnóideo, com sobrevida de 50% em 2 anos.

A ressecção cirúrgica completa é o tratamento de eleição para estes tumores. As terapias neoadjuvantes com ifosfamida/carboplatina/etoposide ou temozolomida podem aumentar a sobrevida, se possibilitarem a ressecção cirúrgica completa no *second look*, mas não previnem a recorrência[1-3] (Figuras 11.6 e 11.7).

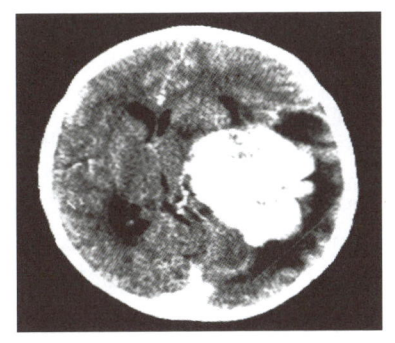

Figura 11.6 Imagem de tomografia de papiloma de plexo coroide em criança de 2 anos de idade.

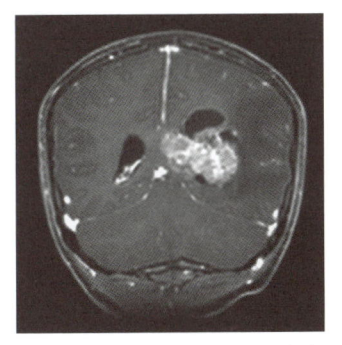

Figura 11.7 Imagem coronal de ressonância com contraste de carcinoma de plexo coroide em paciente de 15 anos de idade.

Tumores ependimários

O ependimoma é o terceiro tumor cerebral mais frequente em crianças, com incidência geral de 6 a 12%. Quase metade dos casos de ependimoma ocorre em crianças com idade inferior a 5 anos.

Nas crianças, os ependimomas são intracranianos em 90% dos casos, estando 2/3 na fossa posterior. Os ependimomas supratentoriais usualmente crescem no ventrículo lateral, preenchendo o ventrículo e as regiões periventriculares. Pode haver invasão do parênquima cerebral adjacente.

Histologicamente, se originam da camada celular ependimária e subependimária que recobre os ventrículos e o canal central da medula. Podem ocorrer casos de ependimoma localizados no parênquima cerebral, sendo justificados por uma migração errônea das células ependimárias[17-20].

A classificação histológica da OMS divide os ependimomas em subependimoma (grau I), mixopapilar (grau I), ependimoma (grau II) e ependimoma anaplásico (grau III)[21].

Subependimoma

Subependimomas são lesões de crescimento lento, aderidas às paredes ventriculares. A localização mais comum deste tumor é nas paredes do IV ventrículo, seguido pelos ventrículos laterais mais raramente, ocorrem no III ventrículo e medula espinal. Raramente causam sintomatologia, sendo achados de autópsia.

Mixopapilar

Mixopapilares são lesões de crescimento lento localizadas no *filum* terminal. São mais frequentes em adultos jovens.

Ependimoma anaplásico

Os ependimomas anaplásicos costumam ter crescimento rápido e prognóstico desfavorável. Constituem aproximadamente 30% dos tumores ependimários. São mais frequentes na fossa posterior.

Costumam ser bem delimitados, mas invasão do parênquima cerebral adjacente pode ocorrer. Há disseminação liquórica em 3 a 17% dos casos.

Ependimoma

Aproximadamente 1/3 dos casos estão localizados no compartimento supratentorial. Ocorrem mais frequentemente nessa região em crianças maiores de 3 anos de idade.

O quadro clínico é de HIC: cefaleia, vômitos, papiledema, diminuição do rendimento escolar ou alteração no comportamento. Déficits focais podem ocorrer, como hemiparesia, crises epilépticas, diplopia ou déficit de campo visual.

A ressecção cirúrgica completa é a principal meta do tratamento do ependimoma e o fator de maior impacto no prognóstico da doença[22]. A ocorrência de metástases é rara, sendo o controle local da doença o principal desafio. Entretanto, por ser um tumor de difícil manipulação cirúrgica, a remoção completa só é possível em cerca de 50% dos casos. Pela sua localização, a morbidade cirúrgica também é elevada. Tumores da porção lateral do IV ventrículo geralmente crescem para o forame de Luschka, envolvendo os pares cranianos IX-XII, e as artérias cerebelares posterior inferior e anterior, tornando praticamente impossível sua remoção completa sem danos graves para o paciente. Tumores supratentoriais têm prognóstico relativamente melhor, pela maior possibilidade de ressecção completa. A radioterapia conformada é recomendada em doses de 45 Gy no leito tumoral, não havendo vantagens em se irradiar o neuroeixo. Entretanto, para crianças menores de 3 anos, seus efeitos colaterais (prejuízo intelectual, problemas cognitivos) são muito importantes e tenta-se postergá-la. Com o uso de técnicas de radioterapia conformada aplicadas à fossa posterior de crianças maiores de 12 meses, alguns grupos demonstraram a ausência de danos neurocognitivos graves, pelo menos a curto prazo. Porém, essas crianças seguem sujeitas a sequelas neuroendócrinas e segundas neoplasias, que afetariam sua qualidade de vida. O papel da quimioterapia no tratamento desses tumores ainda é incerto e a maioria dos estudos tem resultados desapontadores[23-26]. O UKCCSG *Comittee Brain Tumor* utilizou quimioterapia pós-operatória com vincristina, carboplatina, methotrexate, cisplatina e ciclofosfamida em crianças menores de 3 anos, submetidas à ressecção total ou parcial de ependimoma, na tentativa de evitar a radioterapia. De 80 crianças com tumor não metastático, 50 progrediram e necessitaram de radioterapia complementar em uma idade média de 3,6 anos, o que demonstrou que a quimioterapia possibilitou o retardo na irradiação, sem comprometer a sobrevida, que nesse grupo foi de 63,4% em 5 anos. Observou-se também melhor sobrevida nas crianças que receberam quimioterapia de maneira mais intensiva.

Existem também evidências de que, em tumores parcialmente ressecados, a quimioterapia pode contribuir para redução de seu tamanho e posterior segunda cirurgia. Porém, a avaliação da resposta desse tumor é difícil. Numerosos fatores podem interferir na imagem radiológica, como alterações na captação de contraste, uso de surgicel® durante a cirurgia, época do exame e anormalidades anatômicas pós-cirurgia. O uso de métodos mais sofisticados como PET ou espectroscopia deve ser considerado. O uso de megaquimioterapia com resgate de células-tronco hematopoiéticas não mostrou benefícios (Figura 11.8).

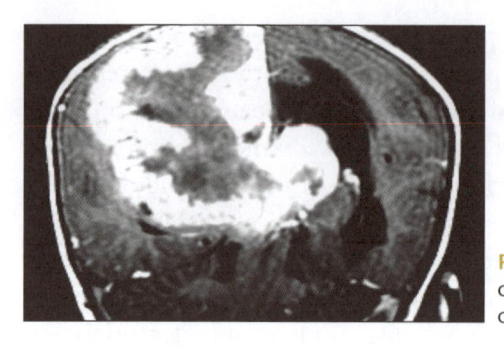

Figura 11.8 Imagem coronal de ressonância com contraste de ependimoma supratentorial em criança de 2 anos de idade.

Tumores da Região Talâmica e Núcleos da Base

Nessa região quase todos os tumores são astrocíticos, sendo a maioria de histologia benigna. Raramente encontra-se germinoma nessa região.

O quadro clínico se caracteriza por HIC, hemiparesia de instalação lenta e movimentos involuntários[4] (Figura 11.9).

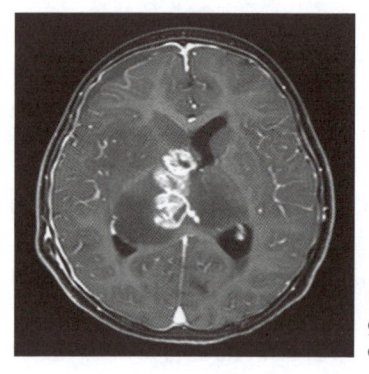

Figura 11.9 Imagem axial de ressonância com contraste de glioblastoma multiforme talâmico bilateral em criança de 3 anos de idade.

Região Optoquiasmática

Nessa região encontra-se quase que exclusivamente o astrocitoma pilocítico, que pode crescer nos nervos ópticos, no quiasma óptico e posteriormente ao quiasma, em direção ao hipotálamo e III ventrículo.

O tumor, quando localizado no nervo óptico, causa perda visual progressiva, proptose, estrabismo e/ou nistagmo. Tumores localizados no quiasma óptico causam transtornos de campo visual, progredindo para amaurose e sinais de HIC. Os que crescem em direção ao hipotálamo causam distúrbios endócrinos.

Aproximadamente 20% dos pacientes com NF-1 desenvolvem gliomas de vias ópticas. Na NF-1, o comprometimento dos nervos ópticos é geralmente bilateral; nos pacientes sem NF-1, ocorrem geralmente de forma unilateral. A evolução tumoral costuma ser mais lenta nos portadores de NF-1.

Os gliomas localizados no quiasma óptico e região hipotalâmica constituem de 60 a 85% dos casos. Esses tumores raramente são suscetíveis a uma ressecção cirúrgica completa. Muitas vezes há necessidade de terapias adjuvantes para diminuir a progressão do tumor, sendo cada caso avaliado individualmente[2,3] (Figura 11.10).

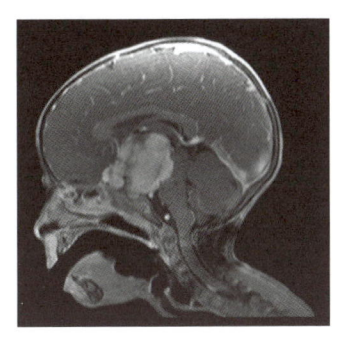

Figura 11.10 Imagem sagital de ressonância com contraste de astrocitoma pilocítico de vias ópticas em criança de 18 meses de vida.

Região Selar/Suprasselar

O tumor mais frequente dessa região é o craniofaringioma. Sua incidência é de 5 a 10% de todos os tumores do SNC em criança e é mais frequente em crianças entre os 5 e 14 anos de idade.

O craniofaringioma se desenvolve de restos de células embrionárias relacionados ao desenvolvimento da adeno-hipófise.

Nas crianças pequenas encontra-se quadro clínico de HIC, geralmente de instalação insidiosa. Nas crianças mais velhas ocorrem distúrbios visuais e endócrinos.

É um tumor histologicamente benigno, mas muitas vezes de difícil ressecção cirúrgica completa pela sua aderência com os nervos ópticos, hipotálamo e vasos do polígono de Willis.

A meta do tratamento é a ressecção cirúrgica completa. Os tumores parcialmente ressecados tendem a crescer novamente, e nesses casos se utiliza RT.

Craniofaringioma com cistos grandes pode ser tratado com QT intracisto (bleomicina).

A sobrevida é de quase 90% em 10 anos[2-4] (Figura 11.11).

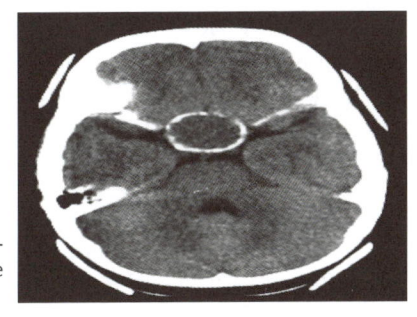

Figura 11.11 Imagem de tomografia mostrando craniofaringioma com calcificações em criança de 18 meses de vida.

Região da Pineal

Os tumores de células germinativas são responsáveis por 2 a 5% de todos os casos de tumores do SNC.

O tipo histológico mais comum é o germinoma, correspondendo a 2/3 dos casos.

Nessa região, os tumores costumam obstruir o III ventrículo e o aqueduto de Sylvius, ocasionando hidrocefalia e HIC. Com o crescimento do tumor, há compressão da lâmina quadrigêmea, resultando na síndrome de Parinaud.

Em 10 a 20% dos pacientes, o germinoma pode estar localizado tanto na região da pineal como na região suprasselar.

A confirmação histológica é usualmente feita por biópsia, mas nem sempre é necessária para o diagnóstico de germinoma. Dosagem no liquor e o sangue da alfafetoproteína e a fração beta da gonadotrofina coriônica humana ajudam a diferenciar os tipos histológicos dessa região.

A meta do tratamento é a ressecção cirúrgica completa, seguida de RT e QT. Alguns serviços, nos casos típicos de germinoma, fazem RT e/ou QT sem confirmação histológica do tumor.

Os outros tumores malignos de células germinativas, carcinoma embrionário, coriocarcinoma e teratoma maligno, costumam apresentar disseminação liquórica, sendo tratados com cirurgia, QT, RT e RT de neuroeixo. O prognóstico nesses tumores costuma ser pior do que no germinoma[2-4]. Os tumores de células germinativas de SNC são raros, o que dificulta a realização de estudos com grande número de pacientes. Geralmente, o tratamento é definido em grupos de tumores germinoma e não germinoma. Embora todos sejam radiossensíveis e a maioria quimiossensíveis, o real papel da cirurgia, radioterapia e quimioterapia é controverso e não definido. Em geral, a cirurgia é necessária para o diagnóstico, exceto nos tumores produtores de marcadores, mas a ressecção total não tem benefício comprovado quanto à cura e pode provocar sequelas graves.

A radioterapia é o tratamento clássico e tanto os tumores germinomas quanto os não germinomas são sensíveis na maioria das vezes. Não há consenso quanto ao campo e doses aplicadas, principalmente se associada à quimioterapia[19].

As doses de radioterapia no local primário do tumor variam de 40 a 55 Gy. Para tumores disseminados, a irradiação de crânio-eixo é recomendada, com variação de doses nos vários estudos. Os resultados a longo prazo variam, mas as sequelas especialmente em crianças menores de 6 anos são importantes.

A quimioterapia vem sendo utilizada antes ou após a radioterapia, com o objetivo de reduzir a área irradiada. Tumores de células germinativas de origem extraneural são responsivos a combinações de vimblastina, cisplatino, bleomicina e ciclofosfamida, o que justifica seu uso para o tratamento da doença primária de SNC. Respostas completas em casos de doença disseminada são descritas e seu uso possibilitou a redução das doses de radioterapia ao sítio primário para 30 Gy e a cranioespinal para 36 a 20 Gy nestes casos. Estudo fase II do *Children's Oncology Group* demonstrou 91% de respostas em pacientes com germinomas e 55% de respostas em pacientes com tumores não germinomas com essa estratégia.

O uso de quimioterapia isolada para o tratamento de pacientes que atingiram a remissão completa resultou em 50% de recidivas, número elevado em relação ao uso isolado de radioterapia. O uso de quimioterapia permite a redução da área irradiada, mas seu impacto na sobrevida desses pacientes não está demonstrado, pois os melhores resultados de sobrevida são obtidos com radioterapia cranioespinal.

A aplicação de quimioterapia em doses elevadas com transplante autólogo de medula óssea vem sendo utilizada em pacientes com tumores não germinomas e submetidos a ressecção completa, numa tentativa de se evitar a radioterapia.

Em resumo, o prognóstico dos tumores de células germinativas de SNC depende fundamentalmente da histologia do tumor, tendo os germinomas puros excelente prognóstico, com taxas de sobrevida livre de progressão de 90%, principalmente quando localizados na região pineal. Os tumores não germinomas têm um prognóstico pior, com perspectivas de sobrevida de 40 a 70% (Figura 11.12).

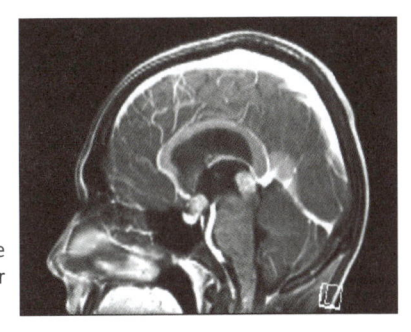

Figura 11.12 Imagem sagital de ressonância com contraste de germinoma na região da pineal e na região suprasselar em paciente de 15 anos.

CONCLUSÕES

Os tumores primários do SNC são a segunda forma mais comum de neoplasia nas crianças, após as leucemias. Nas últimas décadas, houve uma queda acentuada nas taxas de morbidade e mortalidade, o que se deve às melhorias no diagnóstico, no tratamento cirúrgico e nas terapias adjuvantes.

As únicas causas etiológicas conhecidas são algumas doenças genéticas que propiciam o surgimento de tumores e os tumores radioinduzidos. A classificação histológica dos tumores e o seu estadiamento são de grande importância para o planejamento do tratamento e para o prognóstico. O quadro clínico depende da idade da criança, da localização do tumor e de seu tipo histológico.

Os tumores malignos geralmente causam sinais e sintomas de instalação precoce; já os tumores benignos, de crescimento lento, podem causar sintomas discretos por um longo período até manifestarem quadro de HIC.

O diagnóstico precoce é fundamental para o prognóstico da criança.

REFERÊNCIAS BIBLIOGRÁFICAS

1. Albright AL. Pediatric brain tumours. CA Cancer J Clin. 1993;43(5):272-88.
2. Packer RJ, MacDonald T, Vezina G. Central nervous system tumors. Hematol Oncol Clin North Am. 2010;24(1):87-108.
3. Grondin RT, Scott RM, Smith ER. Pediatric brain tumors. Adv Pediatr. 2009;56:249-69.
4. Espíndola AA, Reed UC. Tumores intracranianos na infância. In: Diament A, Cypel S, Reed UC. Neurologia infantil. 5ª ed. São Paulo: Atheneu; 2010. p.1257-86.
5. Louis DN, Ohgaki H, Wiestler OD, Cavenee WK, Burger PC, Jouvet A, et al. The 2007 WHO classification of tumours of the central nervous system. Acta Neuropathol. 2007;114(2):97-109.
6. Godfraind C. Classification and controversies in pathology of ependimomas. Childs Nerv Syst. 2009;25(10):1185-93.
7. Kros JM. Grading of gliomas: the road from eminence to evidence. J Neuropathol Exp Neurol. 2011;70(2):101-9.
8. Sievert AJ, Fisher MJ. Pediatric low-grade gliomas. J Child Neurol. 2009;24(11):1397-408.
9. Qaddoumi I, Sultan I, Broniscer A. Pediatric low-grade gliomas and the need for new options for therapy. Cancer Bio Therapy. 2009;8(1):4-10.
10. Cohen KJ, Broniscer A, Glod J. Pediatric glial tumors. Curr Treat Op Oncol. 2001;2:529-36.
11. Majores M, von Lehe M, Fassunke J, Schramm J, Becker AJ, Simon M. Tumor recurrence and malignant progression of gangliogliomas. Cancer. 2008;113(12):3355-63.
12. Luyken C, Blümcke I, Fimmers R, Urbach H, Wiestler OD, Schramm J. Supratentorial gangliogliomas: histopathologic grading and tumor recurrence in 184 patients with median follow-up of 8 years. Cancer. 2004;101(1):146-55.
13. Coccé MC, Lubieniecki F, Bartuluchi M, Gallego MS. Cytogenetic findings in a rare pediatric mixed glioneuronal tumor and review of the literature. Childs Nerv Syst. 2009;25(11):1485-90.
14. Bristol RE. Low-grade glial tumors: are they all the same? Semin Pediatr Neurol. 2009;16:23-6.
15. Bilginer B, Yalnizoglu D, Soylemezoglu F, Turanli G, Cila A, Topçu M, et al. Surgery for epilepsy in children with dysembryoplastic neuroepithelial tumor: clinical spectrum, seizere outcome, neurodiology, and pathology. Childs Nerv Syst. 2009;25(4):485-91.
16. Buccoliero AM, Franchi A, Castiglione F, Gheri CF, Mussa F, Giordano F, et al. Subependymal giant cell astrocytoma (SEGA): is it an astrocytoma? Morphlogical, immunohistochemical and ultrastructural study. Neuropathology. 2009;29(1):25-30.
17. Zacharoulis S, Moreno L. Ependimoma: na update. J Child Neurol. 2009;24(11):1431-8.
18. Smyth MD, Horn BN, Russo C, Berger MS. Intracranial ependymomas of childhood: current management strategies. Pediatr Neurosurg. 2000;33(3):138-50.
19. Shonka NA. Targets for therapy in ependimoma. Target Oncol. 2011;6(3):163-9.
20. Shim KW, Kim DS, Choi JU. The history of ependymoma management. Childs Nerv Syst. 2009;25(10):1167-83.
21. Teo C, Nakaji P, Symons P, Tobias V, Cohn R, Smee R. Ependymoma. Childs Nerv Syst. 2003;19:270-85.
22. Chakraborty A, Harkness W, Phipps K. Surgical management of supratentorial ependymomas. Childs Nerv Syst. 2009;25(10):1215-20.
23. Venkatramani R, Dhall G, Patel M, Grimm J, Hawkins C, McComb G, et al. Supratentorial ependymoma in children: to observe or to treat following gross total resection. Pediatr Blood Cancer. 2012;58(3):380-3.
24. Little AS, Sheean T, Manoharan R, Darbar A, Teo C. The management of completely resected childhood intracranial ependymoma: the argument for observation only. Childs Nerv Syst. 2009;25(3):281-4.
25. Bouffet E, Capra M, Bartels U. Salvage chemotherapy for metastatic and recurrent ependymoma of childhood. Childs Nerv Syst. 2009;25(10):1293-301.
26. Kilday JP, Rahman R, Dyer S, Ridley L, Lowe J, Coyle B, et al. Pediatric ependymoma: biological perspectives. Mol Cancer Res. 2009;7(6):765-86.

Tumores do tronco cerebral em crianças

12

Hamilton Matushita
Fernanda Andrade

Após ler este capítulo, você estará apto a:

1. Identificar os vários tipos de tumores de tronco cerebral.
2. Reconhecer os vários métodos diagnósticos utilizados.
3. Correlacionar o tipo de tumor com o tratamento.
4. Avaliar a eficácia dos vários métodos de tratamento.
5. Descrever o prognóstico relacionado aos vários tipos de tumor.
6. Entender as controvérsias diagnósticas e terapêuticas.
7. Descrever as novas perspectivas no estudo desses tumores.

INTRODUÇÃO

O desenvolvimento dos métodos diagnósticos tem possibilitado o melhor conhecimento dos vários tipos de tumores do tronco cerebral (TTC). Atualmente é possível discriminar com grande acurácia esses vários tipos. Melhores instrumentais cirúrgicos, métodos de neuronavegação e monitoração neurofisiológica intraoperatória têm possibilitado a remoção cirúrgica de alguns TTC, resultando em grande melhora prognóstica. Infelizmente, para a maioria desses tumores, o tratamento ainda é paliativo. Novas perspectivas no tratamento dos TTC seguem as pesquisas oncológicas à procura de marcadores biológicos e de alvos terapêuticos específicos das vias de tumorigênese e de seu crescimento.

EPIDEMIOLOGIA

Os dados do Registro de Câncer de Base Populacional do Ministério da Saúde do Brasil, que monitora 19% da população do país, mostram que os tumores do sistema nervoso central (SNC) correspondem a 5 a 22% das neoplasias pediátricas, e constituem o terceiro tipo de tumor mais frequente, seguindo as leucemias e linfomas. São estimados mais de 9 mil casos novos por ano de câncer infantojuvenil, e as estimativas para os tumores do SNC variam de 450 a 2.178 casos novos por ano no Brasil[1]. As previsões americanas são de 2.200 casos novos por ano[2]. Os TTC correspondem a 10 a 25% dos tumores do SNC e a 25 a 30% dos tumores da fossa posterior em crianças e adolescentes. Essa estatística corresponde a 150 a 300 casos novos de TTC por ano nos Estados Unidos[3]. Os TTC ocorrem em qualquer faixa etária, porém são mais frequentes entre 5 e 9 anos de idade[4,5]. Esses tumores não apresentam predominância na distribuição quanto ao sexo e não apresentam predileção geográfica ou racial.

CLASSIFICAÇÃO DOS TUMORES DO TRONCO CEREBRAL

Antes do advento da tomografia computadorizada (TC) e da ressonância nuclear magnética (RNM) do crânio, todos os TTC eram considerados uma entidade patológica única, com prognóstico uniformemente ruim. Com a melhoria tecnológica, diagnóstica e terapêutica, os TTC foram individualizados e classificados quanto a seu quadro clínico e tratamento, melhorando o prognóstico. Os estudos com TC propiciaram o reconhecimento da grande heterogeneidade dos TTC e deram suporte às primeiras classificações desses tumores[6-8]. Essas classificações, baseadas em TC, classificavam os TTC em quatro grupos e já apresentavam grande correlação com o prognóstico dos pacientes. A RNM trouxe imagens multiplanares e de alta definição que possibilitaram melhorar a classificação e definir o tratamento dos TTC. Características importantes dos tumores identificadas na RNM são: localização; textura; aspecto após infusão de contraste; direção e extensão do crescimento tumoral; direção e grau de crescimento exofítico; e presença ou ausência de cistos, hemorragias, necroses e hidrocefalia[9-11]. A característica principal na classificação dos TTC é a definição do segmento de origem do tumor, ou seja, de seu epicentro, se mesencefálico, pontino ou bulbar. Esses tumores também são classificados quanto ao modo e à extensão do crescimento: a. Difusos, quando comprometem mais da metade de um segmento do tronco cerebral ou expandem para mais de um segmento e apresentam margens mal definidas; b. Focais, quando o tumor ocupa menos da metade de um segmento e apresenta margens bem definidas; c. Exofítico, quando o crescimento do tumor expande para cisternas ou para o IV ventrículo (Figura 12.1)[9].

A definição das margens do tumor é obtida nas imagens baseadas em T2, pois estas se correlacionam mais com os limites dos tumores gliais. Os TTC se apresentam hipointensos em 94,7% dos casos nas imagens baseadas em T1 e hiperintensos em 100% dos casos nas imagens baseadas em T2, comparados ao tecido cerebral normal; crescem primariamente da ponte em 83,9% dos casos, do bulbo medular em 9,1%, e do mesencéfalo em 6,8%; e a maioria apresenta crescimento rostral ou caudal para territórios vizinhos[9]. Existem diferenças significativas em relação à sobrevida das crianças conforme o local primário do tumor. O estudo de Barkovich et al.[9] mostrou sobrevida de 100% em dois anos para tumores mesocefálicos; de 50% para tumores bulbares; e de 20% para tumores pontinos. O estudo de Lesniak et al.[12] entre os TTC submetidos à cirurgia mostrou sobrevida maior de três anos em 80% dos tumores bulbares, 57% dos tumores mesencefálicos e 24% dos tumores pontinos. Fischbein et al.[10] mostraram sobrevida de cinco anos em 72% dos tumores mesencefálicos, 64% dos bulbares e 18% dos pontinos.

Pesquisas recentes mostram que a estratificação clínica e radiológica deverá ser complementada por uma classificação que leve em consideração os conhecimentos da biologia molecular desses tumores. Em consequência, vários grupos europeus e norte-americanos têm proposto a realização de biópsias esterotáticas para obtenção de material de biópsia para estudo molecular[13].

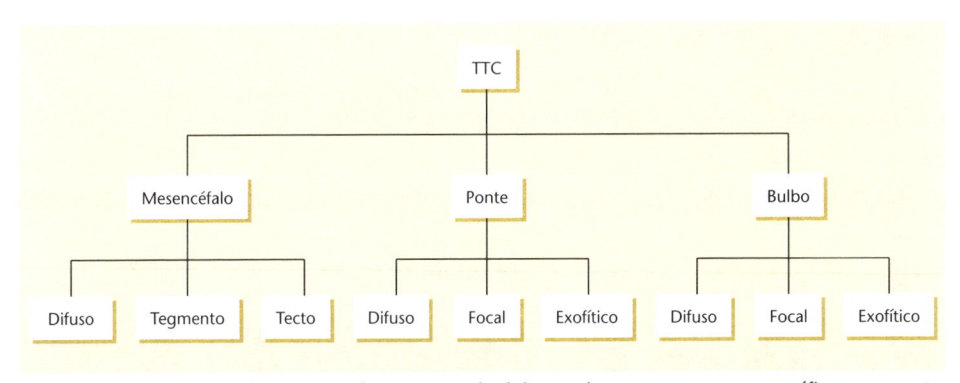

Figura 12.1 Classificação dos tumores do tronco cerebral de acordo com o aspecto topográfico e as características de crescimento observadas nas imagens de ressonância magnética. TTC: tumores do tronco cerebral.

DIAGNÓSTICO

A apresentação clínica das crianças com TTC varia com a localização do tumor e com o padrão de crescimento.

Tumores do Mesencéfalo

Os tumores mesencefálicos podem crescer em sua porção anterior, denominada tegmento, ou em sua porção posterior, denominada tecto. A maioria dos tumores mesencefálicos é constituída de gliomas de baixo grau, dos quais um terço são tumores malignos e de crescimento difuso[14]. Os tumores do tegmento comumente apresentam déficits motores contralaterais, em decorrência do envolvimento do pedúnculo cerebral, ou déficits de nervos cranianos, por comprometimento do núcleo do nervo oculomotor[15]. Constituem-se, geralmente, de tumores focais, com captação de contraste homogêneo e margens nítidas e bem demarcadas; podem expandir rostral e caudalmente, com invasão de tálamo e ponte, respectivamente. As imagens em T1 e T2 são sobreponíveis em relação ao tamanho e aos limites, denunciando pouco caráter infiltrativo (Figura 12.2). Esses tumores podem ser císticos e podem apresentar calcificações, especialmente nos que apresentam longa evolução. O padrão de captação de contraste pode sugerir o grau histológico: gliomas grau I comumente apresentam captação homogênea de contraste; gliomas grau II em geral são não captantes; e gliomas de alto grau com frequência apresentam captação anelar[9].

Os tumores do tecto mesencefálico caracterizam-se pela obstrução do aqueduto de Sylvius, levando a hidrocefalia e hipertensão intracraniana como única forma de apresentação. Apesar da localização dorsal mesencefálica, os tumores de tecto dificilmente ocasionam alteração dos movimentos conjugados dos olhos (síndrome de Parinaud)[16,17]. O crescimento do tumor ou o aparecimento de sinais específicos podem ser observados em 25% dos casos, com intervalo médio após o diagnóstico de 7,8 anos e, após o início dos sintomas, de 11,5 anos[17]. Caracteristicamente, são gliomas de crescimento muito lento. Antes da introdução da RNM, esses tumores não eram bem observados na TC, e muitos pacientes com hidrocefalia eram rotulados como portadores de estenose tardia do aqueduto cerebral. Na RNM, tipicamente aparecem como imagem globular ou como aumento difuso do tecto, iso ou hipointenso em T1, não captante de contraste, e levemente hiperintenso em T2[6,17]. O aumento de captação com gadolínio é mínimo ou ausente (Figura 12.3).

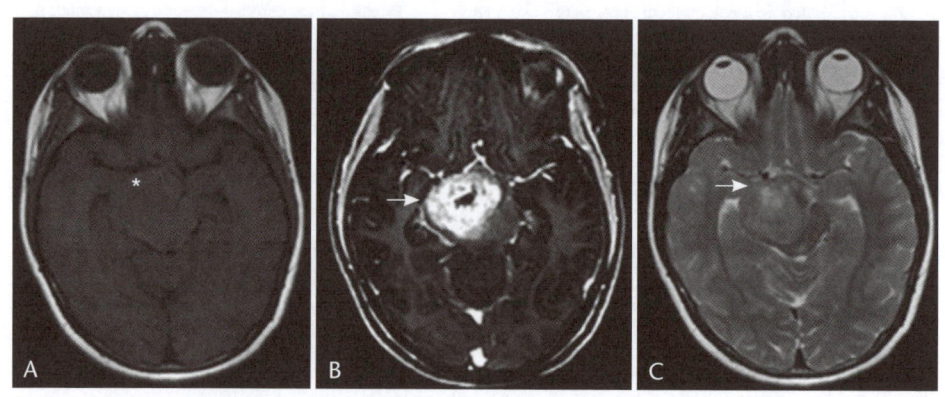

Figura 12.2 Tumor do tegmento mesencefálico. A: imagem axial T1 sem contraste demonstrando tumor (*) isointenso com expansão anterior no tegmento mesencefálico; B: imagem axial em T1 com contraste mostrando retenção marcante e heterogênea de contraste (seta); C: imagem axial em T2 de sinal heterogêneo, com bordos nítidos sem edema periférico (seta). Anatomopatológico – astrocitoma pilocítico.

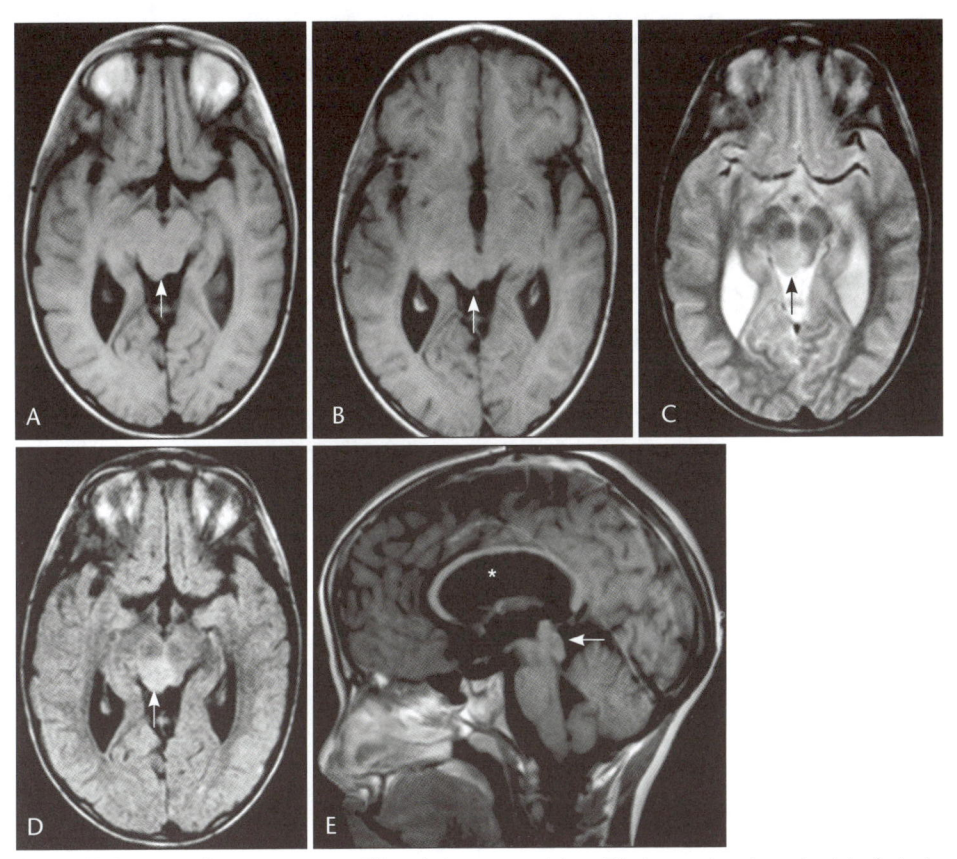

Figura 12.3 Tumor do tecto mesencefálico. A: imagem axial em T1 demonstrando assimetria do tecto mesencefálico, mais proeminente à direita (seta); B: imagem axial em T1 com contraste, sem captação de contraste (seta); C: imagem axial em T2 mostrando lesão hiperintensa nodular à direita (seta); D: imagem axial em Flair mostrando lesão hiperintensa mais nítida à direita do tecto (seta); E: imagem sagital em T1 com contraste mostrando aumento difuso do tecto mesencefálico (seta) com obstrução do aqueduto e hidrocefalia (*).

Tumores da Ponte

Os tumores intrínsecos da ponte compreendem a maioria dos TTC. Mais frequentemente comprometem toda a ponte, sendo denominados tumores difusos ou hipertrofia pontina. Esses tumores expandem a ponte em todas as direções, com caráter infiltrativo rostral para o mesencéfalo, e caudal para o bulbo. Manifestam disfunções cerebelares (72%), múltiplos nervos cranianos (90%) e déficits motores (54%) por infiltração de tratos e núcleos de nervos cranianos[18]. O VI e o VII nervos cranianos são os mais comprometidos. Às vezes pode ocasionar alteração comportamental, anorexia e alterações da sensibilidade[19]. Na maioria das crianças os sintomas apresentam duração de seis meses. A duração dos sintomas antes do diagnóstico está correlacionada com o prognóstico, sendo significativamente pior para crianças com sintomas há menos de um mês, e melhor para aquelas cujos sintomas duram mais de seis meses[20,21]. Hidrocefalia ocorre em apenas 23% das crianças no momento do diagnóstico, em razão da ausência de tumor, obstruindo o IV ventrículo[18].

Esses tumores aparecem hipointensos em T1, com margens indistintas dos tecidos vizinhos, geralmente ocasionando aumento de volume da ponte e às vezes expansões exofíticas anteriores e laterais, envolvendo a artéria basilar. As imagens em T2 e Flair mostram-se hiperintensas e tipicamente maiores que as imagens em T1, refletindo o caráter infiltrativo desses tumores. Hargrave et al.[18] observaram extensões do tumor para o bulbo (74% dos casos) ou mesencéfalo (62%), envolvimento da artéria basilar (82%), alguma captação de contraste (51%), necrose (33%), hemorragia intratumoral (26%), hidrocefalia (23%) e componente exofítico dorsal (18%) (Figura 12.4). Nenhuma dessas características dos tumores difusos da ponte está correlacionada com o prognóstico[18,22]. A maioria dos tumores difusos são astrocitomas fibrilares grau III ou IV, similares aos gliomas fibrilares de adultos. Esses tumores raramente apresentam disseminação distante ou para o sistema liquórico, porém apresentam caráter infiltrativo que comprometem o tálamo e o cerebelo. Disseminações liquóricas estão presentes em 4 a 39% dos pacientes durante a curta sobrevida das crianças[18,23,24].

Novas tecnologias em aquisição de imagens com RNM têm sido progressivamente introduzidas nos estudos dos TTC, possibilitando determinar o grau histológico do tumor e sua resposta ao tratamento oncológico, além de identificar formas agressivas[18,25-31]. A espectroscopia por RNM contém informações relacionadas aos constituintes bioquímicos intracelulares no tecido tumoral (Figura 12.5). Tumores malignos mostram aumento de colina e diminuição de N-acetil aspartato, assim como aumento de lactato e lipídeos como resultado de necrose tumoral. O estudo da progressão metabólica do tumor, definido pelo aumento dos níveis de colina, pode ser utilizado para determinação do estado da doença e da resposta ao tratamento[32,33]. A espectroscopia por RNM, embora não representante da histologia, constitui-se em um método não invasivo para predizer o grau histológico e acompanhar a resposta de tratamentos em tumores cerebrais em crianças[27]. A espectroscopia por RNM na detecção de lactato tem mostrado ser um fator preditivo de malignidade e de baixa sobrevida dos pacientes com tumor difuso da ponte[31]. Estudo com *positron emission tomography* com flúor-deoxiglucose (FDG-PET) pode auxiliar na definição de malignidade dos tumores, desde que células de gliomas de alto grau apresentem metabolismo acentuado[23].

Os tumores focais da ponte se manifestam com comprometimento do V, VI, VII, e VIII nervos cranianos e do trato piramidal unilateral. Constatam-se ador-

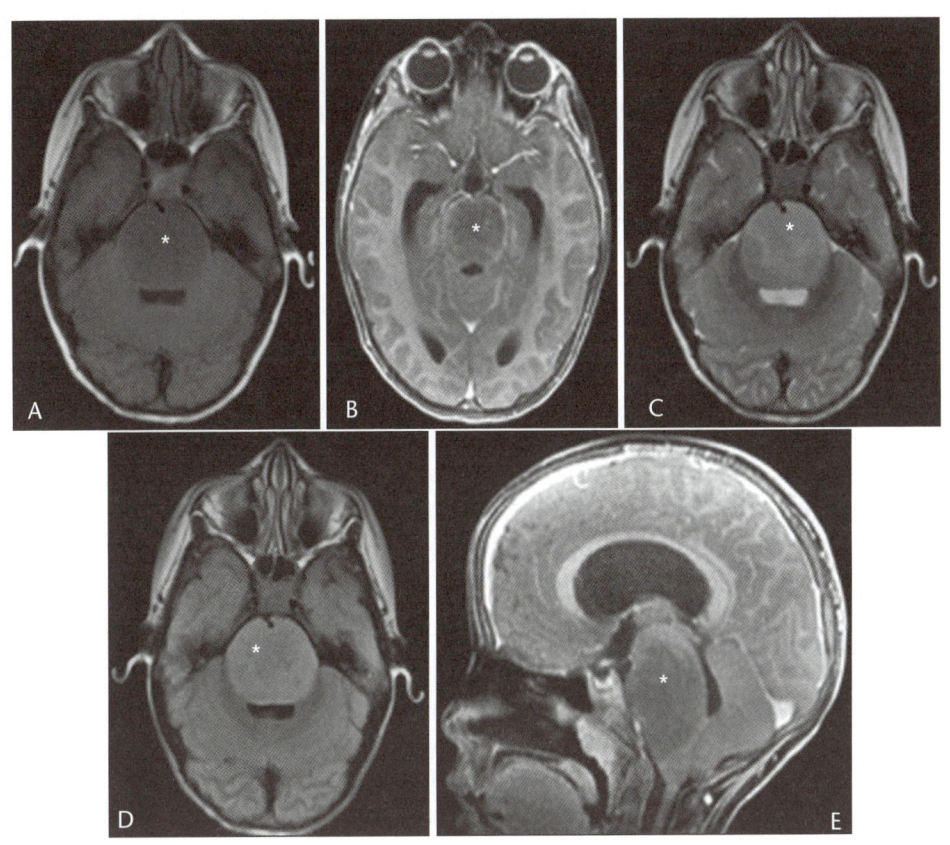

Figura 12.4 Tumor difuso da ponte (*). A: imagem axial em T1 sem contraste, demonstrando lesão hipointensa e provocando aumento difuso da ponte, deslocamento do IV ventrículo e envolvimento da artéria basilar; B: imagem axial em T1 com contraste mostrando tênue captação de contraste pela lesão; C: imagem axial em T2 mostrando hipersinal do tumor; D: imagem axial em Flair apresentando o mesmo aspecto da imagem em T2; E: imagem sagital em T1 com contraste demonstrando comprometimento difuso da ponte com expansão cranial e caudal do tumor.

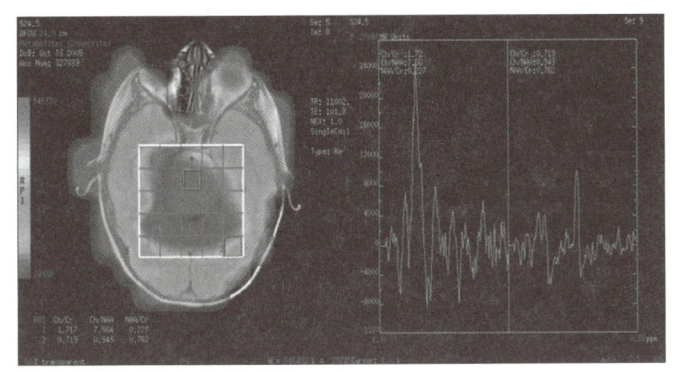

Figura 12.5 Espectroscopia de prótons (ressonância magnética) demonstrando aumento do pico de colina, o que infere aumento da proliferação/destruição de membranas celulares. Perfil de característica tumoral. (Veja imagem colorida no encarte.)

mecimento da hemiface, estrabismo, paresia facial, perda auditiva e hemiparesia. Tumores focais da ponte com comprometimento de múltiplos nervos cranianos e de tratos piramidais são malignos, e tumores focais com poucos sinais neurológicos provavelmente são benignos[34]. A RNM possibilita essa diferenciação em razão do caráter infiltrativo dos tumores de alto grau. Os tumores focais da ponte geralmente representam a fase inicial dos tumores difusos, portanto, de mesma histologia maligna.

Tumores do Bulbo Medular

Os tumores focais bulbares são raros. Quando difusos, comprometem todo o bulbo e geralmente apresentam componentes exofíticos, anterolaterais ou posteriores. Os tumores focais e difusos do bulbo, com ou sem componente exofítico parecem representar fases diferentes de uma mesma doença, pois não apresentam diferenças histológicas e prognósticas[10]. Crianças com tumores em bulbo medular podem manifestar pneumonias de repetição, disfonias e engasgos alimentares. Pode ocorrer hemiparesia e atrofia da hemilíngua. Essas manifestações denunciam o comprometimento do IX, X e XII nervos cranianos. A progressão dos sintomas nesses tumores é lenta. Muitos apresentam gliomas de baixo grau e história clínica longa, por vezes de décadas, e são pouco sintomáticos durante esses anos. A RNM não apresenta características próprias distintas de outros gliomas de baixo grau, exceto pela sua topografia, mostrando o bulbo como epicentro do tumor (Figura 12.6). Uma variante dos tumores bulbares, descrita na literatura como cervicomedular, é considerada por representar uma extensão de tumor intramedular cervical, pois apresenta a mesma histologia e prognóstico dos tumores intramedulares. Pode se manifestar de duas maneiras: por disfunção de nervos cranianos bulbares ou por disfunção da medula espinal cervical[34].

Tumores Exofíticos

Os tumores exofíticos se originam nos tecidos subependimários do tronco cerebral e crescem predominantemente para a cavidade do IV ventrículo. Esses tumores, apesar de se originarem no tronco cerebral, não crescem para dentro do tecido nervoso. Caracterizam-se pelo crescimento lento para dentro da cavidade do IV ventrículo, determinando obstrução ao trânsito liquórico e hidrocefalia[35,36]. A hidrocefalia é comum e leva a sintomas de hipertensão intracraniana. Os tumores podem se originar da ponte, da transição pontobulbar ou do bulbo. Pelo efeito expansivo do tumor, pode ocorrer envolvimento dos pedúnculos cerebelares e ataxias apendiculares. O comprometimento de nervos cranianos e de sinais piramidais é

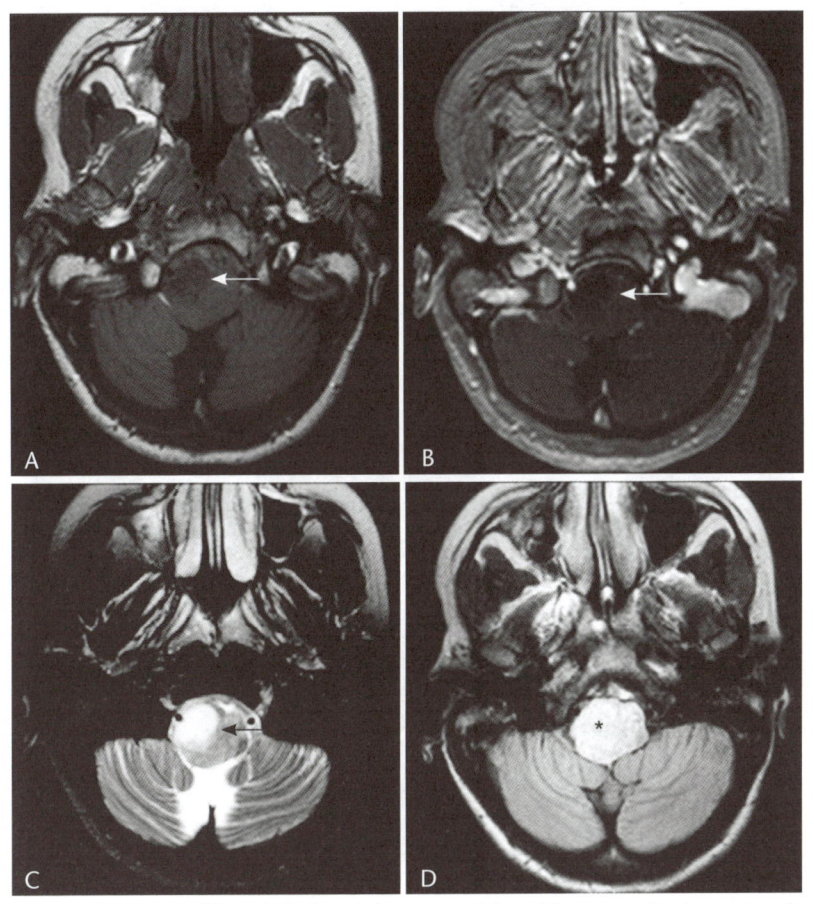

Figura 12.6 Tumor difuso de bulbo. A: imagem axial em T1 sem contraste mostrando lesão (seta) hipointensa direita; B: imagem axial em T1 com contraste sem captação (seta); C: imagem axial em T2 mostrando lesão (seta) hiperintensa com margens mal definidas; D: imagem axial em Flair mostrando lesão (*) hiperintensa difusa comprometendo todo o bulbo.

raro. Vômitos recorrentes podem ser um sintoma do tumor, principalmente em crianças pequenas, em razão da origem do tumor no assoalho do IV ventrículo na área postrema. As características da RNM mostram lesões bem demarcadas hipointensas em T1 e hiperintensas em T2. Exceto pela porção cística, captam contraste intenso e de forma homogênea (Figura 12.7)[37].

TTC exofíticos com expansões lateral ou ventral comumente estão associados a tumores intrínsecos e difusos do tronco cerebral e apresentam histologia maligna, principalmente quando situados na ponte. As características da RNM são semelhantes aos tumores difusos da ponte, com expansões do tumor para as cisternas pré-pontinas e do ângulo pontocerebelar. Outros tumores exofíticos, sobretudo la-

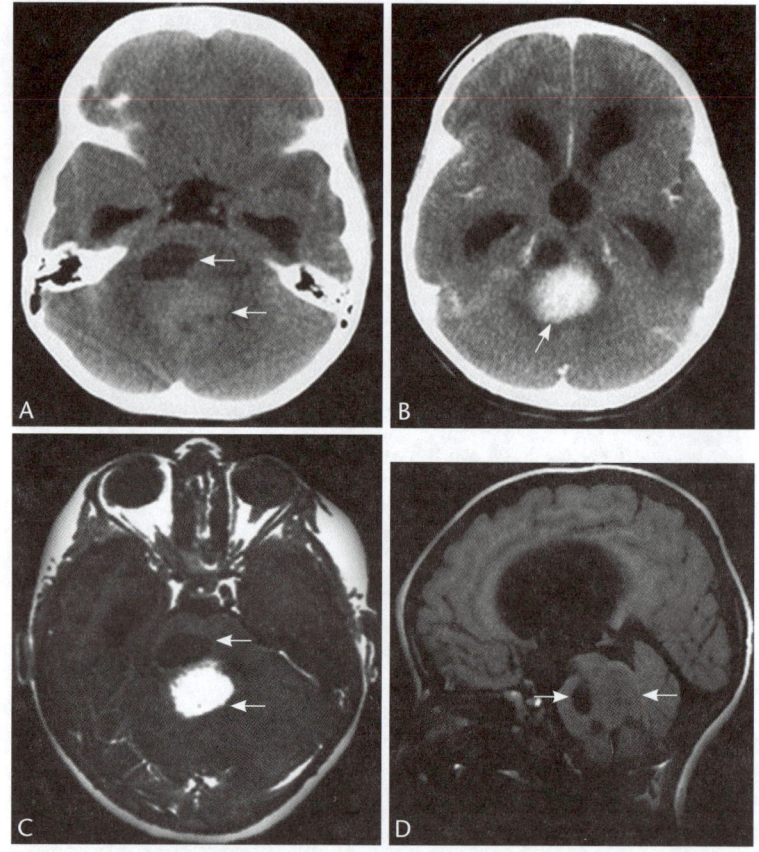

Figura 12.7 Tumor exofítico dorsal da ponte (setas). A e B: imagem axial de tomografia computadorizada sem e com contraste mostrando lesão sólida/cística hiperdensa na linha média da fossa posterior; C: imagem axial em T1 com contraste mostrando captação acentuada da porção sólida do tumor; D: imagem sagital em T1 sem contraste demonstrando tumor exofítico dorsal da ponte.

teralmente no bulbo, podem ter histologia benigna. O ritmo de evolução dos sintomas pode ajudar na discriminação do seu grau histológico. Esses tumores aparecem hipointensos em T1 e hiperintensos em T2 e com captação marcante de contraste. Muitos desses tumores são astrocitomas pilocíticos.

Biópsia nos Tumores do Tronco Cerebral

A biópsia dos TTC ainda é uma questão controversa. Para muitos autores, a biópsia deveria ser restrita a lesões duvidosas, visto que existem riscos envolvidos. Para a grande maioria dos tumores difusos, a histologia é maligna e as características histopatológicas do tumor podem não se correlacionar com o prognóstico clínico[38,39]. Os gliomas difusos da ponte geralmente são astrocitomas fibrilares de alto grau. Exames de necrópsias mostram que esses tumores são astrocitomas anaplásicos ou glioblastomas multiformes, mesmo que biópsias anteriores tenham apresentado astrocitomas de baixo grau. Esse fato pode sugerir a transformação maligna dos tumores ou o erro de amostragem das biópsias previamente realizadas[40]. Outros tumores raros podem acometer o tronco cerebral, como linfomas, gangliogliomas, oligodendrogliomas e tumor neuroectodérmico primitivo (PNET). Lesões não neoplásicas podem ser clinicamente confundidas com os TTC, como cavernomas, tuberculomas e cistos epidermoides.

Estudos mais recentes têm proposto a necessidade do conhecimento exato da histologia desses tumores, apontando os seguintes motivos:

a. Constatação de crianças com tumores difusos da ponte com sobrevida superior a 10 anos[41].
b. Em séries com biópsias realizadas sistematicamente, observam-se crianças com astrocitoma pilocítico, cujo diagnóstico modificou o tratamento original[13].
c. Falta de correlação clínica ou das características da RNM com o prognóstico dos pacientes[18].
d. A biópsia estereotática é considerada segura e eficaz por vários autores[13,18,26,42,43]. Uma revisão de literatura coletou 378 biópsias com taxa diagnóstica de 94,8%, morbidades transitórias de 6,5% e permanentes de 1,5%, e mortalidade de 0,5%[44].
e. O uso do PET-FDG ou PET-C-metionina pode auxiliar no direcionamento das biópsias estereotáticas para focos mais hipermetabólicos do tumor, diminuir os riscos e aumentar a eficácia do procedimento[45].
f. Necessidade do estudo das características biológicas e genéticas desses tumores, para o desenvolvimento de novos tratamentos[46,47].

TRATAMENTO

Os TTC localizam-se em uma das áreas mais eloquentes do SNC, que até pouco tempo era considerado um local de inacessibilidade operatória. Os TTC foram considerados tumores intratáveis e sem esperanças, apesar de sua histologia benigna, pois sua topografia os tornava inoperáveis e malignos. O desenvolvimento de melhores imagens diagnósticas e de sistemas de orientação e monitoração intraoperatória tem permitido aos cirurgiões a remoção radical de formas localizadas desses tumores, enquanto mantêm o tecido e sua função normais[3,48]. A previsão de seu comportamento biológico, obtida por meio de dados clínicos e de características da RNM, constitui o principal determinante do tipo de tratamento. O tratamento dos TTC depende principalmente do tamanho, isto é, se difusos ou focais. Em termos gerais, os tumores difusos do tronco cerebral apresentam prognóstico ruim e são tratados paliativamente, e os tumores focais apresentam prognóstico bom e são passíveis de tratamento cirúrgico. Um critério mais especifico para o tratamento dos TTC consiste em dividi-los em dois grandes grupos[21]: a. Tumores difusos da ponte: não devem ser operados, pois apresentam prognóstico ruim, geralmente são de histologia maligna e de grande morbidade cirúrgica e não apresentam benefícios com a remoção; e b. Outros TTC constituem todos os tumores exofíticos dorsais, os mesencefálicos e os bulbares; estes devem ser inicialmente operados, apresentam prognóstico bom e geralmente são de histologia benigna. A Figura 12.8 apresenta o algoritmo para o tratamento dos TTC.

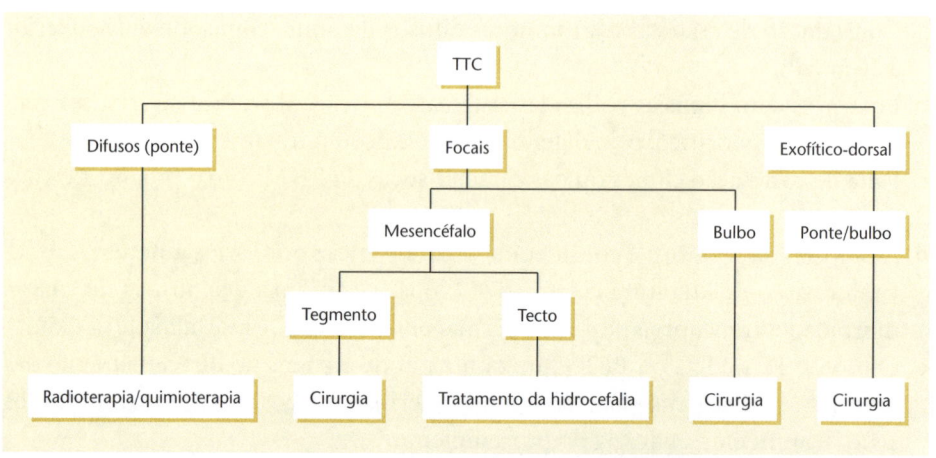

Figura 12.8 Algoritmo para o tratamento dos tumores do tronco cerebral (TTC) em crianças. É importante caracterizar a topografia e a extensão do crescimento do tumor. Para lesões duvidosas, a biópsia deve ser considerada.

Tumores Difusos da Ponte

Os gliomas difusos da ponte ainda apresentam prognóstico ruim e o arsenal terapêutico tem pouca eficácia. A remoção dos tumores difusos da ponte apresenta altas taxas de morbidade e não apresenta impacto na sobrevida[6,49]. Não existem evidências de que a remoção parcial do tumor melhore a sobrevida dos pacientes, independentemente de sua histologia[38,48]. Correlações feitas com ressecções de gliomas de alto grau do hemisfério cerebral estimam que seria necessária a remoção de 98% dos tumores malignos para resultados prognósticos significativos[48]. Esses resultados, em se tratando de tumores difusos da ponte, não têm sido obtidos. O uso de recurso tecnológico na remoção de tumores difusos de tronco poderia avançar na operabilidade desses tumores[50,51]. A inoperabilidade é definida pela infiltração das células tumorais entre fibras e núcleos de nervos cranianos normais. Esses tumores constituem, tipicamente, em astrocitomas fibrilares malignos que se infiltram ao longo dos tratos longos da substância branca para o mesencéfalo e tálamo e, transversalmente, na ponte, causando hipertrofia nessa estrutura.

Crianças com tumores difusos do tronco cerebral melhoram a sintomatologia ao receberem corticosteroides, em razão do controle do edema peritumoral[18]. Infelizmente, muitos pacientes necessitam de administração prolongada de corticosteroides, ficando sujeitos a vários efeitos colaterais. O tratamento-padrão consiste na radioterapia com dose total de 54 a 59,4 Gy, aplicados em frações diárias de 180 cGy. Doses maiores são limitadas pela tolerância do tecido normal adjacente. As complicações da irradiação, como radionecrose, aumentam em função da dose total, do fracionamento e da idade do paciente. Tentativas de realizar o hiperfracionamento, ou seja, aumento do número de doses menores por dia, para atingir uma dose total de 72 Gy, sem aumentar o dano tecidual adjacente, não mostrou diferença na sobrevida dos pacientes[52]. Aproximadamente 70% dos pacientes submetidos à radioterapia apresentam melhoras clínica e radiológica transitórias, porém afetando pouco a sobrevida[53]. A sobrevida média é de aproximadamente 10 meses. Entre crianças com tumores difusos do tronco cerebral, a comparação entre crianças tratadas e não tratadas com radioterapia mostrou sobrevida média de 280 dias e 140 dias, respectivamente (Figura 12.9)[41].

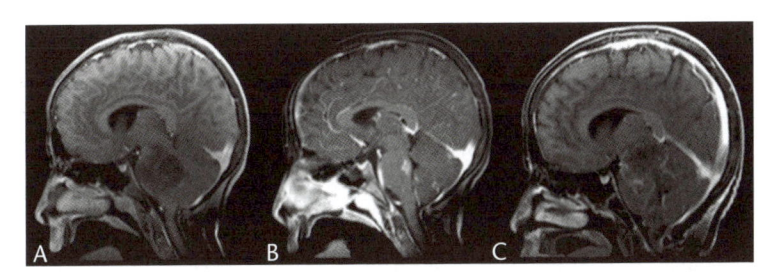

Figura 12.9 A: tumor difuso de ponte tratado com radioterapia (6/8/2010); B: evolução mostra regressão do tumor após radioterapia (7/12/2010); C: recorrência do tumor após sete meses (1/7/2011).

Aproximadamente 1/3 dos pacientes apresenta disseminação liquórica do tumor durante a evolução, porém os sintomas estão relacionados à recidiva local. A radiocirurgia esterotática deve ser utilizada com grande cuidado em decorrência da potencialidade de radionecrose em território tão crítico. Não existem dados que comprovem a eficácia dessa tecnologia no aumento da sobrevida das crianças[54]. O implante de sementes radioativas (braquiterapia) não mostra resultados significativos[55].

A quimioterapia tem sido uma forma importante de tratamento de vários tumores do SNC, porém ineficaz no tratamento dos TTC em crianças[56]. Um estudo fase III realizado pelo *Children's Cancer Group* comparando a radioterapia associada ou não com quimioterapia (CCNU, vincristina e prednisona) mostrou sobrevida em 5 anos de 23 e 17%, respectivamente. Tal diferença é insignificante[57]. Um estudo com radioterapia associada a altas doses de quimioterapia e resgate e infusão de medula óssea também não mostrou resultados adicionais favoráveis[58]. O motivo principal apontado para o fracasso da quimioterapia nos TTC é o pouco acesso do medicamento aos tumores, em razão da existência da barreira hematocerebral. O aumento da taxa de infecção tem sido relacionado à toxicidade da quimioterapia. Apesar de os benefícios da quimioterapia não estarem comprovados no tratamento dos tumores difusos da ponte, vários protocolos estão sendo desenvolvidos para avaliar a eficácia dos diferentes esquemas quimioterápicos: quimioterapia (monoterapia ou multiterapia) antes, após, antes e após, ou concomitantemente com a radioterapia. Esses estudos têm mostrado respostas modestas sem benefícios na sobrevida dos pacientes[46]. Atualmente está em andamento um estudo internacional do uso de nintuzumabe (anticorpo anti-EGFR) associado à radioterapia para tumores do tronco cerebral difuso, esse estudo tem colaboração do grupo de neuro-oncologia pediátrica do Instituto da Criança do HC-FMUSP.

Estudos em andamento têm avaliado a utilização de medicamentos sensibilizadores para potencializar os efeitos da radioterapia, assim como de novos quimioterápicos. O estudo da biologia molecular pode identificar subgrupos de pacientes com tumores difusos da ponte que apresentam marcadores superexpressos (fator de crescimento epitelial – EGFR), passíveis de terapias alvo-específicas[59]. Estudos de antígenos expressos por gliomas de tronco cerebral (EphA2, IL-13, Ralpha2 e Survivin) podem ser alvos para o desenvolvimento de vacinas[60]. Esses estudos, no entanto, dependem da obtenção de biópsias, as quais não estão isentas de complicações. Portanto, novas tecnologias baseadas em RNM ou em técnicas baseadas em medicina nuclear têm sido propostas na literatura para predizer o grau histológico e o prognóstico desses tumores.

Outros Tumores do Tronco Cerebral

Os TTC focais ou com crescimento dorsal exofítico podem ter prognóstico mais favorável. Tendem a ser gliomas de baixo grau e são passíveis de ressecção cirúrgica. Os tumores focais do tronco cerebral acometem principalmente o mesencéfalo e o bulbo[12,61,62]. A maioria dos tumores focais são gliomas de baixo grau, exceto os tumores focais, císticos ou não, presentes na ponte, que podem ser malignos[8]. Tumores focais do tegmento mesencefálico e gliomas cervicobulbares são comumente gliomas de baixo grau e passíveis de ressecção cirúrgica com baixa morbidade (Figura 12.10)[12,48,63,64].

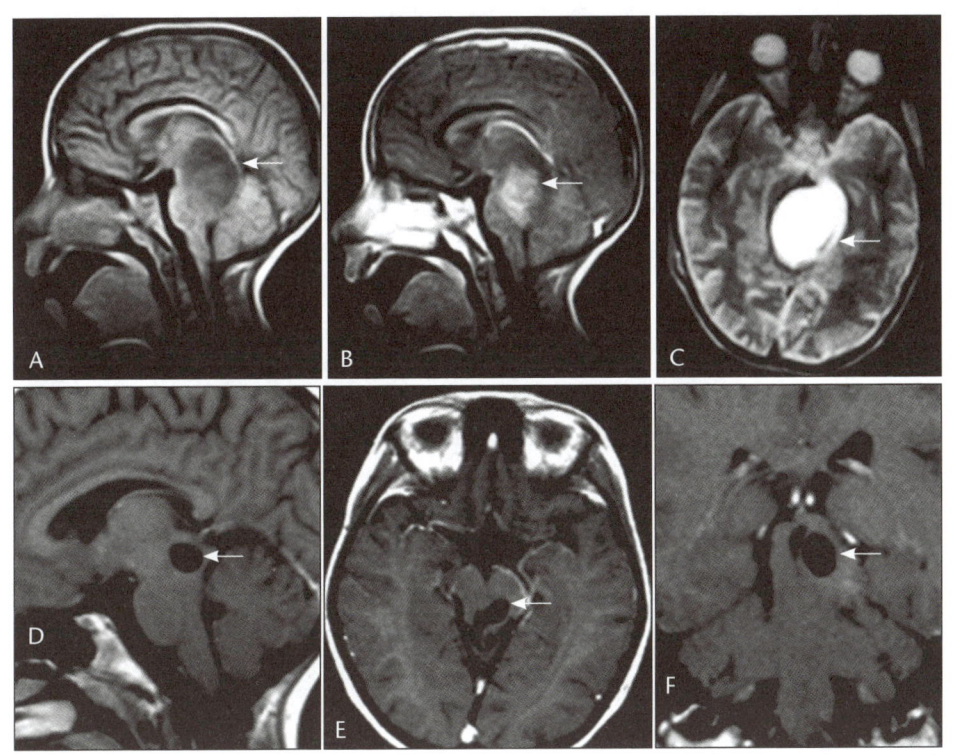

Figura 12.10 Tumor do tegmento mesencefálico com componente exofítico. A, B e C: imagens pré-operatórias; D e E: imagens pós-operatórias.

Lesniak et al.[12], em estudo de 40 crianças com tumores focais do tronco cerebral, obtiveram resultados cirúrgicos diferentes para dois grupos de pacientes: tumores grau I obtiveram ressecção total ou quase total em 83,3% dos pacientes e sobrevida em 10 anos de 100%; e tumores grau II obtiveram ressecção total ou quase total em 20% dos pacientes e sobrevida média de 22 meses. Teo et al.[48], em um relato de 34 crianças com tumores focais do tronco cerebral, conseguiram ressecção radical (> 90%) em 91,1% dos tumores, dos quais 74% eram portadores de gliomas de baixo grau e 26% tinham glioma de alto grau. Uma análise da taxa de sobrevida em cinco anos foi de 100 e 33%, respectivamente. Esse estudo mostrou a ressecabilidade dos tumores focais independentemente da histologia, com morbidade baixa de 15%, porém o determinante maior da sobrevida foi o grau de malignidade do tumor. A morbidade da ressecção cirúrgica dos tumores intrínsecos focais da ponte pode ser alta (20,5%)[62], e a radioterapia pode ser uma alternativa[6].

Tumores focais bulbares raramente são citados na literatura. Um relato de Abbott et al.[65] mostrou sete pacientes submetidos a ressecção subtotal sem mortalidade, porém com três pacientes necessitando de gastrostomia e traqueostomia por comprometimento de nervos cranianos bulbares. Para tumores incompletamente removidos, uma segunda cirurgia pode ser indicada, principalmente tratando-se de astrocitomas pilocíticos. Para recorrências de tumores benignos, o tratamento multimodal, constituído de reoperação, quimioterapia e radioterapia focal, deve ser considerado. Novas técnicas de radioterapia têm sido utilizadas no tratamento dos tumores focais do tronco cerebral, como primeira indicação ou como complemento de tumores parcialmente removidos. Essas técnicas alternativas incluem: radioterapia esterotática, radiocirurgia, *gamma knife surgery*, irradiação com próton e radioterapia com intensidade modulada[54,66,67]. Em um estudo de Yen et al.[67] com *gamma knife surgery* em tumores focais do tronco cerebral em 20 pacientes com média de idade de 19,1 anos, o seguimento médio de 78 meses demonstrou desaparecimento ou regressão do tumor em 80% dos pacientes.

A QT tem sido considerada no tratamento dos tumores focais do tronco cerebral para evitar ou retardar o uso da radioterapia em crianças jovens. Poucos estudos têm mostrado a eficácia da QT nos tumores focais do tronco cerebral. Correlações têm sido feitas com gliomas benignos de outras topografias. O regime quimioterápico mais eficaz para os gliomas de baixo grau ainda não é um consenso, embora os medicamentos mais utilizados sejam a vincristina e a carboplatina[68]. Gliomas de baixo grau focais e císticos podem ser controlados com injeção intracavitária de bleomicina[69].

Os tumores tectais mesencefálicos são gliomas de caráter indolente, de baixo grau, que permanecem estáveis, sem crescimento, por muitos anos (Figura 12.11). Em razão do comportamento indolente desses tumores, o tratamento consiste no controle da hidrocefalia por meio da terceira ventriculostomia endoscópica

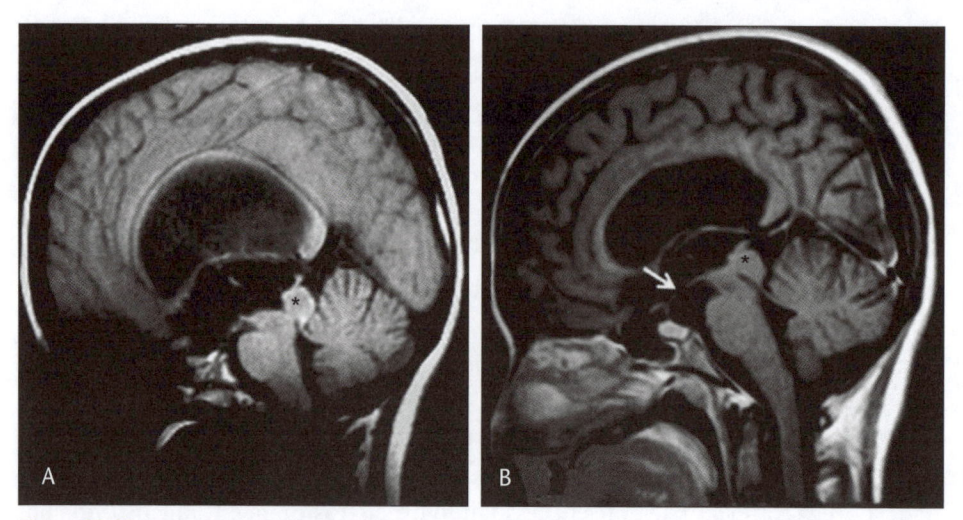

Figura 12.11 Evolução do tumor (*) de tecto mesencefálico. Tumor estável por 12 anos e 5 meses. A seta aponta a III ventriculostomia patente.

ou derivação ventriculoperitoneal e seguimento por imagem do tumor[16,70]. Esses tumores, apesar de apresentarem crescimento lento, merecem vigilância a longo prazo, pois podem mostrar evidências de crescimento e requererem tratamento para manter a doença sob controle. A cirurgia é indicada quando se detecta crescimento da lesão[16,17], embora ainda associada com morbidade importante[71]. Após o controle da hidrocefalia, esses pacientes ficam livres de sintomas por mais de dez anos[16,72]. Assim como para outros tumores focais do tronco cerebral, para os tumores tectais sintomáticos ou que apresentem crescimento durante seguimento por RNM, além do tratamento cirúrgico, outras terapias como QT e RDT devem ser consideradas[73].

Os tumores exofíticos dorsais, geralmente pontinos ou bulbares, são passíveis de ressecção de sua porção exofítica dentro do IV ventrículo (Figura 12.12). Esses tumores geralmente são gliomas de baixo grau, com predomínio de astrocitoma pilocítico[37]. Embora as ressecções geralmente sejam incompletas, permanecendo um pequeno fragmento no assoalho do IV ventrículo, os pacientes apresentam sobrevida livre de sintomas por muitos anos[35]. A sobrevida e a progressão livre da doença são de 100 e 67%, respectivamente[37]. Recorrências ou crescimento dos resíduos tumorais podem ocorrer, e devem ser tratados por reoperações associadas a radioterapia[35]. A taxa de sobrevida dos tumores benignos está relacionada à extensão da ressecção dos tumores, sendo de 52 e 94% em cinco anos para os tumores parcialmente e radicalmente removidos, respectivamente[62]. Os tumores exofíticos laterais ou anteriores apresentam histologia maligna e não são passíveis de remoção.

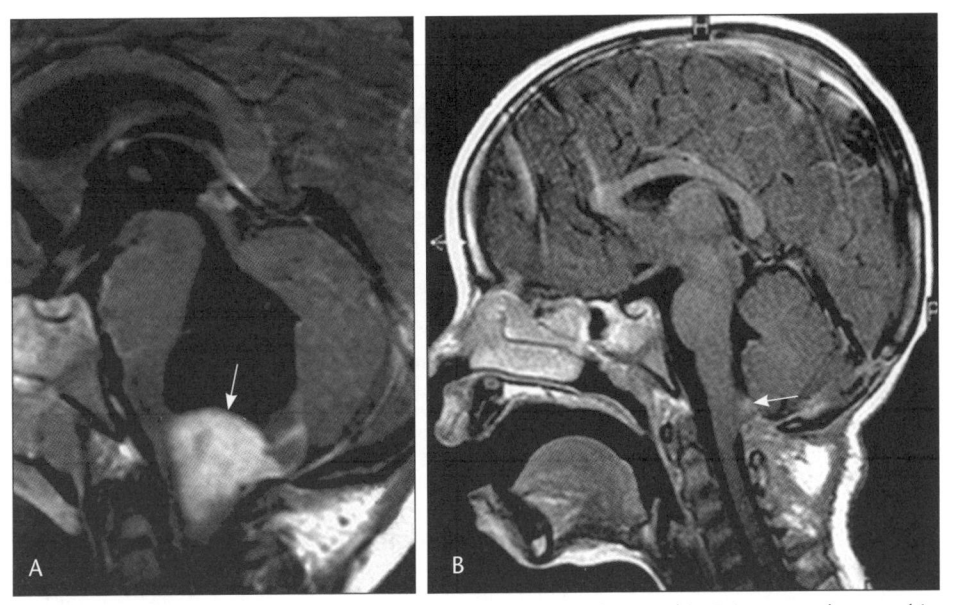

Figura 12.12 Tumor (setas) exofítico dorsal do bulbo. A: imagem pré-operatória; B: imagem pós-operatória.

Os tumores cervicobulbares são tratados de forma semelhante aos tumores intramedulares. A remoção cirúrgica é a opção inicial, sendo possível a ressecção radical em 75% dos casos; raramente é necessário tratamento adjuvante. A sobrevida é prolongada, com boa recuperação dos déficits neurológicos iniciais[74].

NOVAS PERSPECTIVAS

Novas modalidades de liberação direta de agentes terapêuticos diretamente no tumor têm sido investigadas com o intuito de oferecer maiores concentrações e menores riscos de toxicidade do que quando oferecidos sistemicamente. Esses métodos têm sido denominados *convection-enhanced delivery* (CED)[75]. Várias técnicas foram elaboradas: microesferas, injeção endovascular ou injeção estereotática. Essas técnicas possibilitam o aumento da concentração local de medicamentos até 10 mil vezes maiores em relação aos medicamentos infundidos intravenosamente, não expondo a efeitos colaterais sistêmicos.

Outra linha de pesquisa tem sido o entendimento das habilidades do tecido tumoral em escapar do sistema imune do organismo. O conhecimento dessas habilidades pode possibilitar o desenvolvimento de vacinas antitumorais[60,76]. O tratamento dos TTC pode se beneficiar, também, de pesquisas de terapia genética realizadas em gliomas experimentais e de outras regiões do cérebro[77]. Discussões recentes procuram justificar a necessidade de biópsia dos tumores com a finalidade de conhecer sua biologia molecular e de desenvolver novos medicamentos que atuem nas vias críticas da tumorigênese ou de seu crescimento[78].

CONCLUSÕES

A denominação TTC abriga diferentes subtipos de situações clinicopatológicas com diferentes formas de tratamento e prognóstico. O maior determinante da classificação desses tumores é a origem do seu crescimento.

REFERÊNCIAS BIBLIOGRÁFICAS

1. Reis RS, Santos MO, Thuler LCS. Incidência de tumores pediátricos no Brasil. Rev Bras Cancerol. 2007;53:5-15.
2. Bleyer WA. Epidemiologic impact of children with brain tumors. Childs Nerv Syst. 1999;15(11-12):758-63.
3. Recinos PF, Sciubba DM, Jallo GI. Brainstem tumors: where are we today? Pediatr Neurosurg. 2007;43(3):192-201.
4. Berger MS, Edwards MS, LaMasters D, Davis RL, Wilson CB. Pediatric brain stem tumors: radiographic, pathologic, and clinical correlations. Neurosurgery. 1983;12(3):298-302.
5. Littman P, Jarrett P, Bilaniuk LT, Rorke LB, Zimmerman RA, Bruce DA, et al. Pediatric brain stem gliomas. Cancer. 1980;45(11):2787-92.

6. Epstein F, McCleary EL. Intrinsic brain-stem tumors of childhood: surgical indications. J Neurosurg. 1986;64(1):11-5.

7. Hoffman HJ, Becker L, Craven MA. A clinically and pathologically distinct group of benign brain stems gliomas. Neurosurgery. 1980;7(3):243-8.

8. Stroink AR, Hoffman HJ, Hendrick EB, Humphrey RP. Diagnosis and management of pediatric brain-stem gliomas. J Neurosurg. 1986;65(6):745-50.

9. Barkovich AJ, Krischer J, Kun LE, Packer R, Zimmerman RA, Freeman CR, et al. Brain stem gliomas: a classification system based on magnetic resonance imaging. Pediatr Neurosurg. 1990;16(2):73-83.

10. Fischbein NJ, Praos MD, Wara W, Russo C, Edwards MS, Barkovich AJ. Radiologic classification of brain stem tumors: correlation of magnetic resonance imaging appearance with clinical outcome. Pediatr Neurosurg. 1996:24(1):9-23.

11. Zimmerman RA. Neuroimaging of primary brainstem gliomas: diagnosis and course. Pediatr Neurosurg. 1996;25(1):45-53.

12. Lesniak MS, Klem JM, Weingart J, Carson BS. Surgical outcome following resection of contrast--enhanced pediatric brainstem gliomas. Pediatr Neurosurg. 2003;39(6):314-22.

13. Roujeau T, Machado G, Garnett M, Miquel C, Puget S, Goeoerger N, et al. Stereotactic biopsy of diffuse pontine lesions in children. J Neurosurg. 2007;107(1 Suppl):1-4.

14. Wang C, Zhang J, Liu A, Sun B, Zhao Y. Surgical treatment of primary midbrain gliomas. Surg Neurol. 2000;53(1):41-51.

15. Vandertop WP, Hoffman HJ, Drake JM, Humphrey RP, Rutka JT, Amstrong DC, et al. Focal midbrain tumors in children. Neurosurgery. 1992;31(2):186-94.

16. May PL, Blaser SI, Hoffman HJ, Humprey RP, Harwood-Nasch DC. Benign intrinsic tectal "tumors" in children. J Neurosurg. 1991;74(6):867-71.

17. Pollack IF, Dachling P, Albright AL. The long-term outcome in children with late-onset aqueductal stenosis resulting from benign intrinsic tectal tumors. J Neurosurg. 1994;80(4):681-8.

18. Hargrave D, Chuang N, Bouffet E. Conventional MRI cannot predict survival in childhood diffuse intrinsic pontine glioma. J Neurooncol. 2008;86(3):313-9.

19. Packer RJ, Nicholson SH, Vezina LG, Johnson DL. Brainstem gliomas. Neurosurg Clin North Am. 1992;3(4):863-79.

20. Kaplan AM, Albright AL, Zimmerman RA, Rorke LB, Boyett JM, Finlay JL, et al. Brainstem gliomas in children. A children's Cancer Group review of 119 cases. Pediatr Neurosurg. 1996;24(4):185-92.

21. Mauffrey C. Paediatric brainstem gliomas: prognostic factors and management. J Clin Neurosci. 2006;13(4):431-7.

22. Moghrabi A, Kerby T, Tien RD, Friedman HS. Prognostic value of contrast-enhanced magnetic resonance imaging in brainstem gliomas. Pediatr Neurosurg. 1995;23(6):293-8.

23. Gururangan S, McLaughlin CA, Brashears J, Watral MA, Provenzale J, Coleman RE, et al. Incidence and pattern of neuroaxis metastases in children with diffuse pontine glioma. J Neurooncol. 2006;77(2):207-12.

24. Sethi R, Allen J, Donahue B, Karahabbus N, Gardner S, Wissof J, et al. Prospective neuroaxis MRI surveillance reveals a high risk of leptomeningeal dissemination in diffuse pontine glioma. J Neurooncol. 2011;102(1):121-7.

25. Krieger MD, Bluml S, McComb JG. Magnetic resonance spectroscopy of atypical diffuse pontine masses. Neurosurg Focus. 2003;15(2):E5.

26. Kwon JW, Kim IO, Cheon J, Kim WS, Moon SG, Kim TJ, et al. Pediatric brain-stem gliomas: MRI, FDG-PET and histological grading correlation. Pediatr Radiol. 2006;36(9):959-64.

27. Laprie A, Pirzkall A, Hass-Kogan DA, Cha S, Banerjee A, Le TP, et al. Longitudinal multivoxel MR spectroscopy study of pediatric diffuse brainstem gliomas treated with radiotherapy. Int J Radiat Oncol Biol Phys. 2005;62(1):20-31.

28. Nadvi SS, Ebrahim FS, Corr P. The value of 201 thalium-spect imaging in childhood brainstem gliomas. Pediatr Radiol. 1998;28(8):575-9.

29. Pichler R, Pichler J, Mustafa H, Nussbaumer K, Zaunmuller T, Topakian R. Somatostatin-receptor positive brain-receptor stem gliomas visualized by octreoscan. Neuro Endocrinol Letter. 2007;28(3):250-1.

30. Tong Z, Yamaki T, Harada K, Houkin K. In vivo quantification of the metabolites in normal brain and brain tumors by proton MR spectroscopy using water as an internal standard. Magn Reson Imaging. 2004;22(7):1017-24.

31. Yamasaki F, Kurisu K, Kajiwara Y, Watanabe Y, Takayasu T, Akiyama Y, et al. Magnetic resonance spectroscopic detection of lactate is predictive of poor prognosis in patients with a diffuse intrinsic pontine glioma. Neuro-oncol. 2011;13(7):791-801.

32. Astrakas LG, Zurakowski D, Tzila AA, Zarifi MK, Anthony DC, Girolami U, et al. Noninvasive magnetic resonance spectroscopic imaging biomarkers to predict the clinical grade of pediatric brain tumors. Clin Cancer Res. 2004;10(24):8220-8.

33. Panigrahy A, Nelson ND Jr, Finlay JL, Spostos R, Krieger MG, Gilles FH, et al. Metabolism of diffuse intrinsic brainstem gliomas in children. Neuro Oncol. 2007;10(1):32-44.

34. Epstein F, McCleary EL. Intrinsic brain-stem tumors of the cervicomedullary junction. J Neurosurg. 1987;67(4):483-7.

35. Pollack IF, Hofman HJ, Humphreys RP. The long-term outcome after surgical treatment of dorsally exophytic brain-stem gliomas. J Neurosurg. 1993;78(6):859-63.

36. Stroink Ar, Hoffman HJ, Hendrick E, Humphreys RP, Davidson G. Transependymal benign dorsally exophytic brain stem gliomas in childhood: diagnosis and treatment recommendations. Neurosurgery. 1987;20(3):439-44.

37. Khatib ZA, Heidman RL, Kovnr EH, Langston JA, Sangford RA, Douglas EC, et al. Predominance of pilocytic histology in dorsally exophitic brain stem tumors. Pediatr Neurosurg. 1994;20(1):2-10.

38. Albright AL. Diffuse brain stem gliomas: When is a biopsy necessary? Pediatr Neurosurg. 1996;24(5):252-5.

39. Albright AL, Packer RJ, Zimmerman R, Rorke LB, Boyett J, Hammond GD. Magnetic resonance scans should replace biopsies for the diagnosis of diffuse brain stem gliomas: a report from the Children's Cancer Group. Neurosurgery. 1993;33(6):1026-30.

40. Yoshimura J, Onda K, Tanaka R, Takahashi H. Clinicopathological study of diffuse type brain stem gliomas: analysis of 40 autopsy cases. Neurol Med Chir (Tokyo). 2003;43(8):375-82.

41. Langmoen IA, Lundar T, Storm-Matheisen I, Lie SO, Hovid KH. Management of pediatric pontine gliomas. Childs Nerv Syst. 1991;7(1):13-5.

42. Rajshekhar V, Chandy MJ. Computerized tomography-guided stereotactic surgery for brainstem masses: a risk-benefit analysis in 71 patients. J Neurosurg. 1995;82(6):976-81.

43. Steck J, Friedman WA. Stereotactic biopsy of brainstem mass lesion. Surg Neurol. 1995;43(6):563-7.

44. Samadani U, Stein S, Moonis G, Sonnad SS, Bonura P, Judy KD. Stereotactic biopsy of brain stem masses: decision analysis and literature review. Surg Neurol. 2006;66(5):484-91.

45. Pirotte BJ, Lubansu A. Massager N, Widler D, Goldman S, Levivier M. Results of positron emission tomography guidance and reassessment of the utility of and indications form stereotactic biopsy in children with infiltrative brainstem tumors. J Neurosurg. 2007;107(Suppl 5):392.

46. Frazier JL, Lee J, Thomale UW, Noggle JC, Cohen KJ, Jallo GI. Treatment of diffuse intrinsic brainstem gliomas: failed approaches and future strategies. J Neurosurg Pediatr. 2009;3(4):259-69.

47. Handler MH, Foreman NK. Pontine gliomas. Letter to the editor. J Neurosurg Pediatr. 2010;5(1):140-1.

48. Teo C, Siu TL. Radical resection of focal brainstem gliomas: is it worth doing? Childs Nerv Syst. 2008;24(11):1307-14.

49. Epstein F, Wisoff JH. Intrinsic brain stem tumors in childhood: surgical indications. J Neuro-oncol. 1988;6(4):309-17.

50. Helton KJ, Phillips NS, Khan RB, Boop FA, Sanford RA, Zou P, et al. Diffusion tensor imaging of tract involvement in children with pontine tumors. AJNR Am J Neuroradiol. 2006;27(4):786-93.

51. Levesque MF, Parker F. MKM-guided resection of diffuse brainstem neoplasms. Stereotact Funct Neurosurg. 1999;73(1-4):15-8.

52. Freeman CR, Krischer J, Sanford RA, Burger PC, Cohen M, Norris D. Hyperfractionated radiotherapy in brain stem tumors: results of a pediatric oncology group study. Int J Radiat Oncol Biol Phys. 1988;15(2):311-8.

53. Massimino M, Spreafico F, Biassoni V, Simonetti F, Riva D, Trecate G, et al. Diffuse pontine gliomas in children: changing strategies, changing results? A mono-institutional 20-year experience. J Neurooncol. 2008;87(3):355-61.

54. Fuchs I, Kreil A, Sutter B, Papaethymiou G, Pendl G. Gamma knife radiosurgery of brainstem gliomas. Acta Neurochir Suppl. 2002;84:85-90.

55. Gutin PH, Edwards MSB, Wara WM, Leibel SA, Lambs S, Weaver KA, et al. Preliminary experience with 125-I brachytherapy of pediatric brains tumors concepts. Pediatr Neurosurg. 1985;5:187-206.

56. Bronister A, Leite CC, Lanchote VI, Machado YM, Chistofani LM. Radiation terapy and high-dose tamoxifen in the treatment of patients with diffuse brainstem gliomas. Results of Brazilian cooperative study. Brainstem cooperative gliomas cooperative group. J Clin Oncol. 2000;18(6):1246-53.

57. Jenkin RD, Boesel C, Ertel I, Evans A, Hittle R, Ortega J, et al. Brain stem tumors in childhood: a prospective randomized trial of irradiation with and without adjuvant CCNU,VCR, an predisone. A report of the children's Cancer Study Group. J Neurosurg. 1987;66(2):227-33.

58. Kedar A, Maria BL, Gharam-Pole J, Ringdahl DM, Quisling RS, Mickle JP, et al. High-dose chemotherapy with marrow reinfusion and hyperfractionated irradiation for children with high-risk brain tumors. Med Pediat Oncol. 1994;23(5):428-36.

59. Gilbertson RJ, Hill A, Hernan R, Kocak M, Geyer R, Olson J, et al. ERBB-1 is amplified and overexpressed in high-grade diffusely infiltrative pediatric brain stem glioma. Clin Cancer Res. 2003;9:3620-4.

60. Okada H, Low KL, Kohanbasch G, McDonald HA, Hamilton RL, Pollack IF. Expression of glioma-associated antigens in pediatric brain stem and non-brain stem gliomas. J Neurooncol. 2008;88(3):245-50.

61. Epstein F, Wisoff JH. Surgical management of brainstem tumors of childhood and adolescence. Neurosurg Clin North Am. 1990;1(1):111-21.

62. Pierre-Khan A, Hirsch J, Vinchon M, Payan C, Sainte-Rose C, Renier D, et al. Surgical management of brain-stem tumors in children: Results and statistical analysis of 75 cases. J Neurosurg. 1993;79(6):845-52.

63. Hamilton MG, Lauryssen C, Hagen N. Focal midbrain glioma: long-term survival in a cohort of 16 patients and the implication for management. Can J Neurol Sci. 1996;23(3):204-7.

64. Tsuboi K, Matsuda W, Nakamura K, Takano S Matsumura A. Excision of juvenile astrocytoma of the midbrain after radiotherapy. Pediatr Neurosurg. 2006;42(5):311-5.

65. Abbott R, Shminski-Maher T, Wisoff J, Epstein F. Intrinsic tumors of the medulla: surgical complications. Pediatr Neurosurg. 1991;17(5):239-44.

66. Hadjipanayis CG, Kondziolka D, Gardner P, Niranjan A, Dagam S, Flickinger JC, et al. Stereotactic radiosurgery for gamma knife sm pilocytic astrocytomas when multimodal therapy is necessary. J Neurosurg. 2002;97(1):56-64.

67. Yen CP, Sheehan J, Steiner M, Patterson M, Steiner L. Gamma knife surgery for focal brainstem gliomas. J Neurosurg. 2007;106(1):8-17.

68. Packer RJ, Ater J, Allen J, Phillips P, Geyer R, Nicholson HS, et al. Carboplatin and vincristine chemotherapy for children with newly diagnosed progressive low-grade gliomas. J Neurosurg. 1997;86(5):747-54.

69. Disabato JA, Handler MH, Strain JD, Fleitz JM, Foreman NK. Successful use of intracavitary bleomycin for low-grade astrocytoma tumor cyst. Pediat Neurosurg. 1999;31(5):246-50.

70. Bowers DC, Georgiades C, Aronson LJ, Carson BS, Weingart JD, Wharan MD, et al. Tectal gliomas: natural history of a indolent lesion in pediatric patients. Pediatr Neurosurg. 2000;32(1):24-9.

71. Lapras C, Bognar L, Turjman E, Nillany E, Mottollese C, Fischer C, et al. Tectal plate gliomas. Part I: Microsurgery of the te tectal plate gliomas. Acta Neurochir (Wien). 1994;126(2-4):76-83.

72. Wellons JC, Tubbs RS, Banks JT, Grabb B, Blount JP, Oakes WJ, et al. Long-term control of hydrocephalus via endoscopic third ventriculostomy in children with tectal plate gliomas. Neurosurgery. 2002;51(1):63-7.

73. Kihlstrom L, Lindquist C, Lindiquist M, Karisson B. Stereotactic radiosurgery of brain stem gliomas. Acta Neurochir. 1994;62(Suppl 1):55-61.

74. Weiner Hl, Freed D, Woo HH, Rezai AR, Kim R, Epstein FJ. Intra-axial tumors of the cervicomedullary junction: surgical results and long-term outcome. Pediatr Neurosurg. 1997;27(1):12-8.

75. Occhiogrosso G, Edgar MA, Sandberg DI, Souweidane MM. Prolonged convection-enhanced delivery into the rat brain-stem. Neurosurgery. 2003;52(2):388-94.

76. Wheeler CJ, YU JS, Black KL. Cellular immunity in the treatment of brain tumors. Clin Neurosurg. 2004;51:132-9.

77. Miura F, Moriuchi S, Maeda M, Sano A, Maruno M, Tsanaclis AM, et al. Sustained release of low-dose ganciclovir from a silicone formulation prolonged the survival of rats with gliosarcomas under herpes simplex virus thymidine kinase suicide gene therapy. Gene Ther. 2001;9(4):1653-8.

78. Pulkkanen KJ, Yla-Herttuala S. Gene therapy for malignant glioma: current clinical status. Mol Ther. 2005;12(4):585-98.

Seção V

Tumores de origem mesenquimal

Sarcomas de partes moles 13

Paulo Taufi Maluf Jr.

Após ler este capítulo, você estará apto a:

1. Conhecer os diversos tipos de sarcomas de partes moles e sua epidemiologia.
2. Compreender os mecanismos patogênicos com base na biologia molecular.
3. Entender o tratamento multidisciplinar desses tumores.
4. Inteirar-se dos métodos de diagnóstico e tratamento e das perspectivas futuras.

INTRODUÇÃO

Sarcomas são neoplasias derivadas das células mesenquimais, que normalmente estão comprometidas com o desenvolvimento da musculatura e dos tecidos adiposo, conjuntivo, fibroso e ósseo[1-4]. O termo sarcoma é atribuído a Galeno (200-130 a.C.) e provém do grego "δαρκωμα", que significa crescimento de carnes. Os rabdomiossarcomas (RMS), que constituem a categoria mais comum dentre essa variedade de neoplasias, têm origem em células primitivas que se especializam em musculatura estriada. O mesmo se dá com os leiomiossarcomas, lipossarcomas, sinoviossarcomas, fibrossarcomas, entre outros. Os sarcomas considerados indiferenciados têm sua gênese baseada em células mesenquimatosas sem orientação futura de maturação, e entre eles se incluem os tumores de bainha neural (schwannomas), os tumores de Triton e algumas neoplasias mistas.

O conhecimento atual que se tem com relação aos mais diversos aspectos associados a essas doenças deriva de estudos colaborativos multicêntricos, com destaque para o *Intergroup Rhabdomyosarcoma Study* (hoje incorporado pelo Grupo de Oncologia Pediátrica – COG, *Children Oncology Group*), o *Mesenquimal Malignant Study* (associado à Sociedade Internacional de Oncologia Pediátrica – SIOP) e a estudos alemães do *Cooperative Weichteilsarkomme Studie* (CWS) em fusão com a Associação Italiana de Onco/Hematologia Pediátrica (AIEOP)[5]. Esses programas, realizados graças à união de diversas instituições, possibilitaram que se delineasse o tratamento que hoje em dia tem melhorado muito o prognóstico de um conjunto de doenças raras e, especialmente, o desenvolvimento de conceitos esclarecedores sobre a origem dessas enfermidades malignas. Por meio disso se espera conseguir traçar novas modalidades terapêuticas dirigidas especificamente para a anomalia molecular reconhecida.

EPIDEMIOLOGIA

Os sarcomas de partes moles correspondem a cerca de 6% de todas as doenças malignas da infância e adolescência. Os RMS prevalecem em incidência e constituem cerca de 60% do contingente. Estima-se a ocorrência por volta de 350 casos novos por ano na população americana.

Aproximadamente 79% dos casos ocorrem em crianças, mas há um pequeno pico na adolescência. A proporção de ocorrências em meninos é levemente superior à de meninas. As populações caucasianas femininas têm o dobro da incidência da de afrodescendentes, mas nenhuma etnia se sobressai entre crianças do sexo masculino. As populações asiáticas, em especial do sudeste, têm números menores de casos que entre os povos ocidentais brancos[2,6].

ORIGEM EMBRIONÁRIA COMUM A TODOS OS SARCOMAS

As neoplasias denominadas como sarcomas são derivadas de células mesenquimais. Estas normalmente dão origem à musculatura lisa, estriada ou cardíaca, aos ossos, cartilagens, tecidos fibrosos ou adiposos. Em relação aos RMS, compreende-se que sua formação provenha de células mesenquimais comprometidas com a musculatura estriada, embora a neoplasia possa ser encontrada em regiões nas quais esse tipo de tecido não é encontrado, por exemplo, no trato urogenital. Os demais sarcomas não rabdomiossarcoma (SNRMS) têm a mesma origem, ou esta é indefinida, fazendo que a neoplasia resultante seja indiferenciada[7,8] (Figura 13.1).

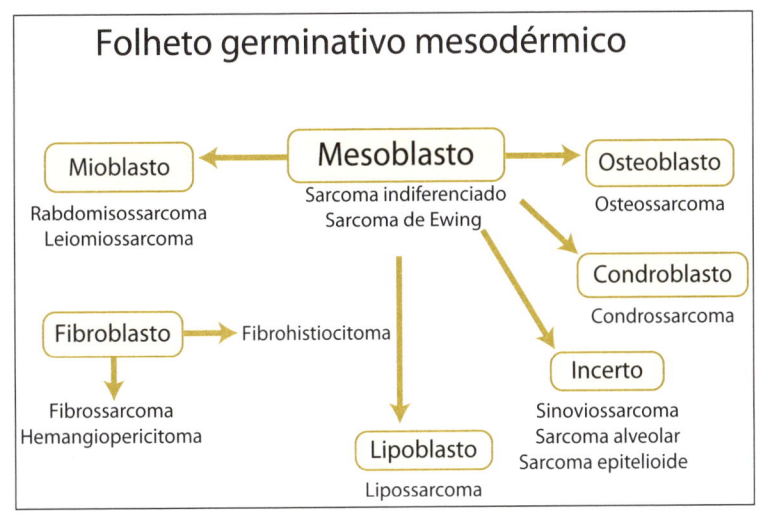

Figura 13.1 Origem celular.

RABDOMIOSSARCOMAS

Epidemiologia

Com respeito aos RMS, tem-se que correspondem a 60% de todos os sarcomas de partes moles (STS) e têm distribuição anatômica heterogênea, haja vista ser ele encontrado em quase todas as áreas, conforme a Figura 13.2.

A incidência anual de RMS abaixo de 20 anos de idade é de cerca de 350 casos novos ao ano, ou seja, cerca de $4,5/10^5$/ano.

Em sua maior parte, a doença acomete crianças abaixo de 6 anos; por exemplo, os tumores de cabeça e pescoço, especialmente os embrionários, têm maior presença entre crianças abaixo de 8 anos, ao passo que as lesões de extremidades são mais comuns em adolescentes e têm histopatologia quase sempre alveolar; já os tumores de vagina ou útero predominam em lactentes.

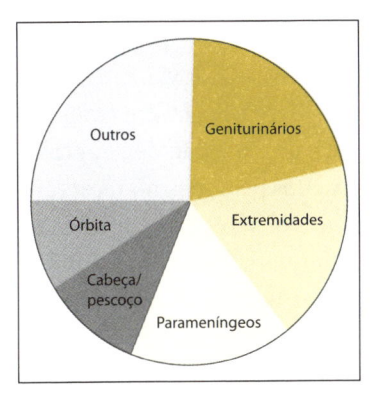

Figura 13.2 Locais de distribuição dos rabdomiossarcomas.

O sexo masculino é discretamente mais atingido, e em caucasianos ocorre quase o dobro de casos que em afrodescendentes[2,6].

Etiopatogenia com Base nos Mecanismos de Miogênese

Do ponto de vista molecular, os sarcomas podem compor dois grandes grupos. O primeiro refere-se aos distúrbios relacionados com as principais vias regulatórias do ciclo celular (Rb, p53 e outras, associadas a seus respectivos alvos), e o segundo representa os sarcomas de cariótipos com aberrações simples ou complexas e que resultam em translocações cromossômicas e aneuploidia, respectivamente. De maneira paralela, existe o papel relevante dos fatores de crescimento e seus aparatos controladores[9].

Fatores de Crescimento

Investigadores do COG conduziram um estudo, com técnicas de *microarray* e RT--PCR, em que procuraram identificar as diversas vias de miogênese e sua incidência nos vários tipos de RMS. Foram estudados 60 genes conhecidos na literatura por sua participação no desenvolvimento muscular embrionário e pós-embrionário, dentre os quais alguns já têm expressão reconhecida em RMS[10,11].

Verificou-se que os fatores de crescimento e de transcrição miogênica são expressos em sequência durante a embriogênese miogênica. Em sua fase inicial, os precursores miogênicos necessitam, para sua proliferação, de quantidades, ainda que mínimas, de fatores de crescimento e desenvolvimento plaquetário (PDGF). Assim que se inicia o processo de diferenciação, os fatores semelhantes à insulina (IGF) passam a ser essenciais, e acredita-se que IGF1 e IGF2 tenham sinergismo fomentado pelo gene *shh*[12].

No estudo do COG, tanto IGF quanto PDGF tiveram associação marcante com casos de pior prognóstico. Ligandos de PDGF já são reconhecidamente expressos em RMS, e de fato os receptores PDGFRa e PDGFRb são determinantes de evoluções adversas. Admitindo-se que os receptores são reguladores da sinalização e progressão de PDGF, pode-se ter aí um alvo a ser explorado em futuros ensaios de terapia molecular.

Vários estudos demonstram a importância de IGF na gênese de RMS. Em modelos animais com ausência de IGF2, não há desenvolvimento de RMS, mas em amostras humanas de tumor a presença de IGF1 foi mais associada à progressão de neoplasia. Os dois fatores têm importância no processo e são sinalizados pelo mesmo receptor.

Como perspectiva futura de tratamento, PDGF e IGF devem se apresentar como alvos atraentes para novos ensaios. Sabe-se que o imatinib tem papel inibitório sobre receptores de PDGF, mas espera-se que novos bloqueadores de tirosinoquinase devam constituir-se em meios mais eficazes de abordagem terapêutica.

Os IGFRs também são receptores de tirosinoquinase, mas como sua estrutura difere dos PDGFRs, em programas futuros o arcabouço terapêutico deverá contar com drogas distintas para ambos os alvos.

Proteínas Controladoras do Ciclo Celular

Desarranjos dos genes que controlam o ciclo celular interferem em três tipos de genes ligados aos sarcomas. O primeiro tipo afeta genes que fazem a intermediação de sinais da superfície celular para o núcleo. Uma sequência de transdução de sinais, constitucionalmente ativos, que têm sido observadas em diversos subtipos de sarcomas, levam à proliferação contínua de células que provavelmente levam essas células a mutações genéticas posteriores, resultando em uma série de mutações genéticas que acarretam a transformação de células mesenquimais em estágio precoce de diferenciação e daí a produção de sarcomas.

O segundo tipo compreende mutações em genes que regem a progressão do ciclo celular e que são vias efetoras de sinais da cascata de transdução. Nesse grupo destaca-se a proteína supressora do gene para retinoblastoma (pRb).

O terceiro grupo compõe-se de mutações de genes que preservam a integridade do DNA em replicação. Nesse grupo de genes consta a proteína supressora de tumores p53.

A ruptura da transdução de sinais dá-se por mecanismos conhecidos ou desconhecidos que desarranjam a ativação da cascata de transdução. Essa ativação é reconhecida nos fibrossarcomas congênitos, por meio da fusão do fator de transcrição ETV6 com o receptor de tirosinoquinase NTRK3, da qual se obtém a ativação da via de sinalização desse receptor. A fusão decorre da translocação de cromossomos 12 e 15. A sarcomagênese é em parte produzida por essa via de ativação, que corrobora a *second hit hypothesis* formulada por Knudson.

A importância da via da proteína supressora de retinoblastoma pRb pode ser atestada por várias evidências. A maioria dos sarcomas apresenta alterações da via Rb. Pacientes portadores de retinoblastomas hereditários são propensos a apresentar sarcomas. Os que apresentam alteração de um único gene Rb podem ter sarcomas após se submeterem à radioterapia. O produto codificado pelo pRb constitui um forte regulador de ciclo celular, especialmente na fase de transição G1/S, em que ele age como repressor transcricional, quando ligado a proteínas da família E2F.

O fator de transcrição p53 é cognominado guardião do genoma, e suas mutações são verificadas em 60% dos sarcomas. Danos causados ao DNA são captados pelo p53, que medeia o prolongamento da fase G1 para haver tempo de reparação suficiente. Outra forma de ação é verificada quando a avaria do DNA se mostra irreparável, resultando na ativação de alvos do p53, que são mediadores de apoptose intrínsecos, como Bax, Noxa, Puma e Bid, ou extrínsecos, como Ras.

A independência do controle do fator de crescimento é garantida pela desregulação da sequência de transdução de sinais por meios diferentes e próprios a cada subtipo de sarcoma. O gene Akt, com função relevante na cascata de transdução, medeia o sinal ativo que conduz à hiperproliferação. Alterações genéticas secundárias, que advêm do estado hiperproliferativo, a exemplo das mutações nas vias p53 e Rb, representam vantagens para as células. Com adição de mutações genéticas posteriores ocorre inibição da diferenciação[9,13].

Anomalias Cariotípicas

Do ponto de vista citogenético, os sarcomas têm origem em dois grandes grupos: (1) sarcomas com alterações genéticas específicas e cariótipos comumente simples, que abrangem translocações recíprocas resultantes em genes de fusão (Tabela 13.1); e (2) sarcomas de alterações genéticas inespecíficas e cariótipos desequilibrados, representados por perdas e aquisições cromossômicas (Quadro 13.1).

Tabela 13.1 – Alterações cromossômicas observadas em sarcomas

Histologia	Alteração cromossômica	Genes envolvidos	Frequência (%)
PNET*	t(11;22)(q24;q12)	EWS-FLI	85
	t(21;22)(q22;q12)	EWS-ERG	5 a 10
	t(7;22)(p22;q12)	EVT1-EWS	Raro
	t(17;22)(q12;q12)	EIAF-EWS	Raro
	t(1;1)(q11-25;q11-24)	Desconhecido	10
	Trissomia 8		50
	Trissomia 1		30
Rabdomiossarcoma alveolar	t(2;13)(q35;q14)	PAX3-FKHR	70
	t(1;13)(p36;q14)	PAX7-FKHR	15
Sarcoma de células claras	t(12;22)(q13;q12)	EWS-ATF1	75
Tumor desmoplásico	t(11;22)(p13;q12)	EWS-WT1	90
Sarcoma sinovial	t(X;18)(p11;q11)	SYT-SSX1/2	90
Fibrossarcoma congênito	T(12;15)(p13;q25)	ETV6-NTRK3	Desconhecido

* Tumor neuroectodérmico periférico.

Quadro 13.1 – Sarcomas com cariótipos complexos

Fibrossarcoma

Leiomiossarcoma

Fibro-histiocitoma maligno

Rabdomiossarcoma
- Embrionário
- Pleomórfico

Schwannoma

Sarcomas com cariótipos simples

São caracterizados por translocações repetidas e específicas que têm correspondência com fusões genéticas determinadas e que são patognomônicas de certos subtipos histopatológicos. Os genes que são produtos de fusão codificam fatores de transcrição ou de crescimento. Em geral, cada um deles desarranja a expressão de conjuntos específicos de genes-alvo, possivelmente ocasionando múltiplos efeitos oncogênicos, à maneira do processo seriado conhecido no processo de carcinogênese.

Embora encontradas em vários sarcomas, as mutações secundárias não são obrigatoriamente necessárias ao desenvolvimento neoplásico. Algumas hipóteses são formuladas para tentar compreender as associações de translocações com seus respectivos tumores. Acredita-se que produtos de translocações determinam o tipo histológico da lesão, seja qual for a célula de origem. Outra possibilidade é a que estabelece que tipos celulares e seus estágios de diferenciação determinam a orientação patológica do tumor, sem que haja ligação com a fusão específica apresentada. Há ainda a especulação quanto ao fato de que, apesar de translocações serem pouco comuns em um dado tipo de células, somente as em estágio especial de diferenciação mesenquimal poderiam ser suscetíveis e complacentes com os efeitos de uma fusão genética selecionada.

Nos RMS de tipo embrionário (ERMS) estabelece-se tanto perda de heterozigose quanto perda de *imprinting* em 11p15.5; além disso, observa-se também a isodissomia unipaternal, em que há expressão materna de *imprinting* de dois alelos do gene IGF2 em 11p15.5, do que resulta a expressão bialélica de IGF2 paterno.

Nas formas alveolares (ARMS), as principais anomalias observadas incluem os genes PAX-FKHR com translocações t(2;13) na maioria dos casos e também t(1;13)[14-16] (Figura 13.3).

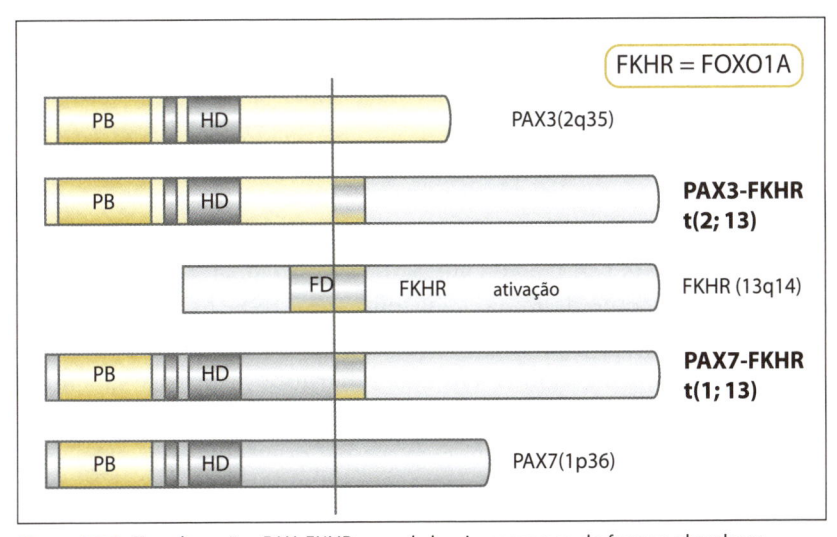

Figura 13.3 Translocações PAX-FKHR em rabdomiossarcomas de formas alveolares.

Sarcomas com cariótipos complexos

São marcados por alterações cromossômicas amplas, que compreendem deleções, amplificações, perdas completas ou aquisições, aneuploidias. Apesar de haver uma conjunção de anomalias cromossômicas cumulativas e neoplasias de alto grau, não parece ser consistente a tentativa de encontrar significado na concomitância de um distúrbio genético dentro de um subtipo tumoral ou de outras anomalias que poderiam contribuir igualmente para a formação do acidente neoplásico. Não há, até o momento, claras evidências de que a instabilidade cromossômica, como nas ananeuplouidias, embora identificadas em muitos dos tumores sólidos, contribua para a gênese dos tumores e que os defeitos moleculares originem células cancerosas.

Não se sabe, também, se as aneuploidias representam causa ou consequência de um fenótipo maligno. Da mesma forma, é possível que perdas e ganhos cromossômicos sejam somente resultado da instabilidade genética inerente a certos sarcomas, mas não participam de forma direta da escalada de origem neoplásica.

Mais recentemente, têm aparecido dados que sutentam que, nos tumores humanos, a extensão de telômeros pode ser mantida pela ativação de telomerase ou pela via alternativa de alongamento de telômeros (ALT). Assim sendo, os tumores de cariótipos simples usariam a ativação de telomerase, ao passo que as formas complexas seriam acionadas pela ALT[9,17].

PATOLOGIA

Os sarcomas de partes moles têm histologia superponente a tumores embrionários e linforeticulares, de modo a dificultar muitas vezes o diagnóstico patológico baseado apenas nos subsídios oferecidos pela microscopia óptica, que se confundem a outras neoplasias primitivas "de células pequenas, azuis e redondas", aspecto que pode caber aos tumores embrionários e por vezes a linfomas. O método auxiliar usado há mais tempo para, não só diferenciar sarcomas de outras doenças malignas, mas também para identificar seus subtipos relacionados a sua ontogênese, tem sido a identificação de antígenos ligados aos diversos grupos e que são investigados por via de painéis de anticorpos monoclonais, dentro do que se conhece como método imuno-histoqímico. Com efeito, aos RMS é associada a detecção de proteínas ligadas à miogênese, como desmina, miogenina (MYOG) e MYoD, e a combinação dessas duas últimas leva à sensibilidade de mais que 97% para o diagnóstico correto.

Os RMS, podem subdividir-se em dois subgrupos principais para a infância, que são os ERMS e os ARMS, cujo comportamento diante das terapias, e prognóstico, diferem largamente. Também aqui nem sempre os estudos morfológicos e imuno-histoquímicos conseguem individualizá-los de forma precisa. Quanto ao quadro microanatômico, eles têm arcabouço que lembram musculatura fetal e estrutura alveolar pulmonar, respectivamente. Os novos conhecimentos genéticos têm permitido não só uma identificação mais acurada, mas também podem levar a novos conceitos de classificação dessas neoplasias, com base na genética molecular.

Estudos Imuno-histoquímicos

Conforme já salientado, os RMS demonstram sinais ainda que mínimos de rabdomiogênese em sua estrutura. Portanto, em uma parcela razoável de casos as demostrações de miogênese limitam-se a número exíguo de células, muitas vezes de detecção difícil por parte do examinador.

O uso de anticorpos monoclonais, para a exploração das proteínas associadas à miogênese, tem aportado contribuições significantes para o diagnóstico. A demonstração concomitante de reação positiva à miogenina (MYOG) e à desmina (MYOD1) no mesmo material traduz sensibilidade de quase 100% ao diagnóstico de RMS.

Com o passar dos anos, estudos controlados multicêntricos, com o recrutamento de número alto de pacientes tratados de maneira uniforme, têm proporcionado melhorias consideráveis ao prognóstico de crianças portadoras de RMS. Um dos mais destacados, o *Intergroup Rhabdomyosarcoma Study* (IRS), tem demonstrado que o sucesso do tratamento é função direta de um conjunto de fatores de risco fornecidos por dados clínicos e patológicos, cuja diversidade determina a forma de tratamento à qual a criança deve ser submetida. O diagnóstico histológico preciso tem papel fundamental na produção do algoritmo apropriado a cada caso[2,18-21].

Achados Genéticos nos Rabdomiossarcomas

Conforme já mencionado, as presenças recorrentes de translocações cromossômicas, com ênfase em t(2;13) e menos frequentemente t(1;13), que resultam em fatores transcricionais quiméricos, como PAX3-FOXO1 e PAX7-FOXO1 ou seja, P-F ou PAX-FKHR, detectados via técnicas moleculares, exclusivos de ARMS.

Inicialmente, essas evidências obtidas pelos novos métodos foram tidas como uma base objetiva para a distinção entre os dois principais subtipos de RMS, posto que a morfologia ou as reações histoquímicas não a permitiam. Todavia, com o acúmulo de estudos executados em número significativo de casos, concluiu-se que não há de fato uma associação uniforme entre as translocações P-F e os ARMS, visto que em até 25% dos casos com histologia típica não havia a presença da alteração genética esperada.

No que concerne aos ERMS, a presença de modificações genéticas frequentes não se verifica. Em lugar destas, constata-se maior instabilidade genômica, representada por cariótipos de alta variabilidade, e desequilíbrio de alelos, como a perda de heterozigose (LOH) em cromossomo 11p5.5.

A classificação patológica atual dos RMS é definida pela IRC (*International Rhabdomyosarcoma Classification*) que, a despeito de todos os esforços para a concretização da uniformidade de critérios, ainda permite que até 1/3 dos casos sejam erroneamente classificados e, infelizmente, alocados para programas de tratamento inapropriados. A análise genômica tem sido cada vez mais incorporada à patologia tumoral, tem levado a novos meios de classificação com base molecular, e até ao reconhecimento de novos subtipos desconhecidos pelos estudos convencionais.

O grupo multicêntrico COG, já mencionado, conseguiu reunir grande número de amostras de RMS infantis, submetidas a análises histológicas, histoquímicas e moleculares. Conforme já comentado, os RMS são separados em dois grandes subgrupos, ERMS e ARMS, ambos com prognóstico distinto, pelo que recebem regimes diferentes de tratamento, adaptados ao risco. As avaliações por morfologia e por imuno-histoquímica às vezes não são suficientes para a concretização do diagnóstico preciso.

Os investigadores do COG obtiveram resultados interessantes, ao demonstrar que, entre os ARMS, a fusão genética presente pode ter poder estatístico relevante na daterminação do prognóstico, significantemente melhor para as fusões P7F que para as P3F, ou seja lesões indistinguíveis pelos métodos convencionais assumem nova conotação diante do estudo genético. Mediante tais achados, propõe-se que, a par da classificação histológica, deva ser criada uma nova classificação molecular.

Alem das fusões P-F, os autores procuraram outros genes candidatos ao emprego classificatório. Os resultados apresentaram forte associação entre a expressão de TFAP2β e os RMS P-F positivos, enquanto que os P-F negativos são ligados ao HGMA2. Ambas as proteinas, ligadas a imunocorantes, podem tornar-se novos meios de abordagem histoquímica[14,15,22].

APRESENTAÇÃO CLÍNICA

Por serem neoplasias originárias de células mesenquimais, os RMS, assim como os sarcomas em geral, podem ter ocorrência quase que universal do ponto de vista anatômico. O quadro clínico depende tanto das manifestações ocorridas no local envolvido quanto das áreas de metástases, que, nas últimas décadas, mediante a expansão dos conhecimentos acerca de diagnósticos precoces e tratamentos específicos e intensivos, têm tido incidência menor. Ainda assim, cerca de 25% dos RMS recentemente diagnosticados podem ter disseminação a distância. Os pulmões representam a principal área de progressão hematogênica em 40 a 50% dos casos, medula óssea em cerca de 30%, linfonodos em cerca de 20% e ossos em cerca de 10% dos pacientes. Esses orgãos são atingidos isoladamente ou em concomitância.

Região de Cabeça e Pescoço

Aproximadamente 75% dos RMS de cabeça e pescoço atingem sítios paramenínegos, dentre os quais 25% são orbitais. Por parameníngeos entendem-se neoplasias oriundas dos antros da face, ouvido médio, base do crânio, fossa nasofaríngea e mastoide. Os não parameníngeos em geral têm início em couro cabeludo, face, glândulas salivatórias, cavidade oral, orofaringe, laringe e região cervical[23-25].

Os tumores orbitais em geral são identificados antes que haja progressão. Dificilmente há acometimento nodal periférico. Produzem proptose e oftalmoplegia (Figura 13.4).

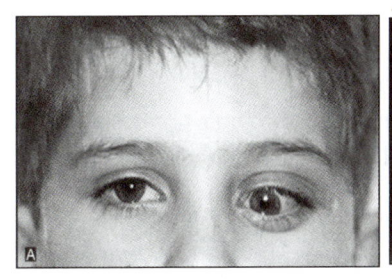 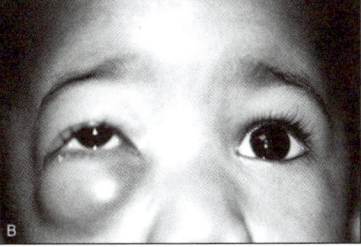

Figura 13.4 Rabdomiossarcoma periorbital: A: exoftalmia à esquerda; B: massa em borda orbital inferior à direita. (Ver imagem colorida no encarte.)

As lesões parameníngeas, de acordo com a área atingida, podem manifestar-se por obstruções nasais, auriculares ou sinusais, muitas vezes com produção de material mucoso, purulento ou sanguinolento. A extensão para as meninges pode levar à paralisia de pares cranianos, enquanto a erosão de base do crânio pode resultar em cefaleia, vômitos e hipertensão sistêmica.

Trato Urogenital

Dentre as subocalizações relativas ao trato urogenital, as áreas de bexiga e próstata são as que apresentam incidência mais frequente. Com respeito à bexiga, as manifestações mais observadas são hematúria, obstrução urinária ou descarga de tecido mucossanguinolento, especialmente nas variedades botrioides. Os sinais clínicos são assim apresentados pelo fato de o tumor aninhar-se na proximidade ou no interior do trígono e ter crescimento em direção à luz vesical. As lesões de bexiga tendem a ser localizadas, em contraposição às doenças prostáticas, que quase sempre produzem massas pélvicas, com prejuízo da função miccional ou com constipação associada, e é comum elas se apresentarem com metástases pulmonares ou para a medula óssea.

Nas crianças do sexo feminino, os sarcomas vaginais são quase exclusivos de lactentes jovens, têm formação botrioide que se insinua para o exterior do pudendo feminino, ou manifestam-se somente com sangramento vaginal (Figura 13.5).

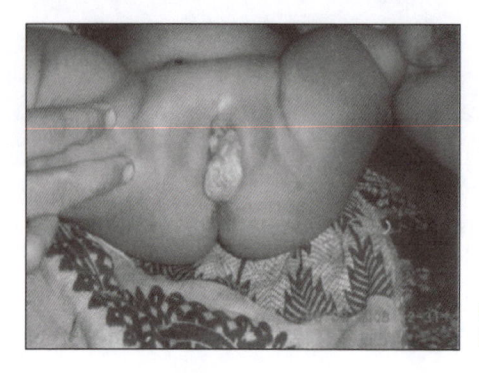

Figura 13.5 Rabdomiossarcoma de vagina. (Ver imagem colorida no encarte.)

Lesões uterinas ou cervicais são próprias de meninas maiores, acarretando massas pélvicas ou metrorragia. As formas genitais femininas geralmente são limitadas à área de origem, e o envolvimento linfonodal é incomum[26-31].

Nos meninos, a hipótese da existência de sarcoma paratesticular se dá pelo achado de aumento escrotal ou inguinal, unilateral na maioria dos casos. A disseminação neoplásica para linfonodos retroperitoneais ocorre em mais da metade dos indivíduos com mais de 10 anos de idade, mas é escassa na faixa etária inferior (Figura 13.6).

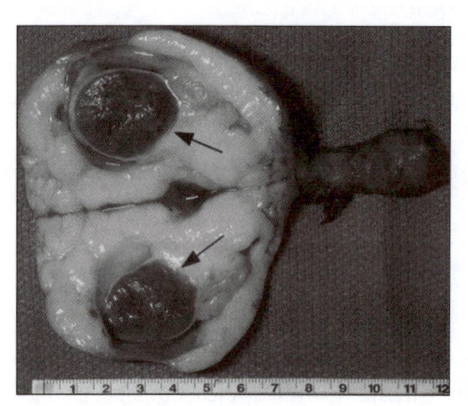

Figura 13.6 Rabdomiossarcoma paratesticular. (Ver imagem colorida no encarte.)

Tumores de Extremidades

O membro lesionado apresenta aumento de volume, muitas vezes em grandes dimensões. Na maior parte dos casos os pacientes apresentam dor intensa e outros sinais flogísticos que, infelizmente, confundem-se com processos infecciosos ou traumáticos. O profissional de saúde pode acabar por retardar o diagnóstico preciso quando prende-se a hipóteses equivocadas[32,33].

Outras Regiões

A superfície do tronco pode ser acometida por lesões semelhantes em evolução às de extremidades, e essas lesões são apresentadas como grandes massas, por vezes contíguas à coluna vertebral[34,35].

Doenças intratorácicas, retroperitoneais ou pélvicas são representadas por massas que, por sua profundidade, nem sempre são expressivas a ponto de sinalizar a anomalia e levantar a suspeita clínica. Por seu diagnóstico muitas vezes ser tardio, esse conjunto de tumores é comumente irressecável, tornando o prognóstico mais reservado.

Tumores perineais ou perianais são incomuns, e muitas vezes simulam pólipos ou abscessos. A histologia mais comum é alveolar, e a disseminação regional é frequente (Figura 13.7).

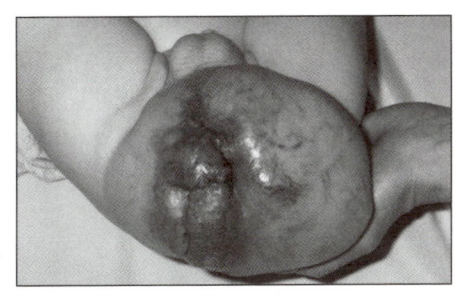

Figura 13.7 Rabdomiossarcoma de região glútea. (Ver imagem colorida no encarte.)

Icterícia obstrutiva e hepatomegalia, acompanhadas às vezes de intumescências retroperitoneais, são sinais próprios das raras variedades primárias do trato biliar que se infiltram no próprio fígado. Seu prognóstico costuma ser muito favorável.

Em raros casos são diagnosticadas formas primárias de sistema nervoso central (SNC), aracnoide, ovários, traqueia ou mamas.

Síndromes Associadas

Embora a manifestação dos sarcomas de partes moles seja em geral dissociada de condições paraneoplásicas, e estes tenham ocorrência esporádica e ao acaso, algumas síndromes familiares podem determinar maior incidência de RMS, como no caso das neurofibromatoses e da síndrome de Li-Fraumeni.

A síndrome de Beckwith-Wiedemann, na qual observa-se hipertrofia fetal e alterações em 11p15, no *locus* de IGF II, é predisponente aos nefroblastomas, mas também mantém associação com os RMS.

Em estudos realizados com a síndrome de Costello, caracterizada por retardo de crescimento pós-natal, fácies disforme, frouxidão cutânea e atraso no desenvolvimento mental, verificou-se tendência ao aparecimento de tumores sólidos, dos quais os RMS são os mais prevalentes e podem incidir em cerca de 10% dos sujeitos acometidos pela síndrome[2,36].

Crianças infectadas pelo HIV e imunossuprimidas, quando sofrem a concomitância de infecção pelo EBV podem desenvolver neoplasias de musculatura lisa, em especial leiomiossarcomas.

Síndrome de Li-Fraumeni

Desde suas primeiras descrições, essa síndrome de predisposição ao câncer familiar incluía sarcomas de partes moles infantis entre as formas possíveis de neoplasias diagnosticadas em excesso em determinado grupo familiar. As demais doenças observadas têm sido o câncer de mama prévio à menopausa, as leucemias, os tumores de SNC, os carcinomas corticais de adrenal e outros sarcomas. A síndrome clássica é aquela que atinge uma família na qual há um caso de sarcoma em um indivíduo com menos de 45 anos, e que este tenha um parente de primeiro grau com qualquer tipo de câncer e também um parente adicional de primeiro ou segundo grau com menos de 45 anos e qualquer tipo de câncer ou qualquer idade mas com um sarcoma. A síndrome de Li-Fraumeni acompanha-se de mutações, em linhagens celulares germinativas, do oncogene supressor p53.

Outros Sarcomas

Os tumores não RMS compõem um grupo heterogêneo em todos os aspectos, tanto etiopatogênicos quanto histopatológicos, e também em sua apresentação clínica, que é fortemente influenciada pela variante da neoplasia e pela estrutura histológica atingida. Mesmo assim, em sua maioria têm localização primitiva em membros e tronco, e na maior parte das vezes manifestam-se por intumescências indolores, a menos que haja comprometimento de tecidos nervosos vizinhos, o que pode causar, além da dor, paralisias e perda de força muscular. Sinais sistêmicos como febre e perda de peso são pouco documentados.

Os hemangiopericitomas, em cuja etiologia existe participação do IgF1, podem ocasionar sinais compatíveis com hipoglicemia. Esses mesmos tumores podem desenvolver raquitismo hiperfosfatêmico.

DIAGNÓSTICO

O diagnóstico dos RMS é estabelecido por meio do exame histopatológico resultante de biopsia ou de tecido de tumor removido. Alem dessa análise, é necessária a averiguação do grau de extensão da doença, conforme Tabela 13.2.

Tabela 13.2 – Exames para estadiamento

MRI ou TAC da área envolvida	
TAC de crânio	
TAC de fígado e retroperitôneo	
Exame da medula óssea	▪ Por aspiração bilateral ▪ Por biópsia bilateral
Cintilografia óssea	
Situações especiais	▪ LCR* nos parameníngeos ▪ TAC e MRI craniana nos parameníngeos

* Líquido cefalorraquidiano.

Novos Métodos de Imagem

Ressonância magnética

O aprimoramento dos métodos de imagem tem trazido progressos importantes na abordagem dos RMS e sarcomas em geral. O estadiamento pelo método TNM, a investigação de linfadenopatia adjacente ao tumor e a avaliação do resultado da terapia beneficiaram-se sobremaneira das novas técnicas que, embora recentemente implantadas, têm proporcionado acúmulo de experiência suficiente para a interpretação correta das imagens, em especial na população pediátrica[37].

A ressonância nuclear magnética (MRI) permite, em relação à radiografia simples e à tomografia computadorizada, maior acurácia na distinção entre massas de natureza benigna e maligna e melhor apuro no estabelecimento de dimensões do tecido tumoral (Figura 13.8). Mesmo quando o exame é incapaz de auferir benignidade ou malignidade, várias informações úteis são obtidas. Além da medida correta

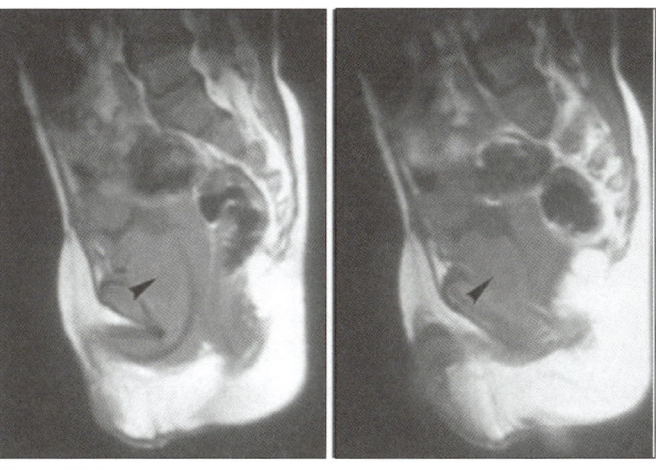

Figura 13.8 MRI de rabdomiossarcoma prostático.

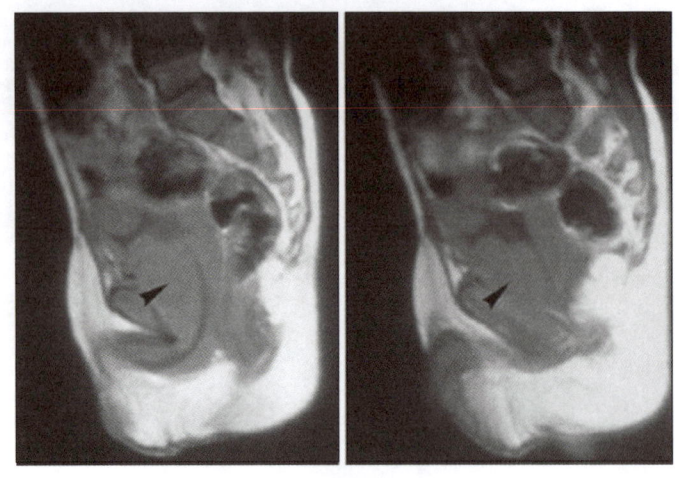

Figura 13.9 Rabdomiossarcoma parameníngeo: TAC à esquerda, MRI à direita.

da massa, pode-se avaliar sua extensão, inclusive em planos além da fáscia, bem como a invasão de outros territórios, a exemplo dos feixes neurovasculares, articulações e ossos.

A MRI tem a capacidade de definir por imagem lesões em seus mínimos detalhes. Isso deve se dar segundo pelo menos duas sequências, em T1 e T2 (supressão da gordura). Os cortes coronais em T1 delineiam alterações de contorno e de sinais produzidos por gordura ou hemorragia; a lesão é isso ou hipointensa em relação a músculos, mas não tem definição completa. Em T2 tem-se hiperintensificação do tumor e eventual edema adjacente. O uso de gadolínio ajuda a reconhecer a consistência do tumor, se sólido ou líquido, e identificar áreas mais viáveis para a biópsia, se necessária.

Entre os fatores de prognóstico dos RMS, o tamanho inicial do tumor tem papel consistente, já que medidas maiores que 5 cm conferem sinal de piora, e para isso a MRI tem nítida contribuição. Igualmente, à existência ou não de disseminação regional atrela-se o melhor ou pior comportamento diante da terapia, daí a importância da documentação inequívoca de envolvimento linfonodal.

FDG-PET-*scan*

A sofisticação dos métodos de imagem tem acarretado grande aumento de subsídios na investigação dos sarcomas, posto que várias vezes os clínicos se veem às voltas com situações em que há dificuldade de localizar o tumor primário em uma doença já disseminada, ao mesmo tempo que a detecção de metástases é muitas vezes comprometida pela ausência de imagens típicas ou pela presença de resultados dúbios, por meio dos quais é impossível realizar a distinção entre a presença de neoplasia e de um processo inflamatório ou infeccioso.

Uma das informações mais decisivas para a condução de tratamentos é a determinação de resposta quantitativa após alguma modalidade terapêutica, pois por meio dela são avaliados fármacos em fase 2 de experimentação, ou são definidos os parâmetros de eficácia do método terapêutico empregado.

A Organização Mundial da Saúde (OMS) tem critérios consistentes a serem adotados para o dimensionamento de respostas obtidas em análises experimentais. Mais recentemente surgiu o *Response Evaluation Criteria for Solid Tumors* (RECIST), que traz uma padronização melhor e mais simplificada que a da OMS. Mesmo assim, esses critérios ainda são limitados, já que são fundamentados em medidas sobre imagens unidimensionais e, ademais, sabe-se que alguns sarcomas ósseos e císticos têm boa regressão com o tratamento imposto, visto que suas imagens são pouco reduzidas aos exames. Por outro lado, há tumores resistentes à terapia cujas imagens só são modificadas após meses de tratamento ineficaz. As novas formas de terapia, a exemplo do que se observa com agentes inibidores da angiogênese, não tem por meta a redução do tamanho da lesão, e o sucesso em seu emprego não pode ser atestado por dados anatômicos. Esses aspectos constituem limitação considerável ao uso atual do RECIST.

Com base no conhecimento de que as células neoplásicas têm alta atividade metabólica e daí seu acúmulo de glicose, o método PET (*Positron Emission Tomography*), acoplado a fluordeoxiglicose (FDG) e marcado com ^{18}F, representa um método de imagem apoiado em mecanismos bioquímicos, que não só sinaliza precocemente a irresponsividade ou a progressão de uma dada neoplasia, mas também permite dirimir a questão sobre determinado resultado convencional ao qual não se consegue atribuir a existência de um tecido maligno ou de outra natureza. O FDG-PET, por sua propriedade em aferir o metabolismo de glicose, aumenta muito a sensibilidade no diagnóstico de resposta da lesão, já que a menor presença de células neoplásicas implica menor acúmulo de glicose.

A diretoria da *Society of Nuclear Medicine* dos Estados Unidos formulou, há pouco tempo, critérios para o uso de FDG-PET em pacientes com câncer e enumerou as doenças para as quais a experiência provisionada permite seu uso com bom grau de confiança. Com respeito ao sarcomas pediátricos, mais estudos e mais acúmulo de vivência são requeridos para que ele seja validado definitivamente.

Entre as utilidades do FDG-PET em sarcomas da infância, a localização da área primária em neoplasias avançadas tem alcançado benefícios, pois esse diagnóstico é crucial para o controle local, cirúrgico e radioterápico, imprescindível para o alcance do sucesso do tratamento. Em adultos, cerca de 30% dos casos de sarcomas com sítio primário indeterminado são esclarecidos pelo PET, especialmente nos indivíduos acometidos por doença em cabeça e pescoço.

A identificação de metástases pulmonares, para a qual a tomografia computadorizada é o método indicado, muitas vezes é prejudicada quando há nódulos muito pequenos ou quando o achado não é condizente com o quadro clínico ou o estádio do tumor em tela. Estudos mostram que a concordância entre tomografias e resultados de biópsia ocorre em cerca de 60% dos casos, e os diagnósticos apresentados por radiologistas experientes divergem com frequência para um mesmo caso duvidoso. A tentativa de inclusão do PET como parte do espectro de avaliação para os sarcomas não tem sido animadora, visto que sua sensibilidade é muito baixa (15%), mormente quando os nódulos têm menos que 5 cm, ou seja, lesões identificadas pela tomografia podem passar incólumes pela análise do PET. O uso conjunto dos dois métodos, PET/CT, tem exibido maior capacidade de resolução, além de mostrar que lesões < 5 cm têm o mesmo potencial de malignidade que as demais. Uma das barreiras importantes a serem suplantadas é a evidência de que áreas de infecção aguda às vezes podem ter a mesma acumulação de FDG que os tecidos neoplásicos. Essas considerações levam a concluir que o FDG-PET ainda necessita de ajustes consideráveis para que se torne uma ferramenta confiável para o futuro.

O prognóstico de crianças com metástases ósseas e de medula óssea é ruim, daí a importância da correta exploração dessas duas áreas para o estadiamento correto. As lesões ósseas por vezes apresentam atividade osteoblástica antes do surgimento das alterações de imagem. A infiltração da medula óssea tem aspecto focal, o que pode dificultar o acesso por meio da aspiração da medula ou mesmo da biópsia. Os estudos atuais, embora recentes e limitados, têm demonstrado que o FDG-PET tem sensibilidade consideravelmente maior que a cintilografia com ^{99m}Tc MDP, com certeza pelo fato de haver grande metabolismo glicídeo já nos primórdios do processo osteoblástico, o que confere ao PET alta sensibilidade e precocidade ao diagnóstico. Em comparação à MRI, a experiência com sarcomas de adultos tem inferido que esta apresenta semelhança com o PET na elucidação de infiltração medular e que ambos são superiores ao ^{99m}Tc MDP. Em crianças não há massa crítica suficiente para que se possa cotejar os métodos existentes, mas é possível que o PET seja mais sensível que a MRI, porém com maior potencial de erro, posto que lesões benignas confundem-se com metástases ósseas.

Em cerca de 20% dos RMS da infância e adolescência observa-se disseminação regional do tumor primário para linfonodos. Por esse motivo, sua detecção é de grande importância para estabelecer o estadiamento exato e, por conseguinte, é o tratamento que melhor se adapta a ele. Nos RMS de extremidades, a probabilidade de se identificar linfadenopatia é de 50%, e o mesmo padrão é esperado para o acometimento retroperitoneal em pacientes com mais de 10 anos, portadores de lesões paratesticulares. As formas alveolares são as que mais apresentam doença linfonodal. Durante o estadiamento do RMS, todos os linfonodos suspeitos de albergarem metástase, quer pelo aspecto clínico, quer pela imagem, devem ser removidos para inspeção patológica, pois as áreas doentes são, durante o tratamento, suscetíveis ao emprego da radioterapia. Perante os métodos de imagem disponíveis, especialmente a MRI, a pequena experiência com FDG-PET designa-lhe a propriedade de mostrar envolvimento em áreas antes consideradas negativas. Contudo, há que se ter cautela na interpretação dos resultados, pois nos RMS de crianças a captação pode ser fraca, enquanto nódulos não metastáticos podem ter forte avidez. As discordâncias entre PET e MRI, ou entre PET e o quadro clínico, devem ser esclarecidas por meio de biópsias de todos os elementos suspeitos.

A avaliação de resposta à terapia neoadjuvante deve ser aferida com exatidão, tanto nos estudos fase 2 quanto nos protocolos em que a quimioterapia prévia precisa ter sua eficácia atestada, para posterior cirurgia. Em vários tumores, bem como nos sarcomas, sobretudo quando há doença óssea, os métodos de imagem convencionais visualizam a morfologia da lesão. Em geral, é impossível distinguir se os tecidos são metastáticos ou cicatriciais. Sendo o PET um método de avaliação metabólica, sua participação pode ser decisiva no momento de julgar o grau de resposta obtido. As principais experiências até hoje realizadas com esse objetivo foram feitas com pacientes portadores de sarcomas ósseos. Elas indicam que a acurácia do PET em se correlacionar com o achado histológico após terapia neoadjuvante é significativa. São necessários novos estudos para avaliar se, pelo PET, há possibilidade de constatar a existência precoce de má resposta, ainda na fase neoadjuvante, a fim de permitir a alternância mais rápida de regimes terapêuticos[38].

Estadiamento e Determinação de Risco

Para programação do tratamento é indispensável que se determine o estádio da doença e assinalar-lhe o grupo de risco em que deve ser alocado o paciente[39-42] (Quadro 13.2).

Quadro 13.2 – Grupos de risco

Baixo risco (85% com 5 anos de SLD): 35% dos casos

- ERMS
- Estádio 1, grupos 1, 2, 3
- Estádios 2, 3, grupos 1, 2

Risco intermediário (60% com 5 anos de SLD): 50% dos casos

- ARMS localizados
- ERMS estádio 2, 3, grupo 3

Alto risco (20% de 5 anos de SLD): 15% dos casos

- Doença metastática

ARMS: rabdomiossarcomas de formas alveolares; ERMS: rabdomiossarcomas de tipo embrionário; SLD: sobrevivência livre de doença.

A forma mais antiga de estadiamento é o sistema proposto pelo IRS e que se baseia em resultados cirúrgicos (Tabela 13.3).

Tabela 13.3 – Estadiamento cirúrgico

Grupo 1	Doença localizada, totalmente removida, margens livres
Grupo 2	▪ Doença removida e margens microscopicamente afetadas ▪ Remoção completa, com margens livres, linfonodos regionais invadidos e totalmente retirados ▪ Doença removida mas com restos microscópicos, linfonodos invadidos e totalmente retirados
Grupo 3	Doença parcialmente removida ou submetida apenas a biópsia
Grupo 4	Metástases hematogênicas

Tendo em vista os novos métodos de avaliação clínica e a importância de prognóstico conferida a certas localizações originárias do tumor, além do subtipo histológico, criou-se uma forma de estadiamento que leva em conta esses aspectos e é realizada com base nos exames subsidiários antes de intervenção cirúrgica (Tabela 13.4).

Tabela 13.4 – Estadiamento clínico

1	▪ Órbita ▪ Cabeça e pescoço não paramenígeo ▪ Paratesticular, vagina, útero ▪ Árvore biliar	T1 ou T2	a ou b	N0, N1 ou Nx
2	▪ Paramenígeo ▪ Bexiga e próstata ▪ Extermidades ▪ Tronco ▪ Períneo	T1 ou T2	a	N0 ou Nx
3	▪ Paramenígeo ▪ Bexiga e próstata ▪ Extermidades ▪ Tronco ▪ Períneo	T1 ou T2	a b	N1 N0, N1 ou Nx
4	▪ Metástases a distância	T1 ou T2	a ou b	N0 ou N1

T1: confinado ao local de origem; T2: extensão a territórios vizinhos; a: < 5 cm; b: > 5cm; N0: sem envolvimento linfonodal; N1: linfonodos invadidos; Nx: situação linfonodal desconhecida.

TRATAMENTO

Até o início da década de 1970, a exiguidade de casos de sarcomas infantis impedia o conhecimento mais aprofundado dessas entidades, e os tratamentos impostos eram decepcionantes, além de não haver identificação das combinações de drogas mais eficazes. A partir de então, muitos centros dos Estados Unidos e do Canadá reuniram-se para iniciar um estudo colaborativo, com protocolos comuns e com a capacidade de recrutamento do maior número de casos possível, submetidos também a análise única. Deu-se, então, início ao primeiro *Intergroup Rhabdomyosarcoma Study* (IRS), precursor de várias versões subsequentes que puderam robustecer todos os conceitos hoje existentes relativos à etiopatogenia, às drogas mais ativas, aos fatores de risco e à criação de um sistema de estadiamento que provesse tratamentos adaptados ao grau de risco dos pacientes e, sobretudo, conseguisse um prognóstico progressivamente melhor por meio dos vários estudos (Figura 13.10)[43].

Vários foram os aprendizados adquiridos através dos anos. Como conceito fundamental, destaca-se que essas doenças necessitam de controles sistêmico e local, e este último deve ser realizado com a máxima exatidão possível. As três grandes e tradicionais formas de abordagem oncológica (cirurgia, radioterapia e quimioterapia) têm participação decisiva, coordenada e com extensão e intensidade determinadas para cada grupo de risco definido.

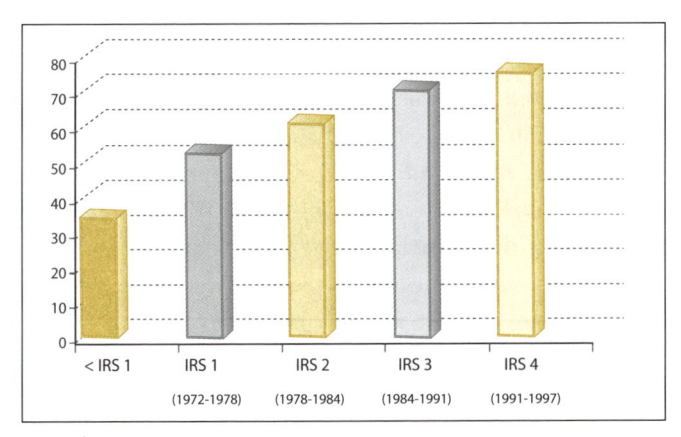

Figura 13.10 Evolução dos índices de sobrevida e dos estudos *Intergroup Rhabdomyosarcoma Study* (IRS) ao longo dos anos.

Cirurgia

Entre os preceitos cirúrgicos, enumeram-se[44,47]:

1. Pacientes com doença totalmente removida, com margens livres e sem metástases (grupo 1), têm o melhor prognóstico. Pacientes com metástases hematogênicas (grupo 4) têm o pior prognóstico. Pacientes com margens comprometidas ou com linfadenopatia totalmente ressecada (grupo 2) e pacientes com doença parcialmente ressecada e/ou disseminação regional (grupo 3) têm prognóstico intermediário. Portanto, a remoção cirúrgica deve, ao mesmo tempo, ser tanto

completa quanto factível, com o menor grau de morbidade que se puder conseguir e que não prejudique o controle local.

2. Pacientes operados cujos tumores eram julgados benignos ao início devem ser abordados novamente para a toalete total, dado que a radioterapia não é aplicável para pacientes de grupo 1.

3. Doenças primárias de órbita, vagina e bexiga têm ótima evolução. Por esse motivo, os órgãos atingidos, inclusive o bulbo ocular, podem ser poupados de retirada. Para a preservação dos órgãos, quimioterapia e radioterapia podem transformar o tumor ressecável, sem mutilação.

4. Tumores paratesticulares em meninos com mais de 10 anos devem submeter-se à dissecção linfática no retroperitônio ipsilateral, mesmo quando as imagens não indicam a progressão para esse território.

5. Lesões de extremidades devem ter avaliação cirúrgica da área de drenagem linfática adjacente.

Radioterapia

O uso de irradiação em crianças em fase acelerada de crescimento produz grande preocupação, mas sabe-se que ela é imprescindível em várias situações[48-51]. Outros estudos multicêntricos realizados na Europa, como o MMT da *Societé Internacional d´Oncologie Pediatrique* (SIOP) e *Cooperative Weichteil Sarkome* (CWS), este último sediado na Alemanha, Áustria, Suíça e Itália, tentaram abortar a radioterapia em crianças menores de 2 anos, mesmo na presença de fatores de risco, e os resultados não foram auspiciosos. Do IRS aprendeu-se que:

1. A radioterapia é dispensável em situações em que a doença foi totalmente retirada, com margens livres (grupo 1), desde que classificada como *ERMS*. A extensão da irradiação engloba o sítio primário e os grupos linfonodais que se mostram positivos. Os pacientes do Grupo 4 recebem irradiação em todos os locais com aparência anormal.

2. A experiência com doses de 59,4 Gy hiperfracionadas não impuseram melhora de controle local, em comparação ao uso de 50,4 Gy em dose única diária, em crianças do grupo 3.

3. Pacientes com doença parameníngea, mesmo os que têm progressão intracraniana, não se beneficiam de radioterapia para todo o encéfalo quando não há implantação leptomeníngea.

4. Nos casos de neoplasias parameníngeas, a irradiação deve ter início precoce, simultâneo ao da quimioterapia, com extensão para as raizes meníngeas.

Quimioterapia

1. Dos estudos IRS 1 ao IRS 4, concluiu-se que a adição de doxorrubicina ao esquema com vincristina, actinomicina e ciclofosfamida (VAC) não induziu à melhora de sobrevida aos pacientes dos grupos 3 e 4. A combinação de doxorrubicina e cisplatina, associadas ou não ao etoposide, não trouxe benefício para pacientes do Grupo 3 com doença avançada.

2. A combinação VAC com 2,2 g/m² de ciclofosfamida impõe o mesmo comportamento usado para pacientes incluídos nos estudos da SIOP e CWS, que empregaram as combinações IVA (ifosfamida, vincristina e actinomicina) e IVE (com etoposide).

3. O escalonamento da dose de ciclofosfamida de 0,9 para 2,2 g/m² trouxe uma melhora significativa aos pacientes do Grupo 4 com ERMS. Para os ARMS, nenhum benefício foi observado.

4. Atualmente tem-se investido na droga topotecan para que ela, em casos avançados, seja combinada ao VAC.

5. Pacientes com ARMS que apresentam t(2;13) têm prognóstico reservado em qualquer situação. Os ARMS com t(1;13), principalmente em crianças de até 2 anos, têm evolução bem mais favorável.

6. A combinação VAC foi a mais eficiente entre as combinações testadas.

Entre as aquisições propiciadas pelos diversos estudos IRS, destacam-se a importância do controle local da doença, cirúrgico e radioterápico, para as formas não integralmente ressecadas, a eficácia da combinação de drogas que contenha vincristina, actinomicina e um agente alquilante em altas doses, seja a ciclofosfamida ou a ifosfamida, a possibilidade de abolição do agente alquilante nas formas mais localizadas e de bom prognóstico, a ausência de valor agregado pela radioterapia em formas localizadas de bom prognóstico, a falta de benefício de hiperfracionamento radioterápico e o mau prognóstico conferido pela histologia alveolar.

Entre os fatores de prognóstico significativos incluem-se o tamanho inicial (5 cm é o ponto de corte), o estado de acometimento linfonodal, a amplitude da remoção, a histologia alveolar e a localização primária, favorável para os periorbitais, os de bexiga, os de trato genital feminino, os paratesticulares de pacientes abaixo de 10 anos e os de cabeça e pescoço que não tenham acometimento de áreas parameníngeas. É interessante relatar a experiência de grupos holandeses e italianos com a estratégia AMORE para o controle local dessas últimas formas. O plano consiste em _Ablative Surgery_, _Moulage Brachytherapy_, _Reconstructive surgery_. Para tanto, há que haver coordenação entre as equipes de cirurgia de cabeça e pescoço, de cirurgia plástica e de radioterapia. Embora os resultados sejam preliminares, a tática se mostrou factível, e os fatores de insucesso foram ligados à incapacidade de cirurgia totalmente ablativa ou falha na moldagem da braquiterapia[39,40,43,51,52].

Os casos disseminados, especialmente com a variante alveolar, não mostraram melhora de prognóstico mediante a adição de derivados de platina e de inibidores de topoisomerase 2 à combinação quimioterápica clássica. Pretende-se, com o transcorrer de novos programas, atestar o possível papel do topotecan na abordagem de neoplasias desprovidas de prognóstico favorável.

Diversos agentes, novos ou antigos em reavaliação, têm sido propostos para as formas dificultosas de sarcomas.

1. O grupo alemão CWS-96 demonstrou resultados interessantes em pacientes tratados de forma neoadjuvante com o programa *CEVAIE* (carboplatina, etoposide, vincristina, actinomicina, ifosfamida, epirrubicina); após controle local, os pacientes foram divididos aleatoriamente em dois ramos, dos quais um recebeu quimioterapia em altas doses (tiotepa e ciclofosfamida seguidas de melfalan e etoposide) e o outro recebeu terapia oral, que consistiu em quatro ciclos de trofosfamida e etoposide, seguidos de trofosfamida e idarrubicina. Os pacientes submetidos à terapia de manutenção oral tiveram índices de sobrevivência duas vezes maior que o grupo que recebeu altas doses[53].

2. O *COG* realizou um estudo-piloto com escalonamento de doses de ciclofosfamida a 3,6 g/m^2, mas não obteve melhores resultados com essa abordagem[54].

3. O *IRS* estudou a "janela terapêutica" com a combinação de ifosfamida e doxorrubicina. Embora tenha demonstrado taxas apreciáveis de respostas completas ou parciais em casos metastáticos, não houve melhora nos índices posteriores de sobrevivência[56].

4. Os derivados de camptotecina, com seu mecanismo inibitório de topoisomerase 1, têm tido sua eficácia aferida em vários programas, e podem tornar-se agentes promissores para as crianças com alto risco de refratariedade ou recidiva. O topotecan, droga cujo desempenho tem sido testado em casos avançados nas novas versões do *COG*, foi enpregado por autores italianos em combinação com doxorrubicina e vincristina (*TVD*); apenas seis indivíduos foram disponibilizados para a avaliação, e esta revelou resposta mínima para um caso, resposta completa para outro caso e respostas parciais nos demais[56]. A exemplo do topotecan, o irinotecan tem mostrado potencial para estudos vindouros. As sociedades francesa e britânica de Oncologia Pediátrica empregaram irinotecan em estudo fase 2 para sarcomas refratários; foram demonstradas tolerância aceitável e respostas em níveis promissores. Também em estudo fase 2, o *COG* experimentou o irinotecan como agente único, e ele não produziu resultados animadores[57].

5. Modelos pré-clínicos têm refletido o sinergismo e o efeito aditivo existente entre o irinotecan, a vincristina e a temozolamida. A constatação laboratorial é de que a eficácia do irinotecan pode ser observada em períodos mais longos de aplicação da droga, cujos obstáculos são a tolerância pouco viável e o custo[58]. O *COG* demonstrou recentemente, em estudo fase 1, a factibilidade no uso de irinotecan via oral, com doses escalonadas à tolerância máxima, em associação à temozolamida e à vincristina. Algumas respostas foram observadas em sarcomas ósseos, e nenhuma em *RMS*, mas o número de casos pequeno e os estudos farmacológicos concomitantes podem respaldar novas investidas com essa associação em estudos de outras fases.

6. Os resultados demonstrados pelo IRS com o uso de doxorrubicina não foram estimulantes com relação ao uso dessa droga em programas subsequentes. Um estudo francês recente reinstituiu o agente em "janela" para pacientes não tratados e com doença desfavorável. Foram obtidos 65% de respostas parciais e completas, o que leva à recomendação de novas análises com escalonamento da droga[59].

7. O *COG* reportou recentemente estudo fase 2 com o uso de vinorelbina em tumores sólidos pediátricos recaídos ou refratários. A dose de 30 mg/m^2 mostrou-se segura, e o conjunto de pacientes portadores de RMS foi aquele no qual as melhores respostas foram evidenciadas, *en disant*; de 11 pacientes registrados, em um houve resposta completa, em quatro as respostas foram parciais e em seis a doença manteve-se estável. Nas nove crianças com sarcomas não rabdo, seis sofreram progressão do processo[60]. A mesma droga foi testada em combinação com ciclofosfamida pelo novo grupo colaborativo *European Rhabdomyosarcoma Protocol* e, de dezessete pacientes com RMS, uma remissão completa e seis remissões parciais foram reportadas[61].

8. Os derivados de platina têm sido avaliados em sarcomas ósseos e são incorporados em boa parte dos regimes designados para a abordagem dessas neoplasias. Seu papel com relação aos tumores de partes moles tem sido apreciado positivamente, mas sua inclusão para uso em casos de alto risco não imprime melhora de prognóstico. O estudo da *SIOP MMT-98* estabeleceu em seu ínterim uma avaliação de carboplatina em "janela" de dois ciclos com AUC de 10. Para os 16 casos de RMS, foram obtidas respostas completas, em um caso, e parcial, em quatro, o que corrobora as observações anteriores de moderada atividade em casos graves.

9. A combinação de gencitabina e docetaxil tem sido testada para sarcomas em programas de fase 2, mas além de grupos pequenos de pacientes, poucos casos de neoplasias de partes moles são englobados, de modo que não há meios de auferir resultados consistentes para essas drogas que, mesmo isoladamente, possuem perfil farmacológico para experiências futuras.

Quimioterapia em altas doses

O emprego de drogas em nível letal, com suporte de células-tronco hemato-poéticas (PBSCT), há alguns anos tem se mostrado importante quando incorpora-do na consolidação dos neuroblastomas, oferecendo melhora no prognóstico para crianças portadoras dessa neoplasia agressiva. O PBST pode ser usado em tumores sólidos de alto risco na infância, tanto como terapia consolidante ao modo dos pro-tocolos antineuroblastomas quanto como alternativa de segunda instância para as doenças refratárias ou recaídas, a exemplo do que tem sido demonstrado para os linfomas de todas as espécies[63,64].

No que concerne aos sarcomas de partes moles, várias evidências dão suporte a seu uso, por exemplo:

a. Modelos xenográficos e *in vitro* revelam sensibilidade das células neoplásicas de origem mesenquimal aos fármacos alquilantes em doses intensas.
b. Os agentes alquilantes, empregados em altas doses para o condicionamento ao enxerto autólogo, mantêm respostas progressivamente maiores em função do incremento das doses. O uso desses em altas doses suplanta possível reação de resistência cruzada das células neoplásicas já expostas a outras medicações.
c. A mielossupressão desencadeada pelos alquilantes é revertida com o *PBSCT*.

Vários obstáculos são interpostos para que se estabeleçam conceitos definiti-vos acerca da megaterapia em crianças com sarcomas, mais especialmente os RMS. Os estudos disponíveis e avaliáveis na literatura compreendem séries pequenas de pacientes. A heterogeneidade inerente aos RMS, com seu comportamento díspar conforme o sítio primário, a histopatologia, o grau de ressecção do tumor, a inter-pretação de métodos de imagem discordantes entre vários serviços e os critérios distintos para cada trabalho quanto à elegibilidade dos pacientes são aspectos que dificultam as análises existentes. Além do mais, não se encontram trabalhos contro-lados e randomizados que agreguem qualidade aos dados analisados.

A aplicação de métodos estatísticos à reunião de pacientes, reportados nos diver-sos trabalhos que envolvem *PBSCT*, não tem permitido qualificar essa modalidade te-rapêutica como superior às que existem no plano convencional. Dessa forma, só com novos projetos, que recrutem um número suficiente de pacientes e possuam desenhos preestabelecidos de modo uniforme, poderá haver alguma conclusão quanto à incor-poração do *PBSCT* aos tratamentos de casos graves ou às recidivas e casos resistentes.

Terapia Molecular Dirigida (TT, *targeted therapy*)

Os esforços fantásticos realizados pelo projeto Genoma trouxeram às claras uma nova era de pesquisa e sua aplicação direta à Medicina de modo geral. O conhecimento dos genes, dos métodos de investigação, dos fenômenos associados à replicação, da apoptose e da trancrição gênica tem proporcionado novos caminhos para o esclarecimento etiopatogênico do câncer, para seu diagnóstico e para seu tratamento, uma vez que, reconhecidas as vias, estas podem ser seletamente alvejadas, sem prejuízo para células normais do organismo[13,65-67].

Muitos são os genes que se mostram associados ao desenvolvimento de neoplasias. Um dos mais conhecidos é o BRCA, 1 e 2, próprios de câncer de mama e de ovário, respectivamente. Nas crianças, o gene para retinoblastoma é há algum tempo reconhecido, bem como o EWTS para sarcoma de Ewing e o WT1 para nefroblastoma.

Para que uma célula normal seja transformada em maligna, muitas etapas devem ocorrer (ver Figura 13.1). Pelo menos três delas são representadas por uma mutação herdada, uma mutação somática e metilação do DNA celular. Pelo menos quatro são as vias afetadas:

a. Oncogenes: desde os anos 1970 sabe-se da presença de vírus associados à tumorigênese, dentre os quais o EBV e o HPV. Com o avanço técnico nos anos 1980, conseguiu-se demonstrar que os vírus causadores de câncer podiam ter genes correlatos, chamados de proto-oncogenes, com potencial de transformar sua atividade em oncogênica, desde que com participação de outros genes, em uma transformação de múltiplos patamares.

b. Genes supressores: trabalhos pioneiros demonstraram que genes somáticos têm a capacidade de impedir as etapas de transformação maligna. Dessa forma, chegou-se a compreender a existência de dois tipos de retinoblastomas, dos quais um advém de mutação exclusivamente somática e o outro é transmitido por mutação ocorrida na linhagem germinativa.

c. Instabilidade gênica: as múltiplas instâncias necessárias para que uma célula atinja a malignidade são correlacionadas a processos mutacionais em várias espécies de genes. Ocorridos em conjunto e ao acaso, esses processos representariam uma chance de $1{:}1 \times 10^6$ para uma célula ter transformação neoplásica, número incongruente com a real incidência de câncer na população. Essa inconsistência é particularmente intrigante para as neoplasias não familiares e, portanto, dado que o número de mutações aumenta de forma progressiva durante a patogênese dos tumores, sugere-se que outros mecanismos devam estar implicados, e a instabilidade genômica parece ser característica de várias doenças malignas. Existem pelo menos seis vias de reparação de DNA em concordância com a instabilidade, algumas relacionadas à recomposição das bases, outras, com as ligações cruzadas. Certas variedades histológicas têm hoje identificadas as vias de reparação de quem dependem para seu processo patológico.

d. Imortalidade celular: a capacidade finita de replicação das células normais é controlada por um sistema que se inicia na fase embrionária e continua pela fase de diferenciação até a senescência. A porção telomérica de DNA, participante do mecanismo, sofre encurtamento progressivo a cada divisão celular, até que o gene, desprotegido pela perda de seu telômero, funde-se a outro e dá-se a morte celular. As células cancerosas sobrepujam esse processo regulatório por meio da expressão da enzima telomerase, capaz de impedir a perda de telômeros e manter a imortalidade celular. Um dos genes controladores de telomerase, especialmente hTERT, não sofre mutação, mas tem sua expressão aumentada em virtude de outros mecanismos, como a ativação pelo oncogene MYC. Por outro lado, há transformações malignas que necessitam decorrer da inativação de genes ou de sua alteração, ambos por processos como:

I. Diretamente da ativação de oncogenes ou da deleção de uma unidade supressora.
II. A metilação de DNA é outro mecanismo que não envolve mutações, e sim a adição de grupamentos metílicos a resíduos citidínicos de genes promotores. Vários estudos demonstram que o processo de metilação é importante na tumorigênese e participa de forma mais frequente do que as mutações na inativação de genes supressores e em genes de reparação de DNA.

SARCOMAS NÃO RABDOMIOSSARCOMAS

Os sarcomas de pares moles distintos dos RMS (SNRMS) constituem um agrupamento de entidades nosológicas distintas entre si tanto em sua ontogênese como em fisiopatologia, histopatologia, situação clínica, prognóstico. Como cada uma delas têm incidência muito pequena, tem-se procurado agrupá-las para que o estadiamento e tratamento sejam designados de modo uniforme, massa crítica suficiente para e de maneira a ter números suficientes para que, em estudos multi-institucionais, se possa aprimorar seu conhecimento e as formas de abordagem[68].

Epidemiologia

Como um todo, os SNRMS representam 40% das neoplasias de tecidos moles em crianças, mas o avanço da faixa etária faz com que sua incidência aumente, ao ponto de se chegar a uma taxa de mais de 70% em adolescentes e adultos jovens[6]. Os tipos observados e sua incidência estão relacionados na Tabela 13.5.

Tabela 13.5 – Subtipos dos sarcomas não rabdomiossarcomas	
Subtipo	Incidência (%)
Dermatofibrossarcoma *protuberans*	8,5
Sinoviossarcoma	7,8
Sarcoma não ósseo	5,5
Fibro-histiocitoma maligno	5,0
Fibrossarcoma	4,5
Schwanoma	3,5
Lipossarcoma	2,8
Sascoma epitelioide	2,0
Leiomiossarcoma	1,8

Existe discreto predomínio de meninos sobre meninas e de afrodescendentes sobre caucasianos. Dentre os fatores predisponentes, sabe-se da maior incidência de vários dos subtipos em síndrome de Werner, e tambem se observa que os leiomiossarcomas são a segunda neoplasia mais frequente em crianças com HIV, enquanto que os schwanomas incidem especialmente em portadores de neurofibromatose 1, para os quais estima-se a chance próxima de 15% para o desenvolvimento da doença. Em lactentes desenvolve-se especialmente a chamada forma juvenil dos fibrossarcomas.

Biologia

A patogenias de cada uma das subformas de SNRMS é própria de cada situação e não são bem esclarecidas na maioria das vezes. Ocorrem diversas translocações cromossômicas e fusões genéticas resultantes em cada uma das doenças[69] (Tabela 13.6).

Tabela 13.6 – Anomalias citogenéticas		
Tumor	Anomalia cromossômica	Anomalia genética
Fibrossarcoma congênito	t(12;15)(p13;q25) Trisomy 8, 11, 17, 20	ETV6-NTRK3
Fibrossarcoma adulto	2q14-22	Desconhecido
Dermatofibrossarcoma *protuberans*	2q14-22	COL1A1-PDGFB
Leiomiossarcoma	Rearranjo 12q t(12;14)(q14-15;q23-24)	Desconhecido
Lipossarcoma	t(12;16)(q13;p11)	FUS (TLS)-DDIT3
Schwanoma	17q11.2	NF1
Sinoviossarcoma	t(X;18)(p11.23;q11)	SS18-SSX2

PATOLOGIA

Entre as características histológica dos SNRMS destaca-se fundamentalmente a gradação conferida pelo subtipo, pelo número de mitoses, pela extensão de necrose e pela cariorrexis. Juntamente com o tamanho da lesão e com estádio, designa-se o tipo de abordagem a ser eleito para a doença em tela. Diversos sistemas de gradação têm sido propostos, como o que a Tabela 13.7 demonstra[68,70].

Tabela 13.7 – Subtipos dos sarcomas não rabdomiossarcomas

Grau	Descrição
1	■ Fibrossarcoma congênito ■ Lipossarcoma mixoide ou bem diferenciado ■ Schwanoma bem diferenciado ■ Fibro-histiocitoma angiomatoide ■ Dermatofibrossarcoma *protuberans* profundo
2	■ Necrose com menos de 15% da superfície ■ Índice mitótico < 5/10 por campo de alta resolução ■ Pouca atipia nuclear ■ Baixa celularidade
3	■ Mais de 15% de necrose ■ Índice mitótico > 5/10

TRATAMENTO

O objetivo prioritário quanto à abordagem dos SNRMS é a extirpação da lesão no nível mais completo possível. O estadiamento pós-cirúrgico segue os mesmos ditames do que se observa com respeito aos RMS. O uso de terapia adjuvante ou neoadjuvante é ditado pelo grau de estadiamento, pelo tamanho do tumor e pela gradação histológica[70-72] (Tabela 13.8).

Tabela 13.8 – Tratamento

Grupo	Procedimento
1	■ Após a cirurgia, apenas acompanhamento ■ Se histologia grau 3 e tamanho > 5 cm, radioterapia e quimioterapia*
2	■ Radioterapia ■ Se histologia grau 3 e/ou tamanho > 5 cm, radioterapia e quimioterapia
3	■ Radioterapia e quimioterapia ■ Cirurgia após resposta

* A combinação de ifosfamida e doxorrubicina é a mais empregada.

CONCLUSÕES

Os sarcomas de partes moles, por sua diversidade e heterogeneidade, combinadas com sua incidência escassa, só puderam ser conhecidos por meio de estudos multicêntricos que estabeleceram a classificação dos tratamentos.

O progresso do tratamento, observado por meio dos anos, tem sido expressivo e reflete o aperfeiçoamento dos meios de classificação de risco, que permitem adaptar as abordagens terapêuticas aos diversos graus de intensidade.

Os conhecimentos biológicos têm trazido grandes subsídios para se desvendar a patogênese dos tumores e para que novas abordagens sejam exploradas.

REFERÊNCIAS BIBLIOGRÁFICAS

1. Dehner LP. The evolution of the diagnosis and understanding of primitive and embryonic neoplasms in children: living through an epoch. Mod Pathol. 1998;11(7):669-85.
2. Wexler LH, Meyer WH, Helman LJ. Rhabdomyosarcoma. In: Pizzo PA, Poplack DG. Principles and practice of pediatric oncology. 6ª ed. Philadelphia: Lippincott Williams and Wilkins; 2011. p.923-53.
3. Stevens M. Judgement required. Pediatr Blood Cancer. 2010;55(4):597-8.
4. D'Angio GJ, Vietti TJ. Old man river. The flow of pediatric oncology. Hematol Oncol Clin North Am. 2001;15(4):599-607.
5. Rodeberg DA, Anderson JR, Arndt CA, Ferrer FA, Raney RB, Jenney ME, et al. Comparison of outcomes based on treatment algorithms for rhabdomyosarcoma of the bladder/prostate: combined results from the Children's Oncology Group, German Cooperative Soft Tissue Sarcoma Study, Italian Cooperative Group, and International Society of Pediatric Oncology Malignant Mesenchymal Tumors Committee. Int J Cancer. 2011;128(5):1232-9.
6. Ferrari A, Sultan I, Huang TT, Rodriguez-Galindo C, Shehadeh A, Meazza C, et al. Soft tissue sarcoma across the age spectrum: A population-based study from the surveillance epidemiology and end results database. Pediatr Blood Cancer. 2011.
7. Neale G, Su X, Morton CL, Phelps D, Gorlick R, Lock RB et al. Molecular characterization of the pediatric preclinical testing panel. Clin Cancer Res. 2008;14(14):4572-83.
8. Davicioni E, Anderson MJ, Finckenstein FG, Lynch JC, Qualman SJ, Shimada H et al. Molecular classification of rhabdomyosarcoma--genotypic and phenotypic determinants of diagnosis: a report from the Children's Oncology Group. Am J Pathol. 2009;174(2):550-64.
9. Matushansky I, Maki RG. Mechanisms of sarcomagenesis. Hematol Oncol Clin North Am. 2005;19(3):427-49.
10. Blandford MC, Barr FG, Lynch JC, Randall RL, Qualman SJ, Keller C. Rhabdomyosarcomas utilize developmental, myogenic growth factors for disease advantage: a report from the Children's Oncology Group. Pediatr Blood Cancer. 2006;46(3):329-38.
11. Schofield D, Triche TJ. cDNA microarray analysis of global gene expression in sarcomas. Curr Opin Oncol. 2002;14(4):406-11.
12. Kolb EA, Gorlick R. Development of IGF-IR inhibitors in pediatric sarcomas. Curr Oncol Rep. 2009;11(4):307-13.
13. Riley LB, Desai DC. The molecular basis of cancer and the development of targeted therapy. Surg Clin North Am. 2009;89(1):1-15.
14. Sorensen PH, Lynch JC, Qualman SJ, Tirabosco R, Lim JF, Maurer HM et al. PAX3-FKHR and PAX7-FKHR gene fusions are prognostic indicators in alveolar rhabdomyosarcoma: a report from the children's oncology group. J Clin Oncol. 2002;20(11):2672-9.

15. Davicioni E, Finckenstein FG, Shahbazian V, Buckley JD, Triche TJ, Anderson MJ. Identification of a PAX-FKHR gene expression signature that defines molecular classes and determines the prognosis of alveolar rhabdomyosarcomas. Cancer Res. 2006;66(14):6936-46.

16. Anderson J, Gordon T, McManus A, Mapp T, Gould S et al. UK Children's Cancer Study Group (UKCCSG) and the UK Cancer Cytogenetics Group. Detection of the PAX3-FKHR fusion gene in paediatric rhabdomyosarcoma: a reproducible predictor of outcome? Br J Cancer. 2001;85(6):831-5.

17. Athale UH, Shurtleff SA, Jenkins JJ, Poquette CA, Tan M, Downing JR, et al. Use of reverse transcriptase polymerase chain reaction for diagnosis and staging of alveolar rhabdomyosarcoma, Ewing sarcoma family of tumors, and desmoplastic small round cell tumor. J Pediatr Hematol Oncol. 2001;23(2):99-104.

18. Stevens MC. Treatment for childhood rhabdomyosarcoma: the cost of cure. Lancet Oncol. 2005;6(2):77-84.

19. Qualman S, Lynch J, Bridge J, Parham D, Teot L, Meyer W, et al. Prevalence and clinical impact of anaplasia in childhood rhabdomyosarcoma: a report from the Soft Tissue Sarcoma Committee of the Children's Oncology Group. Cancer. 2008;113(11):3242-7.

20. Morotti RA, Nicol KK, Parham DM, Teot LA, Moore J, Hayes J, et al. Children's Oncology Group. An immunohistochemical algorithm to facilitate diagnosis and subtyping of rhabdomyosarcoma: the Children's Oncology Group experience. Am J Surg Pathol. 2006;30(8):962-8.

21. Wachtel M, Runge T, Leuschner I, Stegmaier S, Koscielniak E, Treuner J, et al. Subtype and prognostic classification of rhabdomyosarcoma by immunohistochemistry. J Clin Oncol. 2006;24(5):816-22.

22. Barr FG, Qualman SJ, Macris MH, Melnyk N, Lawlor ER, Strzelecki DM, et al. Genetic heterogeneity in the alveolar rhabdomyosarcoma subset without typical gene fusions. Cancer Res. 2002;62(16):4704-10.

23. Pappo AS, Meza JL, Donaldson SS, Wharam MD, Wiener ES, Qualman SJ. Treatment of localized nonorbital, nonparameningeal head and neck rhabdomyosarcoma: lessons learned from intergroup rhabdomyosarcoma studies III and IV. J Clin Oncol. 2003;21(4):638-45.

24. Michalski JM, Meza J, Breneman JC, Wolden SL, Laurie F, Jodoin M, et al. Influence of radiation therapy parameters on outcome in children treated with radiation therapy for localized parameningeal rhabdomyosarcoma in Intergroup Rhabdomyosarcoma Study Group trials II through IV. Int J Radiat Oncol Biol Phys. 2004;59(4):1027-38.

25. Raney B, Anderson J, Breneman J, Donaldson SS, Huh W, Maurer H et al. Soft-Tissue Sarcoma Committee of the Children's Oncology Group, Arcadia, California, USA. Results in patients with cranial parameningeal sarcoma and metastases (Stage 4) treated on Intergroup Rhabdomyosarcoma Study Group (IRSG) Protocols II-IV, 1978-1997: report from the Children's Oncology Group. Pediatr Blood Cancer. 2008;51(1):17-22.

26. Brecht IB, Treuner J. Soft tissue sarcoma in children and adolescents: experiences of the cooperative Soft Tissue Sarcoma Group Studies (CWS-81-96). Handchir Mikrochir Plast Chir. 2004;36(5):275-81.

27. Seitz G, Dantonello TM, Int-Veen C, Blumenstock G, Godzinski J, Klingebiel T, et al. CWS-96 Study Group. Treatment efficiency, outcome and surgical treatment problems in patients suffering from localized embryonal bladder/prostate rhabdomyosarcoma: a report from the Cooperative Soft Tissue Sarcoma trial CWS-96. Pediatr Blood Cancer. 2011;56(5):718-24.

28. Stewart RJ, Martelli H, Oberlin O, Rey A, Bouvet N, Spicer RD et al. International Society of Pediatric Oncology. Treatment of children with nonmetastatic paratesticular rhabdomyosarcoma: results of the Malignant Mesenchymal Tumors studies (MMT 84 and MMT 89) of the International Society of Pediatric Oncology. J Clin Oncol. 2003;21(5):793-8.

29. Ferrari A, Bisogno G, Casanova M, Meazza C, Piva L, Cecchetto G, et al. Paratesticular rhabdomyosarcoma: report from the Italian and German Cooperative Group. J Clin Oncol. 2002;20(2):449-55.

30. Walterhouse DO, Meza JL, Breneman JC, Donaldson SS, Hayes-Jordan A, Pappo AS, et al. Local control and outcome in children with localized vaginal rhabdomyosarcoma: a report from

the Soft Tissue Sarcoma committee of the Children's Oncology Group. Pediatr Blood Cancer. 2011;57(1):76-83.

31. Stewart RJ, Martelli H, Oberlin O, Rey A, Bouvet N, Spicer RD, et al. International Society of Pediatric Oncology. Treatment of children with nonmetastatic paratesticular rhabdomyosarcoma: results of the Malignant Mesenchymal Tumors studies (MMT 84 and MMT 89) of the International Society of Pediatric Oncology. J Clin Oncol. 2003;21(5):793-8.

32. Diepold M, Rey A, Oberlin O, Boulay N, Bergeron C, Glorion C et al. Localised rhabdomyosarcoma of the extremities in children and adolescents: results of the French experience. Bull Cancer. 2008;95(11):1021-8.

33. Raney RB, Anderson JR, Brown KL, Huh WW, Maurer HM, Meyer WH, et al. Soft-Tissue Sarcoma Committee of the Children's Oncology Group Arcadia California USA. Treatment results for patients with localized, completely resected (Group I) alveolar rhabdomyosarcoma on Intergroup Rhabdomyosarcoma Study Group (IRSG) protocols III and IV, 1984-1997: a report from the Children's Oncology Group Pediatr Blood Cancer. 2010;55(4):612-6.

34. Huber J, Sovinz P, Freidl T, Jahnel J, Lackner H, Höllwarth M, et al. Long term survival in two children with rhabdomyosarcoma of the biliary tract. Klin Padiatr. 2008;220(6):378-9.

35. Raney RB, Stoner JA, Walterhouse DO, Andrassy RJ, Donaldson SS, Laurie F et al. Intergroup Rhabdomyosarcoma Study-IV, 1991-1997. Results of treatment of fifty-six patients with localized retroperitoneal and pelvic rhabdomyosarcoma: a report from The Intergroup Rhabdomyosarcoma Study-IV, 1991-1997. Pediatr Blood Cancer. 2004;42(7):618-25.

36. Trahair T, Andrews L, Cohn RJ. Recognition of Li Fraumeni syndrome at diagnosis of a locally advanced extremity rhabdomyosarcoma. Pediatr Blood Cancer. 2007;48(3):345-8.

37. Goo HW, Choi SH, Ghim T, Moon HN, Seo JJ. Whole-body MRI of paediatric malignant tumours: comparison with conventional oncological imaging methods. Pediatr Radiol. 2005;35(8):766-73.

38. McCarville MB. PET and PET/CT in pediatric sarcomas. PET Clin 3. 2009;563-75.

39. Walterhouse D, Watson A. Optimal management strategies for rhabdomyosarcoma inchildren. Paediatr Drugs. 2007;9(6):391-400.

40. Meza JL, Anderson J, Pappo AS, Meyer WH. Children's Oncology Group. Analysis of prognostic factors in patients with nonmetastatic rhabdomyosarcoma treated on intergroup rhabdomyosarcoma studies III and IV: the Children's Oncology Group. J Clin Oncol. 2006;24(24):3844-51.

41. Mazzoleni S, Bisogno G, Garaventa A, Cecchetto G, Ferrari A, Sotti G, et al. Associazione Italiana di Ematologia e Oncologia Pediatrica Soft Tissue Sarcoma Committee. Outcomes and prognostic factors after recurrence in children and adolescents with nonmetastatic rhabdomyosarcoma. Cancer. 2005;104(1):183-90.

42. Oberlin O, Rey A, Lyden E, Bisogno G, Stevens MC, Meyer WH, et al. Prognostic factors in metastatic rhabdomyosarcomas: results of a pooled analysis from United States and European cooperative groups. J Clin Oncol. 2008;26(14):2384-9.

43. Raney RB, Maurer HM, Anderson JR, Andrassy RJ, Donaldson SS, Qualman SJ. The Intergroup Rhabdomyosarcoma Study Group (IRSG): Major Lessons From the IRS-I Through IRS-IV Studies as Background for the Current IRS-V Treatment Protocols. Sarcoma. 2001;5(1):9-15.

44. Andrassy RJ. Advances in the surgical management of sarcomas in children. Am J Surg. 2002;184(6):484-91.

45. McMulkin HM, Yanchar NL, Fernandez CV, Giacomantonio C. Sentinel lymph node mapping and biopsy: a potentially valuable tool in the management of childhood extremity rhabdomyosarcoma. Pediatr Surg Int. 2003;19(6):453-6.

46. Cecchetto G, Bisogno G, Treuner J, Ferrari A, Mattke A, Casanova M, et al. Italian and German Soft Tissue Cooperative Groups Studies. Role of surgery for nonmetastatic abdominal rhabdomyosarcomas: a report from the Italian and German Soft Tissue Cooperative Groups Studies. Cancer. 2003;97(8):1974-80.

47. Cecchetto G, Bisogno G, De Corti F, Dall'Igna P, Inserra A, Ferrari AG, et al. Italian Cooperative Group. Biopsy or debulking surgery as initial surgery for locally advanced rhabdomyosarcomas in children: the experience of the Italian Cooperative Group studies. Cancer. 2007;110(11):2561-7.

48. Donaldson SS, Anderson JR. Rhabdomyosarcoma: many similarities, a few philosophical differences. J Clin Oncol. 2005;23(12):2586-7.

49. Puri DR, Wexler LH, Meyers PA, La Quaglia MP, Healey JH, Wolden SL. The challenging role of radiation therapy for very young children with rhabdomyosarcoma. Int J Radiat Oncol Biol Phys. 2006;65(4):1177-84.

50. Michalski JM, Meza J, Breneman JC, Wolden SL, Laurie F, Jodoin M, et al. Influence of radiation therapy parameters on outcome in children treated with radiation therapy for localized parameningeal rhabdomyosarcoma in Intergroup Rhabdomyosarcoma Study Group trials II through IV. Int J Radiat Oncol Biol Phys. 2004;59(4):1027-38.

51. Dantonello TM, Int-Veen C, Harms D, Leuschner I, Schmidt BF, Herbst M, et al. Cooperative trial CWS-91 for localized soft tissue sarcoma in children, adolescents, and young adults. J Clin Oncol. 2009;27(9):1446-55.

52. Buwalda J, Schouwenburg PF, Blank LE, Merks JH, Copper MP, Strackee SD, et al. A novel local treatment strategy for advanced stage head and neck rhabdomyosarcomas in children: results of the AMORE protocol. Eur J Cancer. 2003;39(11):1594-602.

53. Klingebiel T, Boos J, Beske F, Hallmen E, Int-Veen C, Dantonello T, et al. Treatment of children with metastatic soft tissue sarcoma with oral maintenance compared to high dose chemotherapy: report of the HD CWS-96 trial. Pediatr Blood Cancer. 2008;50(4):739-45.

54. Spunt SL, Smith LM, Ruymann FB, Qualman SJ, Donaldson SS, Rodeberg DA, et al. Cyclophosphamide dose intensification during induction therapy for intermediate-risk pediatric rhabdomyosarcoma is feasible but does not improve outcome: a report from the soft tissue sarcoma committee of the children's oncology group. Clin Cancer Res. 2004;10(18 Pt 1):6072-9.

55. Sandler E, Lyden E, Ruymann F, Maurer H, Wharam M, Parham D, et al. Efficacy of ifosfamide and doxorubicin given as a phase II "window" in children with newly diagnosed metastatic rhabdomyosarcoma: a report from the Intergroup Rhabdomyosarcoma Study Group. Med Pediatr Oncol. 2001;37(5):442-8.

56. Walterhouse DO, Lyden ER, Breitfeld PP, Qualman SJ, Wharam MD, Meyer WH. Efficacy of topotecan and cyclophosphamide given in a phase II window trial in children with newly diagnosed metastatic rhabdomyosarcoma: a Children's Oncology Group study. J Clin Oncol. 2004;22(8):1398-403.

57. Bomgaars LR, Bernstein M, Krailo M, Kadota R, Das S, Chen Z, et al. Phase II trial of irinotecan in children with refractory solid tumors: a Children's Oncology Group Study. J Clin Oncol. 2007;25(29):4622-7.

58. Pappo AS, Lyden E, Breitfeld P, Donaldson SS, Wiener E, Parham D, et al. Children's Oncology Group. Two consecutive phase II window trials of irinotecan alone or in combination with vincristine for the treatment of metastatic rhabdomyosarcoma: the Children's Oncology Group. J Clin Oncol. 2007;25(4):362-9.

59. Bergeron C, Thiesse P, Rey A, Orbach D, Boutard P, Thomas C, et al. Revisiting the role of doxorubicin in the treatment of rhabdomyosarcoma: an up-front window study in newly diagnosed children with high-risk metastatic disease. Eur J Cancer. 2008;44(3):427-31.

60. Arndt CA, Hawkins DS, Meyer WH, Sencer SF, Neglia JP, Anderson JR. Comparison of results of a pilot study of alternating vincristine/doxorubicin/cyclophosphamide and etoposide/ifosfamide with IRS-IV in intermediate risk rhabdomyosarcoma: a report from the Children's Oncology Group. Pediatr Blood Cancer. 2008;50(1):33-6.

61. Casanova M, Ferrari A, Bisogno G, Merks JH, De Salvo GL, Meazza C, et al. Vinorelbine and low-dose cyclophosphamide in the treatment of pediatric sarcomas: pilot study for the upcoming European Rhabdomyosarcoma Protocol. Cancer. 2004;101(7):1664-71.

62. McDowell HP, Foot AB, Ellershaw C, Machin D, Giraud C, Bergeron C. Outcomes in paediatric metastatic rhabdomyosarcoma: results of The International Society of Paediatric Oncology (SIOP) study MMT-98. Eur J Cancer. 2010;46(9):1588-95.

63. Doelken R, Weigel S, Schueler F, Doelken G, Beck JF. Poor outcome of two children with relapsed state stage IV alveolar rhabdomyosarcoma after allogeneic stem cell transplantation. Pediatr Hematol Oncol. 2005;22(8):699-703.

64. Weigel BJ, Breitfeld PP, Hawkins D, Crist WM, Baker KS. Role of high-dose chemotherapy with hematopoietic stem cell rescue in the treatment of metastatic or recurrent rhabdomyosarcoma. J Pediatr Hematol Oncol. 2001;23(5):272-6.

65. Arceci RJ, Cripe TP. Emerging cancer-targeted therapies. Pediatr Clin North Am. 2002;49(6):1339-68.

66. Steinert DM, Patel SR. Recent studies in novel therapy for metastatic sarcomas. Hematol Oncol Clin North Am. 2005;19(3):573-90.

67. Sawyers C. Targeted cancer therapy. Nature. 2004;432(7015):294-7.

68. Okcu MF, Pappo AS, Hicks J, Million L, Andrassy RJ, Spunt SL. The nonrhabdomyosarcoma soft tissue sarcomas. In: Pizzo PA, Poplack DG. Principles and practice of pediatric oncology. 6ª ed. Philadelphia: Lippincott Williams and Wilkins; 2011. p.954-86.

69. Spunt SL, Skapek SX, Coffin CM. Pediatric nonrhabdomyosarcoma soft tissue sarcomas. Oncologist. 2008;13(6):668-78.

70. Ferrari A, Meazza C, Casanova M, Collini P. The clinical significance of tumor grade in non-rhabdomyosarcoma soft tissue sarcomas. Pediatr Blood Cancer. 2008;50(1):188.

71. Ferrari A, Brecht IB, Koscielniak E, Casanova M, Scagnellato A, Bisogno G, et al. The role of adjuvant chemotherapy in children and adolescents with surgically resected, high-risk adult-type soft tissue sarcomas. Pediatr Blood Cancer. 2005;45(2):128-34.

72. Smith KB, Indelicato DJ, Knapik JA, Morris C, Kirwan J, Zlotecki RA, et al. Definitive radiotherapy for unresectable pediatric and young adult nonrhabdomyosarcoma soft tissue sarcoma. Pediatr Blood Cancer. 2011;57(2):247-51.

Sarcoma de Ewing/tumores da família Ewing

Maria Tereza Assis de Almeida

Após ler este capítulo, você estará apto a:
1. Formular hipótese de tumor ósseo.
2. Identificar sinais e sintomas de tumores da família Ewing (TFE).
3. Encaminhar pacientes com quadro de TFE para centros de referência.

INTRODUÇÃO

O sarcoma de Ewing é um tumor ósseo maligno, descrito pela primeira vez em 1921 por James Ewing, na ocasião professor de patologia da *Cornell University Medical Center*, em Nova York. Até então conhecia-se apenas um tumor maligno primário de osso, o osteossarcoma. Ewing descreveu um tumor que diferia dessa entidade por ser radiossensível e constituído por pequenas células redondas que destruíam difusamente a estrutura óssea[1,2].

O sarcoma de Ewing ósseo faz parte, atualmente, de um grupo de neoplasias que expressam os mesmos marcadores imuno-histoquímicos, apresentam as mesmas alterações citogenéticas e de biologia molecular e têm origem na mesma célula-tronco primordial: são os tumores da família Ewing (TFE). Estes tumores são abordados de forma semelhante tanto no que se refere ao diagnóstico quanto ao tratamento. O sarcoma de Ewing ósseo representa 60% dos casos de TFE, que inclui também o tumor neuroectodérmico primitivo (PNET), o tumor de Askin (PNET da parede torácica) e o sarcoma de Ewing de partes moles (SEPM) (Quadro 14.1)[3].

> **Quadro 14.1 – Tumores da família Ewing[3]**
>
> - Sarcoma de Ewing ósseo
> - Tumor neuroectodérmico primitivo (PNET)
> - Tumor de Askin (PNET da parede torácica)
> - Sarcoma de Ewing de partes moles

INCIDÊNCIA E EPIDEMIOLOGIA

O sarcoma de Ewing é uma doença rara, que representa atualmente 1,2% de todas as neoplasias em pacientes com idade até 18 anos. A incidência anual é de 3 por 1 milhão nos registros americanos e tem se mantido estável nos últimos 30 anos com uma leve predominância no sexo masculino (1,1:1)[4]. A grande maioria dos casos acontece na segunda década de vida, e a ocorrência em menores de 5 e maiores de 30 anos de idade é excepcional. É bem documentada a raridade do acometimento de negros e chineses. A associação com doenças congênitas não tem relevância[5].

PATOLOGIA, CITOGENÉTICA E BIOLOGIA MOLECULAR

O diagnóstico rápido e preciso é essencial para o melhor resultado terapêutico, entretanto, pode ser difícil determinar a classificação histopatológica porque o aspecto microscópico do tumor não é específico. Os tumores da família Ewing pertencem ao grupo heterogêneo dos tumores de pequenas células redondas, azuis e pouco diferenciadas que incluem outras neoplasias, como neuroblastoma, rabdomiossarcoma e linfoma.

O marcador imuno-histoquímico MIC2 (CD 99) é uma proteína de superfície da membrana celular que se expressa na grande maioria dos TFE e pode ser útil no diagnóstico diferencial, embora não seja patognomônico dessa neoplasia[6]. Aproximadamente 85% dos tumores diagnosticados como TFE apresentam uma alteração no *locus* EWS do cromossomo 22, criando uma translocação cromossômica recíproca entre os cromossomos 11 e 22, t(11;22), na maioria dos casos, ou, menos frequentemente, a translocação t(21:22). No que se refere à biologia molecular, técnicas de reação em cadeia da polimerase via transcriptase reversa (RT-PCR) permitem a identificação das fusões gênicas EWS/FLI-1 ou EWS/ERG em 98% dos casos desse grupo de neoplasias[7,8].

QUADRO CLÍNICO E DIAGNÓSTICO

A maioria dos pacientes portadores de sarcoma de Ewing apresenta dor localizada, persistente e com aumento progressivo de intensidade, além de aumento de volume do local acometido. Lesões próximas às articulações podem limitar os movimentos, enquanto tumores próximos à coluna vertebral podem causar sintomas neurológicos de irritação ou compressão de raízes nervosas. Nos casos de doença avançada, febre e achados inespecíficos, como emagrecimento e anemia, são frequentes[3].

A localização do tumor primário é bastante variável, porque o sarcoma de Ewing pode acometer tanto ossos longos quanto os chatos ou planos. Cerca de 50% dos casos são de tumores primários em extremidades e 50% em pelve e esqueleto axial (20% pelve, 20% tórax e 8% coluna e crânio).

No PNET, o acometimento mais frequente é o do tórax (44%), seguido por abdome e pelve (26%), extremidades (20%), cabeça e pescoço (6%), entre outros sítios. Os SEPM ocorrem em tronco (32%), extremidades (26%), cabeça e pescoço (18%), retroperitônio (16%) e outros sítios[3].

Aproximadamente 25% dos pacientes apresentam metástases detectáveis ao diagnóstico. A disseminação se faz via hematogênica, com maior frequência para pulmão (~ 30%), osso (~ 30%) e medula óssea (~ 10%). A radiografia simples em geral revela acometimento diafisário dos ossos longos com um padrão de destruição óssea, margens pouco definidas e descolamento periosteal em paralelo, também conhecido como "aspecto de casca de cebola" (Figura 14.1). A biópsia do tumor primário para confirmação diagnóstica é imprescindível antes de qualquer terapêutica e deve ser realizada em centros especializados, de preferência pelo grupo de cirurgiões que operará o paciente após quimioterapia indutória. Biópsias realizadas em centros não especializados podem resultar em fraturas patológicas e/ou disseminação do tumor via hematogênica por mobilização de células tumorais na corrente sanguínea[9].

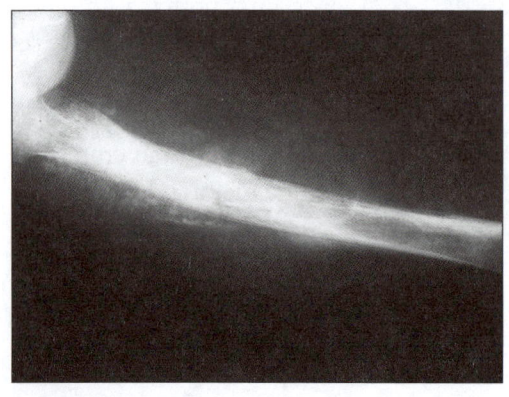

Figura 14.1 Sarcoma de Ewing de fêmur (radiografia simples).

O diagnóstico diferencial do sarcoma de Ewing com osteomielite deve ser esclarecido antes de qualquer manipulação cirúrgica, para que não haja o risco de disseminação da doença neoplásica.

ESTADIAMENTO

A radiografia simples é, em geral, o primeiro instrumento diagnóstico nos TFE ósseos. Tomografia computadorizada e/ou ressonância magnética do tumor primário complementam a investigação, permitindo identificar os detalhes do tumor e sua relação com as estruturas anatômicas, além de auxiliarem na programação de cirurgia e/ou radioterapia para controle local.

Cintilografia óssea, tomografia de tórax e avaliação de medula óssea com aspirado e biópsia são instrumentos fundamentais para o rastreamento de metástases e devem ser realizados antes de qualquer intervenção terapêutica (Tabela 14.1). Ainda não há um consenso sobre a superioridade do PET-*scan* na identificação de metástases nos tumores da família Ewing.

Tabela 14.1 – Exames ao diagnóstico para os pacientes com tumores da família Ewing[3]

Tumor primário	Identificação de metástases
Radiografia simples	Tomografia de tórax
Tomografia computadorizada	Cintilografia óssea com tecnécio
Ressonância magnética	Mielograma e biópsia de medula óssea

FATORES DE PROGNÓSTICO

A presença de doença metastática ao diagnóstico em pacientes com sarcoma de Ewing é o fator de maior significância no que se refere à piora do prognóstico. A sobrevida total nesse grupo de doentes é cerca de 15 a 30%. Pacientes com metástases exclusivamente pulmonares têm melhor prognóstico do que os com envolvimento ósseo e/ou de medula óssea.

Em relação à doença localizada, os principais fatores de prognóstico são a dimensão e a localização do tumor primário. Tumores em extremidades têm melhor prognóstico do que os de pelve e esqueleto axial. Tumores primários maiores do que 8 cm têm prognóstico pior do que os tumores menores. É comum a associação de tumores maiores em localizações desfavoráveis, e deve-se considerar a dificuldade de diagnóstico e a irressecabilidade cirúrgica como fatores de pior prognóstico[10,11]. A resposta histológica do tumor à quimioterapia indutória já foi avaliada em vários estudos após o procedimento cirúrgico e permite identificar a melhor evolução quando o grau de necrose é maior que 90%[12]. O nível sérico elevado de desidrogenase láctica (DHL) está relacionado às doenças mais agressivas.

TRATAMENTO

O sarcoma de Ewing é uma doença sistêmica. Antes do advento da quimioterapia, o tratamento era realizado apenas com cirurgia e/ou radioterapia, com sobrevida inferior a 10% em 5 anos, em decorrência do rápido aparecimento de metástases[13]. A utilização de quimioterapia permite um potencial controle sistêmico, erradicando metástases não identificáveis, além de ter impacto no controle local. É indicada para todos os pacientes[14,15].

O tratamento quimioterápico *standard* no presente consiste em uma combinação de vincristina (V), adriamicina (Adria) e ciclofosfamida (C), normalmente denominada VAdriaC, alternada com a combinação de ifosfamida (I) e etoposide (VP-16), normalmente denominada IE[16]. A importância de adriamicina tem sido claramente identificada em estudos randomizados[17]. O benefício do acréscimo de IE no tratamento de pacientes com TFE tem sido demonstrado tanto em estudos clínicos não randomizados quanto em estudos randomizados, e hoje está incluído nos regimes utilizados pela maioria dos grupos cooperativos para tratamento de pacientes com TFE[18,19]. Inicialmente, a quimioterapia é administrada por 4 a 6 ciclos, permitindo uma diminuição do tumor e facilitando o controle local. Deve ser mantida até que se complete em média 1 ano de tratamento total.

O controle local da doença pode ser obtido com cirurgia e/ou radioterapia. A cirurgia é geralmente a opção preferida quando a lesão é ressecável, embora sua superioridade nunca tenha sido testada em estudos randomizados prospectivos[20,21]. Em crianças pequenas com sarcoma de Ewing ósseo (SEO), a cirurgia pode ter menos morbidade tardia que a radioterapia, que pode causar retardo do crescimento ósseo e risco de neoplasia secundária. Outro benefício potencial da cirurgia é a possibilidade de conhecer o grau de necrose no tumor ressecado, já que se sabe que existem piores resultados em pacientes com baixo grau de necrose. No estudo francês EW88 (29), a sobrevida livre de eventos (SLE) para pacientes com menos de 5%, entre 5 e 30% e mais de 30% de células viáveis foi de 75, 48 e 20%, respectivamente[22].

A maioria das cirurgias é conservadora, com preservação de membros e qualidades funcionais bastante satisfatórias.

A radioterapia deve ser utilizada para pacientes com tumores irressecáveis, tumores parcialmente ressecados e margens de ressecção comprometidas pelo tumor. A dose de radioterapia é usualmente cerca de 5000 cGy. Não há recomendação de radioterapia para pacientes com ressecção com margens livres. No caso de doença metastática, a radioterapia também pode ser utilizada para controle de doença em pulmão e osso.

Os resultados atuais de sobrevida em 5 anos para os pacientes portadores de tumores da família Ewing são ao redor de 60%[23,24]. Para pacientes com alto risco de recidiva, alguns investigadores têm utilizado altas doses de quimioterapia com resgate de células hematopoiéticas (transplante autólogo de medula óssea) como terapia de consolidação para tentar melhorar a sobrevida[25,26].

EXPERIÊNCIA BRASILEIRA

Em outubro de 2003, com o apoio da Sociedade Brasileira de Oncologia Pediátrica, iniciou-se o primeiro estudo cooperativo para tratamento de pacientes com TFE, incluindo 14 dos principais centros do Brasil e o centro de Montevidéu (Uruguai). Foram incluídos 180 pacientes, dos quais aproximadamente 40% tinham doença metastática ao diagnóstico, confirmando a tendência de que, em países em desenvolvimento, uma parcela maior de pacientes é diagnosticada com doença avançada. Resultados de análise preliminar foram apresentados no *American Society of Clinical Oncology* (ASCO) *Meeting*/09 e mostraram SLD em 36 meses de 51% para todo o grupo. A sobrevida geral (SG) entre os pacientes com doença localizada foi de 80%, enquanto para o grupo de pacientes com metástases foi de 43% (p = 0,006)[27].

Atualmente está em vigência o segundo estudo cooperativo para o tratamento de pacientes com TFE. Além do Brasil, participam centros do Uruguai, da Argentina e do Chile. A possibilidade de estudar o maior número possível de pacientes acometidos por uma doença rara tem como objetivo melhorar os resultados de sobrevida, identificando terapias mais efetivas com a menor toxicidade possível.

CONCLUSÕES

O sarcoma de Ewing faz parte dos TFE, que é um grupo de neoplasias tratadas da mesma maneira, com quimioterapia sistêmica e cirurgia e/ou radioterapia para controle local. Nem sempre é fácil para o pediatra identificar um quadro de tumor ósseo, mas é preciso estar alerta e identificar sinais e sintomas para que o paciente seja encaminhado a um centro especializado para tratamento. O atraso no diagnóstico aumenta a chance de crescimento do tumor e disseminação da doença e pode implicar pior prognóstico de sobrevida.

REFERÊNCIAS BIBLIOGRÁFICAS

1. Zantinga AR, Coppes MJ. James Ewing (1866-1943): "The Chief". Med Pediatr Oncol. 1993;21(7)505-10.
2. Brennan MF. The James Ewing Lecture. Arch Surg. 1992;127(1):1290-3.
3. Pizzo P, Poplack D. Principles and practice of pediatric oncology. 2nd ed. Philadelphia: Lippincott; 1993.

4. Esiashvili N, Goodman M, Marcus RB Jr. Changes in incidence and survival of Ewing sarcoma patients over the past 3 decades: Surveillance Epidemiology and End Results data. J Pediatr Hematol Oncol. 2008;30(6):425-30.

5. Plowman P, Pinkerton C. Paediatric oncology. 2nd ed. Cambridge: Chapman and Hall; 1992.

6. Ambros IM, Ambros PF, Strehl S, Kovar H, Gadner H, Salzer-Kuntschik M. MIC2 Is a specific marker for Ewing's sarcoma and peripheral neuroectodermal tumors. Cancer. 1991;67(7):1886-93.

7. Turc-Carel C, Philp I, Berger MP. Chromosome translocation in Ewing's sarcoma. N Engl J Med. 1983;309:497-8.

8. Dagher R, Pham TA, Sorbara L, Kumar S, Long L, Bernstein D, et al. Molecular confirmation of Ewing sarcoma. J Pediatr Hematol Oncol. 2001;23(4):221-4.

9. Mankin, HJ, Lang, TA, Spainer, SS. The hazards of biopsy in patients with malignant primary bone and soft-tissue tumors. J Bone Joint Surg. 1982;64(8):1121-7.

10. Hayes FA, Thompson EI, Meyer WH, Kun L, Parham D, Rao B, et al. Therapy for localized Ewing's sarcoma of bone. J Clin Oncol. 1989;7(2):208-13.

11. Bacci G, Ferrari S, Bertoni F, Rimondini S, Longhi A, Bacchini P, et al. Prognostic factors in non-metastatic Ewing's sarcoma of bone treated with adjuvant chemotherapy: analysis of 359 patients at the Istituto Ortopedici Rizzoli. J Clin Oncol. 2000;18(1):4-11.

12. Paulussen M, Ahrens S, Dunst J, Winkelmann W, Exner GU, Kotz R, et al. Localized Ewing tumor of bone: final results of the cooperative Ewing's Sarcoma Study CESS 86. J Clin Oncol. 2001;19(6):1818-29.

13. Oberlin O, Le Deley MC, Bui BN, Gentet JC, Philip T, Terrier P, et al. Prognostic factors in localized Ewing's tumours and peripheral neuroectodermal tumors: the third study of the French Society of Paediatric Oncology (EW88 study). Brit J Cancer. 2001;85(11):1646-54.

14. Jürgens H, Exner U, Gadner H, Harms D, Michaelis J, Sauer R, et al. Multidisciplinary treatment of primary Ewing's sarcoma of bone: a 6-year experience of a European Cooperative Trial. Cancer. 1988;61(1):23-32.

15. Wunder JS, Paulian G, Huvos AG, Heller G, Meyers PA, Healey JH. The histological response to chemotherapy as a predictor of the oncological outcome of operative treatment of Ewing sarcoma. J Bone Joint Surg. 1999;80(7):1020-33.

16. Grier H, Krailo M, Link M, et al. Improved outcome in non-metastatic Ewing's sarcoma (EWS) and PNET of bone with the addition of ifosfamide (I) and VP-16 (E) to vincristine (V), adriamycin (Ad), cyclophosphamide (C), and actinomycin (A): A Childrens Cancer Group (CCG) and Pediatric Oncology Group (POG) report. Proceedings ASCO. 1994;13(30):A-1443,421.

17. Nesbit ME Jr, Gehan EA, Burgert EO Jr, Vietti TJ, Cangir A, Tefft M, et al. Multimodal therapy for the management of primary, nonmetastatic Ewing's sarcoma of bone: a long-term follow-up of the First Intergroup Study. J Clin Oncol. 1990;8(10):1664-74.

18. Grier HE, Krailo MD, Tarbell NJ, Link MP, Fryer CJ, Pritchard DJ, et al. Addition of ifosfamide and etoposide to standard chemotherapy for Ewing's sarcoma and primitive neuroectodermal tumor of bone. N Engl J Med. 2003;348(8):694-701.

19. Craft A, Cotterill S, Malcolm A, Spooner D, Grimer R, Souhami R, et al. Ifosfamide-containing chemotherapy in Ewing's sarcoma: The Second United Kingdom Children's Cancer Study Group and the Medical Research Council Ewing's Tumor Study. J Clin Oncol. 1998;16(11):3628-33.

20. Juergens C, Weston C, Lewis I, Whelan J, Paulussen M, Oberlin O, et al. Safety assessment of intensive induction with vincristine, ifosfamide, doxorubicin, and etoposide (VIDE) in the treatment of Ewing tumors in the EURO-E.W.I.N.G. 99 clinical trial. Pediatr Blood Cancer. 2006;47(1):22-9.

21. Hoffmann C, Ahrens S, Dunst J et al. Pelvic Ewing sarcoma: a retrospective analysis of 241 cases. Cancer. 1999;85(4):869-77.

22. Kuttesch JF, Wexler LH, Marcus RB, Firclough D, Weaver-McClure L, White M, et al. Second malignancies after Ewing's sarcoma: radiation dose-dependency of secondary sarcomas. J Clin Oncol. 1996;14(10):2818-25.

23. Miser JS, Krailo MD, Tarbell NJ, Link MP, Fryer CJ, Pritchard DJ, et al. Treatment of metastatic Ewing's sarcoma or primitive neuroectodermal tumor of bone: evaluation of combination ifosfamide and etoposide – a Children's Cancer Group and Pediatric Oncology Group study. J Clin Oncol. 2004;22(14):2873-6.

24. Paulussen M, Ahrens S, Burdach S, Craft A, Dockhorn-Dworniczak B, Dunst J, et al. Primary metastatic (stage IV) Ewing tumor: survival analysis of 171 patients from the EICESS studies. European Intergroup Cooperative Ewing Sarcoma Studies. Ann Oncol. 1998;9(3):275-81.

25. Oberlin O, Rey A, Desfachelles AS, Philip T, Plantaz D, Schmitt C, et al. Impact of high-dose busulfan plus melphalan as consolidation in metastatic Ewing tumors: a study by the Société Française des Cancers de l'Enfant. J Clin Oncol. 2006; 24(24):3997-4002.

26. Burdach S, Thiel U, Schöniger M, Haase R, Wawer A, Nathrath M, et al. Total body MRI-governed involved compartment irradiation combined with high-dose chemotherapy and stem cell rescue improves long-term survival in Ewing tumor patients with multiple primary bone metastases. Bone Marrow Transplant. 2010;45 (3):483-9.

27. Brunetto AL, Castillo LA, Petrilli AS, Boldrini E, Gregianin LJ, Costa C, et al. Ifosfamide, carboplatin, and etoposide as front-line therapy in patients with Ewing sarcoma family tumors (EFT): A study of the Brazil/Uruguay Cooperative Group. J Clin Oncol. 2009;27(suppl 15):10547.

15 Osteossarcoma

Maria Tereza Assis de Almeida

Após ler este capítulo, você estará apto a:
1. Fazer uma hipótese diagnóstica de osteossarcoma.
2. Compreender a complexidade do tratamento.
3. Entender a necessidade do encaminhamento dos pacientes a centros especializados para diagnóstico e tratamento.

INTRODUÇÃO

Os tumores ósseos primários são tumores que se originam no osso e podem ser benignos ou malignos. A evolução dos tumores benignos em geral é lenta, sem nenhum comprometimento sistêmico do paciente. Muitas vezes, o tratamento consiste apenas em acompanhamento clínico e radiológico, sem necessidade de intervenção cirúrgica. Os tumores ósseos benignos mais frequentes em crianças e adolescentes são osteocondroma (único ou múltiplo), osteoma osteoide, cisto ósseo aneurismático e displasia fibrosa.

Os tumores ósseos malignos apresentam uma evolução bastante distinta, com crescimento rápido e progressivo, havendo necessidade de intervenção precoce com encaminhamento dos pacientes para centros de referência. Representam aproximadamente 8% de todas as neoplasias em crianças e adolescentes, e a maioria desses tumores é osteossarcoma.

EPIDEMIOLOGIA E ETIOLOGIA

O osteossarcoma é um tumor derivado de tecido mesenquimal primitivo e caracterizado pela produção de tecido osteoide ou tecido ósseo imaturo pelas células malignas do estroma em proliferação. É o tumor maligno primário de osso mais comum e representa mais de 60% dos casos. A faixa etária mais acometida é a segunda década de vida durante o estirão da puberdade, e há um predomínio no sexo masculino (1,4:1)[1]. A incidência anual nos Estados Unidos é de 5,6 casos por milhão[2]. No Brasil, considerando-se a dificuldade de registro em todo o país, o número estimado de casos novos de crianças e adolescentes até 20 anos é de 350 por ano. A etiologia é desconhecida na grande maioria dos casos, mas em cerca de 3% dos osteossarcomas há uma relação com a radiação ionizante prévia. Há evidências de uma predisposição genética envolvendo o cromossomo 13, também associada ao retinoblastoma bilateral, bem como maior risco de osteossarcoma em portadores de algumas síndromes, como Li-Fraumeni, Rothmund-Thomson, anemia de Blackfan-Diamond e outras. Além disso, investigações recentes têm identificado o papel do oncogene TP53 na origem e progressão do osteossarcoma[3].

PATOLOGIA

O diagnóstico é feito com base em critérios histopatológicos e depende da presença de estroma sarcomatoso maligno associado à formação de matriz osteoide e osso. Há uma grande variedade de padrões histopatológicos, e os tumores se dividem em tumores centrais ou medulares e tumores de superfície ou periféricos (Tabela 15.1)[4].

Tabela 15.1 – Padrões histopatológicos do osteossarcoma

Tumores centrais	Tumores periféricos
Osteossarcoma convencional	Osteossarcoma paraosteal
Osteossarcoma telangiectásico	Osteossarcoma periosteal
Osteossarcoma de baixo grau	Osteossarcoma de alto grau
Osteossarcoma de pequenas células	

O subtipo mais comum é o osteossarcoma convencional. Os outros subtipos são incomuns, ocorrendo em menos de 5% dos casos. O reconhecimento histopatológico do osteossarcoma de baixo grau e do paraosteal é muito importante, porque essas formas estão associadas a um prognóstico favorável apenas com ressecção cirúrgica completa. O osteossarcoma periosteal tem um prognóstico intermediário, e o tratamento é direcionado pelo grau histológico.

QUADRO CLÍNICO E DIAGNÓSTICO

Os principais sinais e sintomas são dor e aumento do volume do local acometido com piora progressiva (Figura 15.1). O osteossarcoma em geral ocorre na porção metafisária dos ossos longos. O tumor primário é mais frequente em fêmur distal e tíbia proximal, seguido de úmero proximal e fêmur proximal. O fêmur é acometido em 50% dos pacientes. Os ossos planos, sobretudo da pelve, são acometidos em cerca de 20% dos casos.

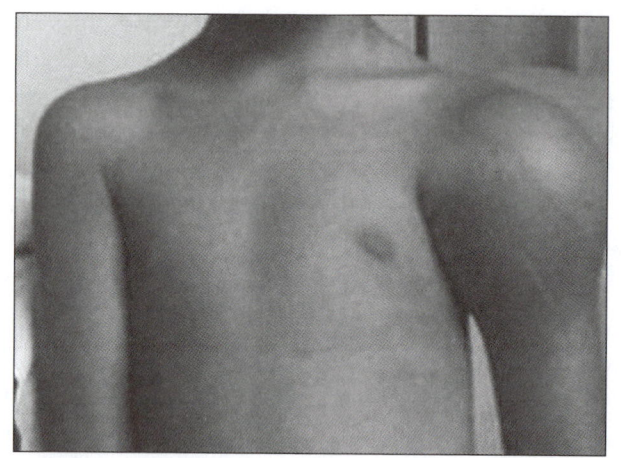

Figura 15.1 Paciente com osteossarcoma de úmero. (Ver imagem colorida no encarte.)

Metástases detectáveis ao diagnóstico estão presentes em aproximadamente 15 a 20% dos pacientes, e o pulmão é o primeiro sítio de metástases em 90% das crianças com osteossarcoma[5]. A radiografia simples do tumor revela destruição permeativa do padrão trabecular normal, com intensa formação óssea e ossificação de partes moles com aspecto chamado de "raios de sol" (Figura 15.2). Tomografia computadorizada e ressonância magnética são muito importantes para a determinação da extensão do tumor primário (Figura 15.3). Tomografia de tórax ao diagnóstico é fundamental para o rastreamento de metástases pulmonares (Figura 15.4) e cintilografia óssea para detecção de acometimento ósseo a distância. O achado radiológico nunca é suficiente e patognomônico a ponto de se prescindir de uma biópsia do tumor primário. É somente a biópsia com análise histopatológica que permite a confirmação diagnóstica.

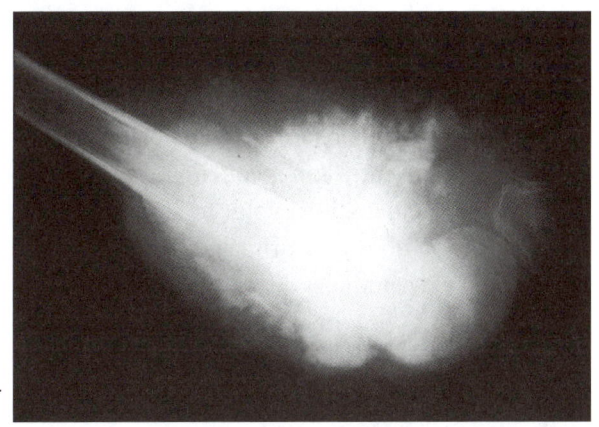

Figura 15.2 Radiografia simples: osteossarcoma de fêmur.

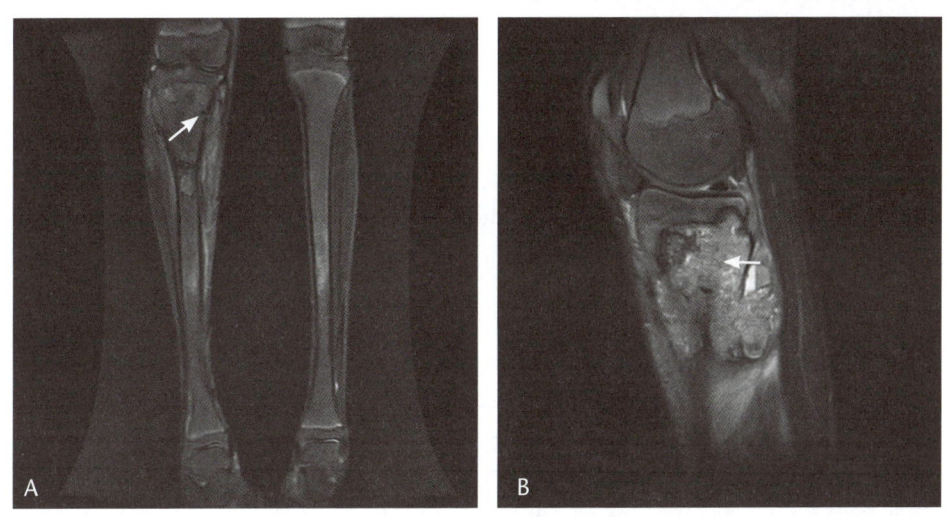

Figura 15.3 Ressonância magnética: osteossarcoma de tíbia direita.

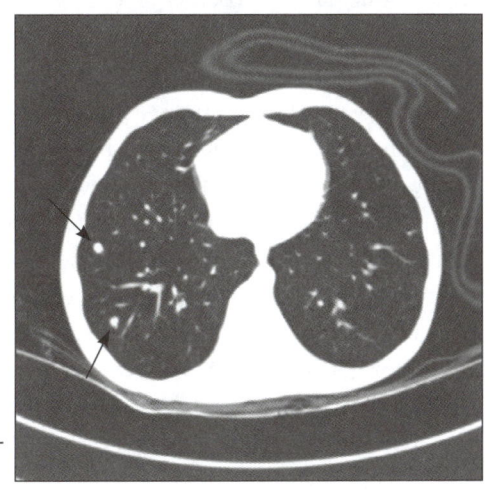

Figura 15.4 Metástases pulmonares de osteossarcoma.

FATORES DE PROGNÓSTICO

O fator de prognóstico mais importante é a presença de doença metastática ao diagnóstico, que confere ao paciente portador de osteossarcoma uma sobrevida inferior a 20%. Pacientes com pequeno número de nódulos pulmonares e com nódulos unilaterais têm melhor evolução. Em relação à doença localizada, a localização e a extensão local do tumor primário são os fatores mais importantes. Pacientes com tumores em extremidades distais têm melhor prognóstico que aqueles com tumores em extremidades proximais. Em pacientes com tumores em pelve e esqueleto axial, observa-se maior risco de morte e de progressão da doença por causa da dificuldade de ressecção cirúrgica completa. Tumores primários menores estão associados a melhor sobrevida[6,7]. O osteossarcoma multifocal, que se apresenta com múltiplos focos de osteossarcoma sem tumor primário identificável, tem prognóstico extremamente reservado.

Outro fator de prognóstico é a resposta histológica à quimioterapia, avaliada pelo grau de necrose obtido no tumor ressecado cirurgicamente após quimioterapia inicial. Um patologista experiente deve definir qual a porcentagem de células viáveis que ainda estão presentes no tumor. Tumores com mais de 90% de necrose (resposta graus III e IV pelos critérios de Huvos) têm menor probabilidade de recidiva[8,9].

TRATAMENTO

Historicamente, mais de 80% dos pacientes portadores de osteossarcoma tratados só com cirurgia desenvolviam doença metastática[10]. Com a utilização sistemática de quimioterapia, o prognóstico melhorou de maneira substancial, e a sobrevida atual em 5 anos é de 60 a 70%. A administração de quimioterapia antes da cirurgia foi introduzida por Rosen et al. em 1976 e proporciona uma diminuição do tumor primário, facilitando a abordagem cirúrgica, além de ter impacto no controle de micrometástases não identificáveis[11]. Os agentes quimioterápicos mais efetivos para o tratamento do osteossarcoma são muito poucos: cisplatina, doxorrubicina, ifosfamida e metotrexato em altas doses[12]. A maioria dos protocolos atuais emprega a combinação de 3 ou 4 desses agentes com ciclos de QT antes e após a cirurgia. Entretanto, a quimioterapia isolada é insuficiente para erradicar o tumor primário, por isso a cirurgia é imprescindível[13]. A amputação de membros, classicamente realizada em pacientes com osteossarcoma, tem sido pouco utilizada, ocorrendo hoje em menos de 20% dos casos[6,14]. Procedimentos que permitem cirurgias conservadoras, como utilização de endopróteses, enxertos ósseos vascularizados ou não e ressecção sem reconstrução, tornaram-se frequentes. Os índices de recidiva local em osteossarcoma de extremidades estão entre 5 e 8%, e margens cirúrgicas inadequadas são o fator de maior risco[15,16].

Metástases pulmonares são muito comuns em pacientes com osteossarcoma. Podem estar presentes no diagnóstico e também podem aparecer em qualquer momento durante ou após o término do tratamento quimioterápico. A ressecção cirúrgica dessas metástases é prerrequisito para a sobrevida dos pacientes com doença a distância e toracotomias podem ser realizadas mais de uma vez se for necessário[17].

A radioterapia convencional é pouco eficaz no controle local do tumor primário e no controle de metástases pulmonares ou ósseas, mas pode ser utilizada em casos de lesões irressecáveis[18].

EXPERIÊNCIA BRASILEIRA

Em 1982 iniciou-se no Brasil o estudo I para o tratamento do osteossarcoma de maneira uniforme. Ao longo dos anos, houve mudanças nos protocolos quimioterápicos e a agregação de vários centros especializados do país. Os resultados dos estudos III (1991 a 1996) e IV (1996 a 1999) apontaram uma sobrevida global de aproximadamente 50% para um grupo de pacientes dos quais quase a metade tinha doença avançada.

Atualmente, há um grupo cooperativo brasileiro para o tratamento do osteossarcoma (GBTO) que agrega dezenas de instituições do país e coordena o tratamento para que este seja realizado em centros especializados. O objetivo é oferecer a maior chance de cura para os pacientes. Em maio de 2000, foi iniciado o protocolo GBTO 2000, que incluiu 368 pacientes de 25 instituições até dezembro de 2005. Deste grupo, 135 pacientes tinham metástases detectáveis ao diagnóstico, corroborando a expectativa de que, no Brasil, os doentes são tardiamente encaminhados aos centros especializados[19]. O protocolo atual iniciou-se em 2006 (GBTO 2006) e utiliza os quimioterápicos doxorrubicina, cisplatina e metotrexato em altas doses, além de uma terapia metronômica como estratégia antiangiogênica para os pacientes com metástases e de forma randomizada para os não metastáticos. Além de instituições do Brasil, outros países da América do Sul têm incluído seus pacientes no estudo.

CONCLUSÕES

Os pacientes portadores de osteossarcoma necessitam de recursos diagnósticos e de tratamento bastante complexos e devem ser tratados em centros especializados. A suspeita clínica permite o encaminhamento e o diagnóstico precoce, possibilitando, muitas vezes, a melhora da expectativa de vida para pacientes com tumores menores e sem metástases.

O objetivo do tratamento do osteossarcoma é curar o câncer, mas é muito importante também que toda a equipe esteja mobilizada para oferecer aos pacientes o restabelecimento da melhor capacidade funcional possível do membro preservado ou amputado.

REFERÊNCIAS BIBLIOGRÁFICAS

1. Link M, Gebhardf M, Meyers P. Osteossarcoma. In: Pizzo P, Poplack D. Principles and practice of pediatric oncology. 2. ed. Philadelphia: Lippincott; 1993.
2. Mirabello L, Troisi RJ, Savage SA. Osteosarcoma incidence and survival rates from 1973 to 2004: data from the Surveillance, Epidemiology, and End Results Program. Cancer. 2009;115(7):1531-43.
3. Fletcher CDM, Unni KK, Mertens F. Pathology and Genetic of Tumors of Soft Tissue and Bone WHO IARC. Lyon: Press; 2002. p.260-85.
4. Schajowicz F, Sissons HA, Sobin LH. The World Health Organization's histologic classification of bone tumors. A commentary on the second edition. Cancer. 1995;75(5):1208-14.
5. Jürgens H, Winkler K, Göbel U. Bone tumours. In: Plowman P, Pinkerton C. Paediatric oncology. 2nd ed. Cambridge: Chapman & Hall; 1992.
6. Bielack SS, Kempf-Bielack B, Delling G, Exner GU, Flege S, Helmke K, et al. Prognostic factors in high-grade osteosarcoma of the extremities or trunk: an analysis of 1,702 patients treated on neoadjuvant cooperative Osteosarcoma Study Group Protocols. J Clin Oncol. 2002;20(3):776-90.
7. Hudson M, Jaffe MR, Jaffe N, Ayala A, Raymond AK, Carrasco H, et al. Pediatric osteosarcoma: therapeutics strategies, results and prognostic factors derived from a 10-year experience. J Clin Oncol. 1990;8(12):1988-97.
8. Picci P, Bacci G, Campanacci M, Gasparini M, Pilotti S, Cerasoli S, et al. Histologic evaluation of necrosis in osteosarcoma induced by chemotherapy: regional mapping of viable and nonviable tumor. Cancer. 1985;56(7):1515-21.
9. Huvos A. Bone tumors: diagnosis, treatment and prognosis. 2nd ed. Philadelphia: WB Saunders; 1991.
10. Link MP, Goorin AM, Miser AW et al. The effect of adjuvant chemotherapy on relapse-free survival in patients with osteosarcoma of the extremity. N Engl J Med. 1986;314(25):1600-6.
11. Rosen G. Preoperative (neoadjuvant) chemotherapy for osteogenic sarcoma: a ten year expierence. Orthopedics. 1985;8(5):659-64.
12. Bacci G, Picci P, Ferrari S, Ruggieri P, Casadei R, Tienghi A, et al. Primary chemotherapy and delayed surgery for nonmetastatic osteosarcoma of the extremities: results in 164 patients preoperatively treated with high doses of methotrexate followed by cisplatin and doxorubicin. Cancer. 1993;72(11):3227-38.
13. Jaffe N, Carrasco H, Raymond K, Ayala A, Eftekhari F. Can cure in patients with osteosarcoma be achieved exclusively with chemotherapy and abrogation of surgery? Cancer. 2002;95(10):2202-10.
14. Bacci G, Ferrari S, Longhi A, Donati D, Manfrini M, Giacomini S, et al. Nonmetastatic osteosarcoma of the extremity with pathologic fracture at presentation: local and systemic control by amputation or limb salvage after preoperative chemotherapy. Acta Orthop Scand. 2003;74(4):449-54.
15. Picci P, Sangiorgi L, Rougraff BT, Neff JR, Casadei R, Campanacci M. Relationship of chemotherapy-induced necrosis and surgical margins to local recurrence in osteosarcoma. J Clin Oncol. 1994;12(12): 2699-705.
16. Bielack SS, Kempf-Bielack B, Winkler K. Osteosarcoma: relationship of response to preoperative chemotherapy and type of surgery to local recurrence. J Clin Oncol. 1996;14(2):683-4.
17. Kager L, Zoubek A, Pötschger U, Kastner U, Flege S, Kempf-Bielack B, et al. Primary metastatic osteosarcoma: presentation and outcome of patients treated on neoadjuvant Cooperative Osteosarcoma Study Group protocols. J Clin Oncol. 2003;21(10):2011-8.
18. DeLaney TF, Park L, Goldberg SI, Hug EB, Liebsch NJ, Munzenrider JE, et al. Radiotherapy for local control of osteosarcoma. Int J Radiat Oncol Biol Phys. 2005;61(2):492-8.
19. Petrilli AS, Camargo B, Odone Fº V, Bruniera P, Brunetto AL, Garcia RJ, et al. For the BOTG. Results of the Brazilian Osteosarcoma Treatment Group (BOTG) Studies III and IV: Prognostic Factors and Impact on Survival. J Clin Oncol. 2006;24(7):1161-8.

Tumores de células germinativas 16

Luiz Fernando Lopes
Maria Tereza Assis de Almeida

> **Após ler este capítulo, você estará apto a:**
> 1. Reconhecer os subtipos de tumores de células germinativas.
> 2. Classificar os tumores por sítio primário.
> 3. Reconhecer os achados clínicos relacionados aos sítios primários.
> 4. Relacionar os exames necessários para o correto diagnóstico.
> 5. Descrever as informações sobre o tratamento.

INTRODUÇÃO

Os tumores de células germinativas (TCG) derivam de células germinativas primordiais do embrião e são um grupo heterogêneo de tumores caracterizado por achados clínicos e histológicos distintos que influenciam o prognóstico. É difícil generalizar o comportamento desses tumores, e os casos devem ser avaliados individualmente, levando-se em consideração a idade do paciente ao diagnóstico, o sítio anatômico do tumor, sua histologia e os níveis séricos dos marcadores biológicos.

EPIDEMIOLOGIA

Os tumores germinativos são raros na infância e representam 3,3% dos tumores malignos em crianças e adolescentes (< 15 anos). A ocorrência anual é de 0,4 casos por 100.000 crianças com menos de 15 anos. Para os tumores malignos, é de 0,6 casos por 100.000 crianças, incluindo os teratomas[1].

Em uma análise epidemiológica realizada em 2004 com 1.442 casos, Schneider et al.[2] identificaram uma distribuição bimodal em relação à idade, com um primeiro pico durante a infância (ao redor de 2 anos) e um segundo pico após o início da puberdade. Em relação ao sexo, nessa mesma análise, observou-se uma distribuição simétrica em crianças com menos de 5 anos e um predomínio do sexo feminino em crianças com mais de 5 anos.

Houve uma correlação clara entre o tipo histológico e a idade, sexo e localização. Os teratomas constituem o subtipo histológico mais frequente entre as crianças menores de 5 anos, seguidos de tumor de seio endodérmico (27,3%), germinomas (18,3%), tumores mistos (12,7%), coriocarcinoma (2,2%) e carcinoma embrionário (2,2%)[2].

Segundo dados do *Surveillance Epidemiology and End Results* (SEER), do Instituto Nacional do Câncer dos Estados Unidos, a incidência dos TCG aumentou de 3,4 milhões em menores de 15 anos entre o período de 1975 a 1979 para 5,1 milhões no período de 1990 a 1995. Levanta-se a hipótese de que o aumento tenha ocorrido em virtude do maior conhecimento da existência desses tumores na faixa pediátrica e melhores métodos de diagnóstico por imagem, entre outros fatores[3].

A distribuição anatômica dos TCG na infância mostra que a maioria ocorre em região sacrococcígea (42%), seguida de ovário (29%), testículo (9%), mediastino (7%), sistema nervoso central (SNC – 6%), cabeça e pescoço (5%), retroperitônio (4%) e outros locais menos frequentes, como vulva, vagina, estômago e retrofaringe (3%)[1].

PATOGÊNESE E CLASSIFICAÇÃO

As células germinativas são pluripotentes e dão origem a tecidos embrionários e extraembrionários. Na quarta semana de vida embrionária, as células germinativas migram do saco vitelino em direção à parede posterior do intestino primitivo até a crista genital. Se, por razões ainda não conhecidas, as células não completarem a migração, geralmente próximo à linha média, poderão dar origem a tumores em áreas extragonadais, ou seja, sacrococcígeos, retroperitoneais, mediastinais, cervicais ou cerebrais. Esses tumores poderão ser benignos ou malignos. Se malignos, são divididos em dois grandes tipos histológicos: seminomatosos e não seminomatosos[1].

Como a transformação maligna pode ocorrer em vários níveis da histogênese, com a célula germinativa já diferenciada ou ainda pluripotente (Figura 16.1), os TCG também podem ser de vários tipos histológicos, de acordo com o grau de diferenciação celular.

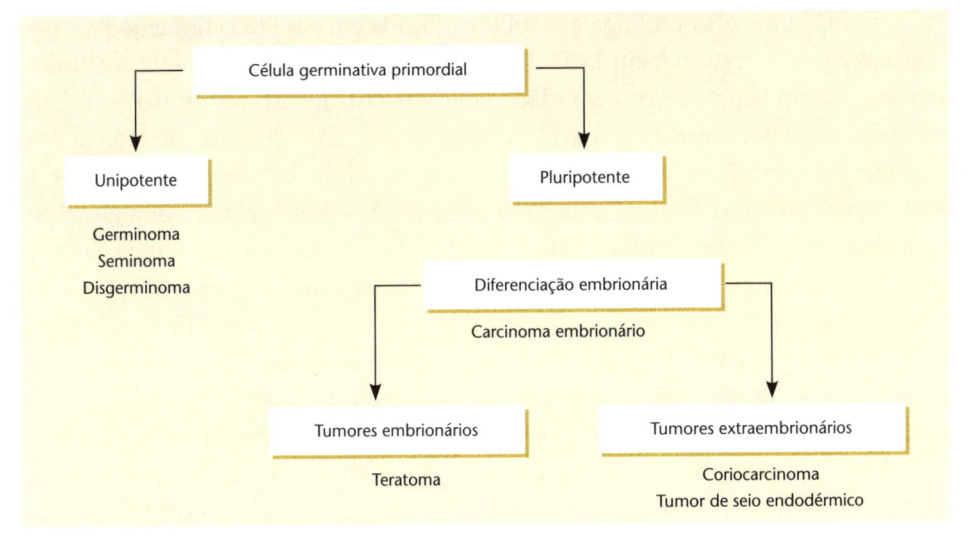

Figura 16.1 Modelo de histogênese dos tumores de células germinativas.

Para uniformização da nomenclatura, atualmente utiliza-se com mais frequência a classificação proposta pela Organização Mundial da Saúde (OMS) e a subclassificação proposta pelo Instituto de Patologia das Forças Armadas (AFIP) (Quadro 16.1).

Quadro 16.1 – Classificação histológica dos tumores de células germinativas

I- Germinoma

    testículo = seminoma

    ovário = disgerminoma

    extragonadal = germinoma

II- Tumor de seio endodérmico (*yolk sac tumor, endodermal sinus tumor*)

III- Carcinoma embrionário (*embryonal carcinoma*)

IV- Coriocarcinoma

V- Combinação I a IV (= TCG misto)

VI- Teratoma

A- Maduro

B- Imaturo, graus 1 a 3

C- Maduro ou imaturo combinados com neoplasias do grupo I a IV

TCG: tumores de células germinativas.

MARCADORES BIOLÓGICOS DOS TUMORES DE CÉLULAS GERMINATIVAS

Os principais marcadores biológicos dos TCG são a alfafetoproteína (AFP) e a fração beta da gonadotrofina coriônica (BHCG).

A AFP é uma glicoproteína que foi identificada em soro fetal humano pela primeira vez por Bergstrand, em 1954. É produzida primariamente no saco vitelino e, em seguida, no hepatócito do embrião e no trato gastrointestinal. O nível sorológico máximo ocorre entre a 12ª e a 14ª semana de gestação, diminuindo logo após o nascimento e atingindo níveis semelhantes aos do adulto entre os 6 e 12 meses de vida. Níveis elevados de AFP indicam a presença de componentes malignos, especialmente tumor de seio endodérmico e, com menor frequência, carcinoma embrionário. Apesar de a AFP ser um importante marcador tumoral para os TCG, outras condições malignas podem mostrar elevação de seus valores, como hepatoblastoma e hepatocarcinoma em pediatria e neoplasias pancreáticas, gástricas e pulmonares em adultos. Também pode encontrar-se elevada em casos não associados a câncer, como doenças benignas do fígado, gravidez, ataxia teleangiectasia, tirosinemia, etc.[4].

A BHCG, uma glicoproteína produzida na placenta, pode estar elevada em tumores originados do tecido trofoblástico, sobretudo no coriocarcinoma. Esse marcador tem sido utilizado em TCG pediátrico como um parâmetro bastante útil ao diagnóstico, assim como marcador de resposta a quimioterapia.

Os teratomas maduros e os germinomas não secretam AFP ou BHCG. Esses marcadores são encontrados em cerca de 70 a 80% dos tumores não seminomatosos (Tabela 16.1) e são os mais sensíveis parâmetros para controle da atividade tumoral[5,6].

Tabela 16.1 – Positividade dos marcadores biológicos de acordo com os subtipos histológicos dos tumores de células germinativas[5]

Marcador	AFP	BHCG
Tumor de seio endodérmico	+++	-
Carcinoma embrionário	+	+
Coriocarcinoma	-	+++
Teratoma maduro puro	-	-
Germinoma	-	+/-

AFP: alfafetoproteína; BHCG: fração beta da gonadotrofina coriônica.

A desidrogenase láctica (DHL) também é útil como marcador biológico dos TCG. É uma proteína celular expressa no músculo cardíaco, esquelético e liso, assim como no fígado, rim e cérebro. Ortega & Siegel demonstraram que os níveis séricos de DHL estão elevados em 10% dos tumores metastáticos não detectáveis clinicamente e com AFP e BHCG séricos em níveis normais[5].

ESTADIAMENTO

O estadiamento dos TCG na infância pode ser feito como estadiamento único para os diferentes sítios primários ou subdividido em estadiamento por localização.

O estadiamento único foi descrito em 1981 por Brodeur et al.[7] e tem como base a ressecabilidade do tumor primário no momento da cirurgia e disseminação da doença (linfática ou hematogênica) observada por meio de radiografia, tomografia computadorizada abdominopélvica e mapeamento ósseo. Em 1984, Flamant et al.[8] publicaram um artigo com crianças tratadas em Paris; nesse artigo, os autores utilizaram estadiamento único. Davidoff et al.[9] também utilizaram estadiamento único para os diferentes sítios primários para os tumores pediátricos (Quadro 16.2).

Quadro 16.2 – Estadiamento único para todas as localizações (exceto para as do sistema nervoso central)[9]

Estádio I – Doença localizada, completamente ressecada, sem doença microscópica nas margens de ressecção ou em linfonodos regionais

Estádio II – Doença residual microscópica, invasão de cápsula ou envolvimento microscópico de linfonodo. Persistência de marcadores positivos nos EI após 4 semanas

Estádio III – Resto macroscópico, implante peritoneal, líquido ascítico positivo, rotura de cápsula, implante em cápsula hepática, gânglios abdominais positivos ou imagens nitidamente sugestivas de tumor (> 2 cm)

Estádio IV – Metástases a distância. Parênquima hepático, pulmão, cérebro, ossos, linfonodos a distância

---

QUADRO CLÍNICO

Como os TCG são um grupo de tumores bastante heterogêneo, o quadro clínico depende fundamentalmente da localização do tumor primário. Os tumores gonadais são aqueles localizados no ovário e testículo, e os extragonadais em geral são sacrococcígeos, mediastinais, abdominais e de sistema nervoso central (SNC).

Tumores de Células Germinativas Gonadais

Ovário

Os tumores ovarianos constituem a maioria dos tumores ginecológicos malignos e têm contraste marcante com os tumores ginecológicos de adulto que frequentemente acometem vulva, vagina, colo e corpo do útero.

Os tumores germinativos malignos de ovário correspondem a aproximadamente 20% de todas as massas ovarianas em crianças e adolescentes e 1% das neoplasias malignas da infância[1,10,11]. Em contraste com os tumores ovarianos que acometem mulheres adultas, dois terços dos tumores ovarianos das crianças e adolescentes são tumores de células germinativas, e os tumores de origem epitelial e estromal ocorrem com menor frequência. Os tumores ovarianos malignos em pediatria são, na grande maioria, tumores de células germinativas (75,2%), sobretudo teratomas, tumores de seio endodérmico e carcinomas embrionários[12].

Dor abdominal ocorre em até 80% dos pacientes. A dor pode ser de natureza crônica; entretanto, em um terço dos casos, mimetiza abdome agudo. Na grande maioria está associada com torção de ovário, e frequentemente as pacientes são submetidas a procedimento cirúrgico em decorrência da suspeita de apendicite aguda. Outros sinais e sintomas presentes incluem distensão abdominal, massa palpável, febre, constipação, amenorreia, sangramento vaginal e, em casos raros, disúria[10,13]. A puberdade precoce é mais associada a tumor estromal de ovário, mas foi descrita em tumor de seio endodérmico, coriocarcinoma e teratoma misto com elementos sarcomatoso ou carcinomatoso não derivado de células germinativas[11].

Os tumores benignos são descritos em todas as idades, enquanto os tumores malignos são raros em crianças com menos de 10 anos de idade. A incidência dos tumores malignos aumenta na fase puberal, sendo o disgerminoma o mais prevalente durante a puberdade[14].

Testículo

Os tumores germinativos de testículo são raros, correspondendo a 2,5% dos tumores sólidos nos meninos e aproximadamente 9% dos tumores germinativos. A incidência anual nos Estados Unidos é de 11/100.000 meninos com menos de 15 anos, com um pico de incidência nos primeiros 3 anos de vida. O fator de risco mais importante para o desenvolvimento do tumor testicular é a presença de testículo criptorquídico, com risco aumentado de 10 a 50 vezes[1].

As anormalidades histológicas do tecido germinativo, tubular ou Sertoli ocorrem em 85% dos testículos criptorquídicos. Os tipos histológicos tipicamente relacionados ao testículo criptorquídico são seminomas e carcinoma embrionário e ocorrem na quarta década de vida. A orquipexia deverá ser indicada entre 6 e 18 meses de vida, porém a intervenção precoce pode não prevenir o desenvolvimento da neoplasia testicular. Entre os tumores testiculares na infância, dois terços são tumores de seio endodérmico.

A apresentação clínica, na maioria dos casos, ocorre com massa escrotal não dolorosa e irregular, e a escassez de sinais e sintomas associados pode retardar o diagnóstico por mais de 6 meses para os tumores germinativos e 24 meses para os não germinativos. Embora não sejam transluminescentes, 20% estão associados a hidrocele reativa no diagnóstico. Aproximadamente 90% dos tumores pediátricos são localizados, e quando ocorre disseminação os locais mais acometidos são linfonodos do retroperitônio e pulmão[1].

Tumores de Células Germinativas Extragonadais

Tumores sacrococcígeos

Os tumores sacrococcígeos têm incidência estimada em 1:40.000 nascidos vivos, sendo o sexo feminino quatro vezes mais acometido que o sexo masculino. Os tumores sacrococcígeos correspondem a 42% dos TCG da infância e, em geral, são benignos ao nascimento, podendo sofrer malignização. Cerca de 20% são malignos ao diagnóstico e 5% são metastáticos. Teratomas pré-sacrais ou sacrococcígeos diagnosticados antes dos 6 meses de vida raramente são malignos (2%), e após o sexto mês de vida a malignidade é em torno de 65%[1].

Anomalias congênitas são observadas em aproximadamente 18% dos pacientes, sendo mais comumente encontrados os defeitos musculoesqueléticos e as alterações do SNC (24 e 26%, respectivamente)[1].

Altman et al.[15] publicaram um trabalho baseado na apresentação clínica de 398 pacientes com TCG da região sacrococcígea. Observaram que 186 pacientes possuíam massa predominantemente externa com mínimo componente pré-sacral (tipo I), 138 pacientes possuíam massa externa com componente intrapélvico significante (tipo II), 35 pacientes com massa externa com predominância intrapélvica e extensão para abdome (tipo III) e 39 pacientes com massa totalmente pré-sacral sem apresentação externa ou extensão pélvica significante (tipo IV). A Figura 16.2 mostra uma representação esquemática dos tipos de apresentação clínica dos tumores sacrococcígeos propostos por Altman et al.[15].

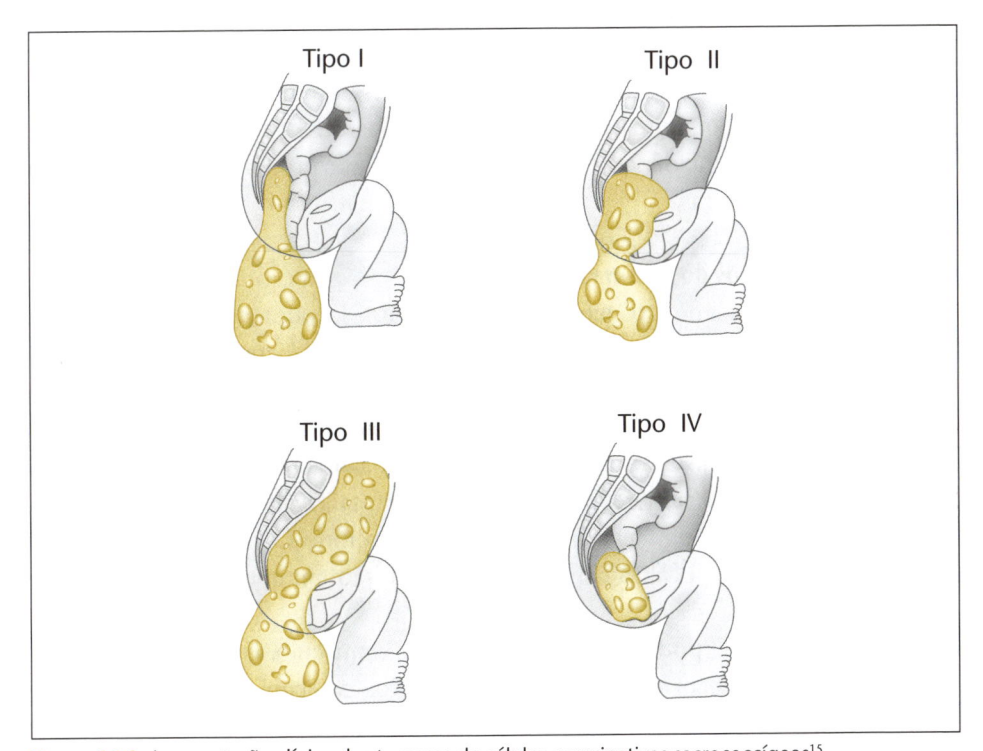

Figura 16.2 Apresentação clínica dos tumores de células germinativas sacrococcígeos[15].

Tumores mediastinais

São tumores extremamente raros e em geral localizam-se no mediastino anterior, correspondendo a 6 a 18% dos tumores de mediastino na faixa etária pediátrica e a 4 a 5% dos tumores germinativos[1].

Apresentam dois picos de incidência, sendo o primeiro na infância e o segundo após os 10 anos, com um predomínio do sexo masculino na adolescência[2].

A histologia é variável de acordo com a idade, e os teratomas são frequentes no primeiro ano de vida e diminuem de incidência na infância e adolescência, quando há o predomínio de tumores malignos (tumor de seio endodérmico ou tumores mistos). Em uma análise com 47 pacientes, não foi observada nenhuma histologia de seminoma em crianças com menos de 10 anos de idade[16].

A sintomatologia também é variável de acordo com a idade, caracterizando-se por disfunção respiratória (tosse e dispneia) nas crianças menores e dor torácica, tosse e rubor facial (compressão de cava superior) nas crianças maiores.

Em uma série de Billmire et al.[17] com 36 pacientes, observou-se diâmetro tumoral médio de 13,3 cm em crianças com menos de 5 anos e 13,9 cm nas com 5 anos ou mais. Em 30% dos casos foi observada associação com S. Klinefelter.

Tumores abdominais

Os tumores de células germinativas abdominais são mais comumente localizados em retroperitônio, porém existem relatos de presença de tumores germinativos no estômago, fígado, omento e outros[1]. A maioria dos TCG de retroperitôneo trata-se de teratomas, e a incidência é bimodal com pico nos primeiros 6 meses de vida e na idade adulta jovem[18].

Tumores germinativos do sistema nervoso central

Os TCG primários do SNC têm origem embrionária idêntica às demais localizações gonadais ou extragonadais e constituem aproximadamente 6% dos tumores germinativos. Dois terços dos casos ocorrem na região pineal, e cerca de 30% acometem a região suprasselar[19]. Os tumores primários da região pineal acometem 0,4 a 2% de todos os tumores primários do SNC em crianças. A maioria dos tumores nessa região são TCG (40 a 65%), seguidos por tumores do parênquima de pineal (17%) e astrocitomas (15%).

O sexo masculino é mais acometido que o feminino (75 *versus* 25%), exceto quando o tumor é de localização suprasselar, situação em que o sexo feminino é mais acometido[1].

Os TCG de SNC podem obstruir o terceiro ventrículo, causando hidrocefalia e cefaleia. Podem ocorrer alterações endocrinológicas, como diabetes insípido e pan-hipopituitarismo. Com a compressão do tálamo, podem ocorrer hemiparesia, incoordenação motora e distúrbios visuais. Em 1983, Green descreveu uma série de pacientes que tinham como queixa mais frequente a cefaleia. Em três pacientes com tumor suprasselar, foi descrito déficit do campo visual. Nos pacientes com tumor de pineal, a queixa foi de diplopia, paralisia do olhar, vômito e hemiparesia[20].

DIAGNÓSTICO

O diagnóstico de TCG baseia-se no quadro clínico, na presença de marcadores tumorais (AFP e BHCG) e nos exames imagenológicos.

A coleta de marcadores no pré-operatório, além de ser muito importante para o diagnóstico, serve como critério fundamental da resposta ao tratamento nos casos com positividade. Os tumores com elementos do saco vitelínico produzem AFP e os derivados do tecido trofoblático, a BHCG. Os teratomas maduros e os germinomas não secretam AFP ou BHCG (ver Tabela 16.1). Os exames de imagem são direcionados pela localização do tumor primário e devem incluir a avaliação de doença metastática (linfonodos, pulmão, osso e SNC). O diagnóstico de certeza só pode ser feito com o exame anatomopatológico.

TRATAMENTO

O tratamento de um grupo tão heterogêneo de tumores como os TCG depende do tipo histológico, da localização e da ressecabilidade cirúrgica.

A cirurgia é a base do tratamento e pode ser a única modalidade terapêutica em tumores benignos ou mesmo malignos em estágios iniciais. A quimioterapia (QT) é altamente eficaz para TCG e pode ser utilizada antes da cirurgia (QT neoadjuvante) em tumores de grandes proporções ou como complementação do tratamento (QT adjuvante). As combinações quimioterápicas que incluem cisplatina representaram um dos maiores avanços no tratamento dos TCG[21,22]. A superioridade do esquema com cisplatina foi reproduzida em trabalhos com crianças e, em 1986, descrita por Pinkerton et al.[23], entre outros autores, e desde então praticamente todos os grupos cooperativos ou instituições de oncologia pediátrica passaram a utilizar esquemas de poliquimioterapia que incluem a droga. Além da cisplatina, outras drogas utilizadas com frequência são etoposide, ifosfamida, bleomicina, vimblastina e paclitaxel[24]. Apesar dos TCG serem radiossensíveis, a radioterapia tem utilização individualizada, exceto nos TCG de SNC.

Nos casos de tumores recidivados, tem sido utilizado, em algumas situações, o transplante autólogo de medula óssea como terapia de consolidação da remissão em tumores quimiossensíveis[25].

Tratamento dos Tumores Gonadais

Ovário

Atualmente, os tumores de células germinativas malignos primários de ovário (estádios I a IV) possuem excelente sobrevida com ressecção cirúrgica conservadora e protocolo quimioterápico baseado em cisplatina.

Recentemente, dados de estudos com adultos e crianças sugeriram que pacientes com tumores de ovário EI podem ser tratados com cirurgia e observação, e a quimioterapia seria reservada para pacientes com recorrência ou para aquelas cujos marcadores tumorais séricos não normalizam.

Billmire et al.[10] publicaram os resultados do *Intergroup* POG/CCG, que analisou 131 meninas com TCG maligno de ovário. Foram encontrados 41 casos de estádio I, 16 de estádio II, 58 de estádio III e 16 de estádio IV. A sobrevida livre de eventos (SLE) em 6 anos foi de 95% no estádio I, 87,5% no estádio II, 96,6% no estádio III e 86,7% no estádio IV.

Testículo

A abordagem inicial de crianças com tumores testiculares é muito importante, pois uma biópsia transescrotal aumenta o risco de metástases para linfonodos.

A abordagem cirúrgica clássica é a orquiectomia inguinal radical, com excisão em bloco das estruturas do cordão espermático e testículos[1].

A análise de 260 pacientes portadores de TCG de testículo tratados pelo grupo alemão no período de 1982 a 2001 mostrou que o tipo histológico seio endodérmico é o mais frequente (140 pacientes). Em 139 destes, o tratamento foi cirurgia exclusiva e observação posterior – "*watch & wait*"; em 16 (13%), foi necessária quimioterapia posterior (6 a 60 meses após a cirurgia) por recaída tumoral, com 100% de sobrevida. Os pacientes portadores de teratomas maduros (40 pacientes) e imaturos (19 pacientes) foram submetidos a orquiectomia com 100% de cura[26].

Portanto, nos pacientes com estádio I, é recomendado tratamento cirúrgico exclusivo. Naqueles com tumores estádios II, III e IV, recomenda-se cirurgia e quimioterapia com esquemas que contenham cisplatina.

Tratamento dos Tumores Sacrococcígeos

Os neonatos submetidos a ressecção de tumor sacrococcígeo benigno necessitam de acompanhamento clínico rigoroso, além de monitoração do nível sérico de alfafetoproteína. A recorrência desses tumores é vista em 4 a 21% dos casos, e em pelo menos 50% dos casos são tumores de seio endodérmico. A recorrência dos TCG sacrococcígeos está relacionada diretamente com a ressecção cirúrgica incompleta, principalmente nos casos em que o cóccix não foi removido. A ressecção do cóccix é obrigatória. Outros fatores relacionados com a recorrência de tumores sacrais é a presença de teratomas imaturos e componentes de tumores malignos[27-29].

O sacrifício de órgãos vitais não é indicado para ressecção de tumores benignos, e cirurgias mutilantes não devem ser realizadas para tumores malignos sem tratamento prévio. Os TCG sacrococcígeos avançados localmente ou metastáticos se beneficiam com a quimioterapia neoadjuvante e posterior cirurgia com ressecção completa[30].

Tratamento dos Tumores de Mediastino

Os teratomas de mediastino devem ser submetidos à ressecção completa da lesão, porém mesmo nos casos de ressecção incompleta (ruptura da cápsula, enucleação do tumor ou ressecção em mais de um pedaço), a taxa de sobrevida foi alta, permanecendo em rigoroso seguimento pós-operatório. O tratamento dos tumores malignos baseia-se na estratégia terapêutica de QT combinada com cisplatina pré-operatória, seguida de ressecção cirúrgica. A intervenção cirúrgica é indispensável para avaliar a resposta ao tratamento e a indicação de QT pós-operatória na persistência de elementos malignos, bem como para ressecção de tumores refratários[31]. A abordagem desses tumores frequentemente torna-se difícil por causa do crescimento da lesão em continuidade com o timo e da aderência à pleura, pericárdio e grandes vasos.

A sobrevida global de pacientes tratados com QT neoadjuvante em regimes com cisplatina mostra taxas de 60 a 88%, demonstrando que os tumores germinativos mediastinais apresentam prognóstico favorável e não diferem dos tumores em outros locais[16,32].

Tratamento dos Tumores Abdominais

A cirurgia é o tratamento de escolha para os TCG abdominais. Apesar de a maioria dos tumores serem benignos, recomenda-se biópsia e análise dos marcadores quando a cirurgia não for possível, em decorrência do alto risco de complicações intraoperatórias. Nos casos malignos, irressecáveis ao diagnóstico, a QT neoadjuvante pode facilitar a ressecção cirúrgica no segundo tempo[33].

Meninos com tumores primários de retroperitônio devem ser submetidos a um exame físico minucioso dos testículos e ultrassonografia escrotal, para descartar o sítio primário testicular.

Tratamento dos Tumores de Sistema Nervoso Central

A abordagem inicial dos TCG de SNC deve incluir a ressecção cirúrgica ou biópsia em caso de tumores não ressecáveis.

É necessária a avaliação com exames de imagem (RM) de coluna total pelo risco de disseminação da doença, além de coleta de marcadores no líquor. Classicamente, os germinomas localizados têm excelente prognóstico e eram tratados apenas com radioterapia. Os estudos atuais evidenciam a importância do tratamento quimioterápico adicional, sobretudo para os germinomas sem possibilidade de ressecção completa e para as demais variantes histológicas.

Na série reportada por Sawamura et al.[34] no Japão, foram tratados 111 pacientes com mediana de idade de 14 anos. A média de acompanhamento foi de 86 meses; a probabilidade de sobrevida em 5 anos foi de 96% para os germinomas puros, 100% para os teratomas maduros, 67% para os teratomas imaturos e 69% para os teratomas imaturos mistos com componente germinomatoso. Para os tumores com componente maligno (carcinoma embrionário e tumor de seio endodérmico), a probabilidade de sobrevida em 5 anos foi de 38%.

EXPERIÊNCIA BRASILEIRA COM TUMORES DE CÉLULAS GERMINATIVAS

Desde maio de 1991 os pacientes no Brasil têm a oportunidade de serem tratados com um mesmo protocolo cooperativo, o que permite a uniformização de condutas terapêuticas.

O primeiro protocolo (TCG 91), que permaneceu ativo de maio de 1991 a maio de 1999, incluiu 115 pacientes de 15 instituições. O tratamento quimioterápico, quando necessário, era feito com duas drogas, cisplatina e etoposide, e, nos casos mais graves, com adição de ifosfamida. Os resultados de sobrevida foram comparáveis aos da literatura.

O segundo estudo (TCG 99) foi iniciado em maio de 1999 e concluído em maio de 2009; incluiu 534 pacientes provenientes de 40 instituições brasileiras, o que reflete um comprometimento maior de todos os envolvidos no tratamento dessa doença, permitindo maiores índices de cura com o menor risco possível de sequelas e complicações. Os pacientes eram divididos em baixo risco com tratamento apenas cirúrgico, risco intermediário com cirurgia e quimioterapia com cisplatina e etoposide e alto risco, para os quais havia adição de ifosfamida ao esquema quimioterápico[35,36].

O protocolo atual, TCG-2008, foi iniciado em maio de 2009. Ele mantém a mesma estratégia de tratar com cisplatina e etoposide os casos considerados de risco intermédio e incluir ifosfamida nos casos de alto risco. Até o momento, já foram registrados cerca de 100 pacientes. O número de casos com doença avançada ainda é muito alto, mostrando que no Brasil os pacientes continuam chegando tardiamente aos serviços de oncologia pediátrica.

CONCLUSÕES

Os TCG representam um grupo heterogêneo de tumores, e as condutas terapêuticas precisam ser individualizadas. Desde a introdução de esquemas quimioterápicos que contêm cisplatina, o prognóstico para a maioria dos pacientes é excelente.

Hoje em dia, o maior desafio para os oncologistas e cirurgiões pediátricos é conseguir altas taxas de cura com o menor índice de efeitos colaterais do tratamento e preservação da fertilidade.

REFERÊNCIAS BIBLIOGRÁFICAS

1. Cushing B, Perlman E, Marina NM, Castleberry RP. Germ cell tumors. In: Pizzo PA, Poplack DG (eds.). Principles and practice of pediatric oncology. 5th ed. Philadelphia: Lippincott Willians & Wilkins; 2006. p.1116-38.
2. Schneider DT, Calaminus G, Koch S, Teske C, Schmidt P, Haas RJ, et al. Epidemiologic analysis of 1,442 children and adolescents registered in the German germ cell tumor protocols. Pediatr Blood Cancer. 2004;42(2):169-75.
3. Hawkins E, Issacs H, Cushing B, Rogers P. Occult malignancy in neonatal sacrococcygeal teratomas: a report from a Combined Pediatric Oncology Group and Children's Cancer Group study. Am J Pediatr Hematol Oncol. 1993;15(4):406-9.
4. Abelev GI. Alpha-fetoprotein as a marker of embryo-specific differentiations in normal and tumor tissues. Transplant Rev. 1974;20:3-37.
5. Ortega JA, Siegel SE. Biological markers in pediatric cancer. In: Pizzo A, Poplack D (eds.). Principles and practice of pediatric oncology. Philadelphia: J.B. Lippincott; 1989. p.149-62.
6. Schneider DT, Calaminus G, Göbel U. Diagnostic value of alpha 1-fetoprotein and beta-human chorionic gonadotropin in infancy and childhood. Pediatr Hematol Oncol. 2001;18(1):11-26.
7. Brodeur GM, Howarth CB, Pratt CB, Caces J, Hustu HO. Malignant germ cell tumors in 57 children and adolescents. Cancer. 1981;48(8):1890-8.
8. Flamant F, Schwartz L, Delons E, Caillaud JM, Hartmann O, Lemerle J. Nonseminomatous malignant germ cell tumors in children: multidrug therapy in Stages III and IV. Cancer. 1984;54(10):1687-91.
9. Davidoff AM, Hebra A, Bunin N, Shochat SJ, Schnaufer L. Endodermal sinus tumor in children. J Pediatr Surg. 1996;31(8):1075-79.
10. Billmire D, Vinocur C, Rescorla F, Cushing B, London W, Schlatter M, et al. Children's Oncology Group (COG). Outcome and stading evaluation in malignant germ cell tumors of the ovary in children and adolescents: an Intergroup Study. J Pediatr Surg. 2004;39(3):424-9.
11. Deborah F, Billmire MD. Malignant germ cell tumors in childhood. Semin Pediatr Surg. 2006;15(1):30-6.
12. Norris HJ, Zirkin HJ, Benson WL. Immature (malignant) teratoma of the ovary: a clinical and pathologic study of 58 cases. Cancer. 1976;37(5):2359-72.
13. de Backer A, Madern GC, Oosterhuis JW, Hakvoort-Cammel FG, Hazebroek FW. Ovarian germ cell tumors in children: a clinical study of 66 patients. Pediatr Blood Cancer. 2006c;46(4):459-64.
14. Göbel U, Schneider DT, Calaminus G, Haas RJ, Schmidt P, Harms D. Germ-cell tumors in childhood and adolescence. Ann Oncol. 2000;11(3):263-71.
15. Altman RP, Randolph JG, Lilly JR. Sacrococcygeal teratoma: American Academy of Pediatrics surgical section survey-1973. J Pediatr Surg. 1974;9(3):389-98.
16. Schneider DT, Calaminus G, Reinhard H, Gutjahr P, Kremens B, Harms D, et al. Primary mediastinal germ cell tumors in children and adolescents: results of the German Cooperative Protocols MAKEI 83/86, 89, and 96. J Clin Oncol. 2000;18(6):832-9.
17. Billmire D, Vinocur C, Rescorla F, Colombani P, Cushing B, Hawkins E, et al. Malignant mediastinal germ cell tumors: an Intergroup Study. J Pediatr Surg. 2001;36(1):18-24.

18. Gatcombe HG, Assiskis V, Kooky D, Johnstone PA. Primary retroperitoneal teratomas: a review of the literature. J Surg Oncol. 2004;86(2):107-13.

19. Kretschmar CS. Germ cell tumors of the brain in children: a review of current literature and new advances in therapy. Cancer Invest. 1997;15(2):187-98.

20. Green DM. The diagnosis and treatment of yolk sac tumors in infant and children. Cancer Treat Rev. 1983;10(4):265-88.

21. Einhorn LH, Donohue JP. Combination chemotherapy with Cis-Diamminedichloroplatinum, Vimblastina e Bleomycin in disseminated testicular cancer. Ann Intern Med. 1977;87(3):293-8.

22. Einhorn LH. Testicular cancer: a model for a curable neoplasm. Cancer Res. 1981;41(9Pt1):3275-80.

23. Pinkerton CR, Pritchard J, Spitz L. High complete response rate in children with advanced germ cell tumors using Cisplatin containing combination chemotherapy. J Clin Oncol. 1986;4(2):194-9.

24. Cushing B, Giller R, Cullen JW, Marina NM, Lauer SJ, Olson TA, et al. Randomized comparison of combination chemotherapy with etoposide, bleomycin, and either high-dose or standard-dose cisplatin in children and adolescents with high-risk malignant germ cell tumors: a pediatric intergroup study-Pediatric Oncology Group 9049 and Children's Cancer Group 8882. J Clin Oncol. 2004;22(13):2691-700.

25. Siegert W, Beyer J, Strohscheer I, Baurmann H, Oettle H, Zingsem J, et al. High-dose treatment with Carboplatin, etoposide and Ifosfamide followed by autologous stem-cell transplantation in relapsed or refractory germ cell cancer: a phase I/II study – The German Testicular Cancer Cooperative Study Group. J Clin Oncol. 1994;12(11):2277-83.

26. Schimidt P, Haas RJ, Göbel U, Calaminus G. Results of the german studies (MAHO) for treatment of testicular germ cell tumors in children – an update. Klin Padiatr. 2002;214(4):167-72.

27. de Backer A, Madern GC, Hakvoort-Cammel FG, Haentjens P, Oosterhuis JW, Hazebroek FW. Study of the factors associated with recurrence in children with sacrococcygeal teratoma. J Pediatr Surg. 2006;41(1):173-81.

28. Derikx JP, De Backer A, van de Schoot L, Aronson DC, de Langen ZJ, van den Hoonaard TL, et al. Factors associated with recurrence and metastasis in sacrococcygeal teratoma. Br J Surg. 2006;93(12):1543-8.

29. Gabra HO, Jesudason EC, Mcdowell HP, Pizer BL, Losty PD. Sacrococcygeal teratoma – a 25 year experience in a UK regional center. J Pediatr Surg. 2006;41(9):1513-6.

30. Göbel U, Schneider DT, Calaminus G, Jürgens H, Spaar HJ, Sternschulte W, et al. Multimodal treatment of malignant sacrococcygeal germ cell tumors: a prospective analysis of 66 patients of the German Cooperative Protocols MAKEI 83/86 and 89. J Clin Oncol. 2001;19(7):1943-50.

31. Schneider BP, Kesler KA, Brooks JA, Yiannoutsos C, Einhorn LH. Outcome of patients with residual germ cell or non-germ cell malignancy after resection of primary mediastinal nonseminomatous germ cell cancer. J Clin Oncol. 2004;22(7):1195-200.

32. de Backer A, Madern GC, Hakvoort-Cammel FG, Oosterhuis JW, Hazebroek FW. Mediastinal germ cell tumors: clinical aspects and outcome in 7 children. Eur J Pediatr Surg. 2006;16(5):318-22.

33. de Backer A, Madern GC, Hazebroek FW. Retroperitoneal germ cell tumors: a clinical study of 12 patients. J Pediatr Surg. 2005;40(9):1475-81.

34. Sawamura Y, Ikeda J, Shirato H, Tada M, Abe H. Germ cell tumors of the central nervous system: treatment consideration based on 111 cases and their long-term clinical outcomes. Eur J Cancer. 1998;34(1):104-10.

35. Lopes LF, de Camargo B, Dondonis M, de Araujo RA, Morinaka E. Response to high-dose cisplatin and etoposide in advance germ cell tumors in children: results of the Brazilian Germ Cell Tumor Study. Med Pediatr Oncol. 1995;25(5):396-9.

36. Lopes LF, Macedo CR, Pontes EM, Dos Santos Aguiar S, Mastellaro MJ, Melaragno R, et al. Cisplatin and etoposide in childhood germ cell tumor: Brazilian Pediatric Oncology Society Protocol GCT-91. J Clin Oncol. 2009;27(8):1297-303.

Roberto Augusto Plaza Teixeira
Karisa Martins de Oliveira
Alessandra Araujo Gomes

Após ler este capítulo, você estará apto a:

1. Definir as principais características clínicas da histiocitose de Langerhans na infância.

2. Compreender os principais mecanismos etiopatogênicos propostos para essa doença.

3. Solicitar e interpretar os principais exames para o correto diagnóstico e seguimento que norteiam as bases do tratamento da histiocitose.

INTRODUÇÃO

A histiocitose de células de Langerhans (HCL) é classificada como uma doença histiocítica caracterizada por uma proliferação clonal de células patológicas com as características de células de Langerhans (CL), que se acumulam em um único ou múltiplos órgãos[1]. As CL são células dendríticas, derivadas dos monócitos produzidos na medula óssea, conhecidas como apresentadoras de antígenos para o linfócito T e que normalmente residem na pele ou nos linfonodos[2].

HISTÓRIA

A CL foi descrita pela primeira vez em 1868 por Paul Langerhans, no Instituto de Patologia de Berlim, como células presentes nas camadas germinativas da epiderme. Porém, somente em 1940, com o conceito de que o histiócito é um macrófago tissular, a concepção da CL como apresentadora de antígeno foi estabelecida[1,2]. Em

1953, ao identificar a presença de histiócitos anormais em três síndromes com características clínicas e patológicas em comum, a doença de Hand-Schuller-Cristian, a doença de Letterer-Siwe e o granuloma eosinofílico, Lichtenstein agrupou-as sob a denominação de histiocitose X. Em 1961, Birbeck et al. descreveram estruturas específicas no citoplasma dessas células por meio da microscopia eletrônica, os grânulos de Birbeck, considerados marcadores morfológicos das CL e fundamentais para o diagnóstico[3]. Em 1973, Nezelof et al. observaram a presença de grânulos de Birbeck em diferentes órgãos acometidos nessas doenças, como osso e pulmão, idênticos aos encontrados na pele, e que seriam manifestações de uma única doença, caracterizada pela proliferação e disseminação de células histiocitárias de Langerhans, levando a uma gradual substituição da nomenclatura de histiocitose X para histiocitose de células de Langerhans[4]. Por fim, com a iniciativa do dr. Giulio D'Angio, em 1985 foi fundada a Sociedade Internacional de Histiocitose, possibilitando grandes avanços no prognóstico e na compreensão dessa rara doença, por meio da cooperação e do estabelecimento de protocolos terapêuticos multi-institucionais em vários países[2].

EPIDEMIOLOGIA

Trata-se de uma doença extremamente rara, cuja incidência anual é de 4 a 5 casos novos por milhão em crianças entre 0 e 14 anos. Acomete igualmente ambos os sexos com pico de incidência entre 1 e 3 anos, e a mediana da idade no momento do diagnóstico varia conforme o tipo de comprometimento da doença, sendo inferior a 1 ano nos casos de comprometimento multissistêmico e entre 6 e 7 anos nos casos de envolvimento de órgãos de forma isolada[5].

ETIOPATOGENIA

Apesar dos grandes avanços no que diz respeito ao progresso na compreensão e no tratamento dessa doença, há ainda muito debate em relação à sua etiopatogenia. Não obstante tratar-se de uma proliferação clonal, há ainda muito questionamento se a HCL é uma doença maligna ou secundária a uma desordem inflamatória em consequência de uma hiperativação das células imunes, decorrentes da interação de células dendríticas apresentadoras de antígenos e linfócitos ativados, com evoluções que variam desde uma remissão espontânea ou um curso favorável até um comprometimento de vários órgãos com uma história rapidamente progressiva e fatal[6].

A característica principal da HCL é o acúmulo das células apresentadoras de antígenos em vários tecidos, muito semelhantes às CL encontradas na epiderme, sugerindo uma relação ontogenética que deu o nome à doença[1,7]. A CL representa o paradigma da célula dendrítica, apresentando marcadores específicos, como o CD1a (Figura 17.1), a caderina-E e, mais recentemente, a langerina (CD 207), uma lectina transmembrar do tipo C[8]. A presença nas CL do antígeno T6 (CD1a) foi demonstrada por Murphy et al. em 1981, sendo posteriormente desenvolvida a técnica de sua identificação por meio do uso do anticorpo monoclonal CD1a (Mab 010) por técnicas imuno-histoquímicas[9,10]. A langerina está envolvida na formação dos grânulos de Birbeck, sendo um receptor de endocitose com efeitos potenciais no processamento e na apresentação de antígenos e podendo ser identificada por técnicas de imuno-histoquímica. Sua positividade é considerada, assim como a presença do CD1a ou dos grânulos de Birbeck à microscopia eletrônica, o melhor padrão no diagnóstico da HCL[11,12].

No entanto, pesquisas recentes postulam que essas células são provenientes de células medulares progenitoras mieloides, que dão origem aos monócitos. Isso é evidenciado pela expressão de marcadores mieloides CD13 e CD33, marcador leucocitário CD45 e moléculas de adesão, como o CD40, o CD44 e a e-caderina[1] (Figura 17.2).

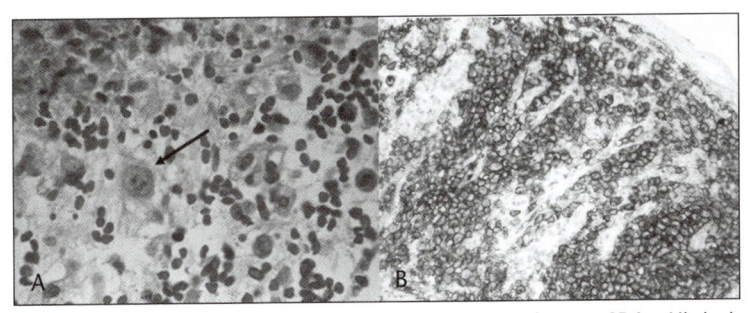

Figura 17.1 Células de Langerhans (A – seta). Positividade para CD1a. Histiocitose em biópsia de pele em paciente com histiocitose de Langerhans por imuno-histoquímica (B). (Ver imagens coloridas no encarte.)

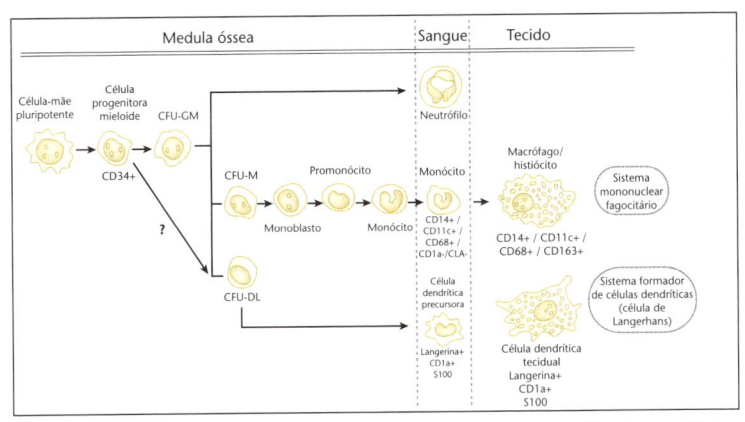

Figura 17.2 Desenvolvimento das células da linhagem monocítica/macrofágica e seus marcadores imunofenotípicos[7]. CFU-GM: unidade formadora de colônias granulocíticas/fagocitárias; CFU-M: unidade formadora de colônias macrofágicas; CFU-DL: unidade formadora de colônias dendríticas.

Os argumentos a favor de se tratar de uma doença neoplásica se baseiam no fato de ser uma doença clonal, com alta expressão de marcadores de proliferação celular como o Ki-67, elevadas expressões de p53 (gene de supressão tumoral), c-myc, H-ras (proto-oncogenes) e Bcl-2 (gene regulador da apoptose), perdas de heterozigose de vários cromossomos (1, 4, 6, 7, 9, 16, 17 e 22) e, finalmente, encurtamento do tamanho do telômero, presente nas fases ativas da doença[1,13,14].

Entretanto, nem todas as condições monoclonais são malignas, e é igualmente possível que a HCL decorra de uma desregulação imune.

Uma hipótese recente sugere que a HCL decorre de uma maior sobrevivência e não de uma proliferação não controlada de CL e que a expansão de linfócitos T reguladores poderia estar associada à impossibilidade de o sistema imunitário eliminar essas células. Uma interação entre as células T e o CD 40, provocando a ativação de ambas as células, leva a uma errática e incontrolável produção de citocinas, incluindo interleucina (IL) 2, IL-4, IL-5, fator de necrose tumoral alfa (TNF-alfa), IL-1-alfa, fator estimulante de colônias de macrófagos e granulócitos (GM-CSF), interferon-y (IFN-y), IL-3, IL-7 e IL-17A, efeito conhecido como "tempestade de citocinas", responsáveis pelo recrutamento de CL progenitoras, sua maturação, bloqueio da apoptose e consequente acúmulo de CL. Além disso, colabora com as sequelas patológicas da doença no osso, como reabsorção, fibrose e necrose. A desregulação da betacatenina, uma coativadora da via transcricional da via E-caderina-Wnt, impossibilitaria as CL de amadurecer[1].

De qualquer maneira, ainda não foi esclarecido se o acúmulo de CL decorre de um defeito intrínseco de suas células progenitoras ou de um estímulo anormal externo.

Por fim, independentemente do evento original primário, um número substancial de moléculas (citocinas e quimiocitocinas), com diferentes propriedades (regulatória, pró-inflamatória, apoptótica e antiapoptótica), está presente nas lesões da HCL e também no plasma desses pacientes, sendo essas moléculas consideradas alvos terapêuticos potenciais para novas possibilidades terapêuticas, como o transplante alogeneico utilizando regimes de condicionamento menos intensos para os casos de doença multissistêmica recidivada ou refratária[6].

MANIFESTAÇÕES CLÍNICAS

Diversos órgãos e sistemas podem estar envolvidos na histiocitose, e a variabilidade de apresentação clínica de acordo com o órgão afetado pode dificultar o diagnóstico. Os locais mais afetados são os ossos e a pele. A principal característica clínica da doença são lesões líticas específicas em ossos, sendo mais comuns em calota craniana, mas podem acometer qualquer osso, inclusive vértebras, ossos pélvicos e ossos longos, porém raramente envolvem os ossos das mãos e pés. Essas lesões geralmente são assintomáticas ou se apresentam como protuberâncias ósseas, mas podem também cursar com dor e edema[15].

A histiocitose pode se apresentar de duas maneiras, com acometimento de apenas um sistema ou de forma mutissistêmica. No primeiro subtipo, que corresponde a cerca de 66% dos casos de histiocitose em crianças, pode-se ter envolvimento ósseo unifocal ou multifocal ou envolvimento apenas de pele, com excelente prognóstico e alta incidência de remissão espontânea (50% em alguns meses)[3]. No subtipo multissistêmico, observa-se o envolvimento de vários órgãos, dos quais os de maior risco são o fígado, o baço e o sistema hematopoiético, podendo evoluir com rápida progressão e morte (Tabela 17.1)[14-18]. A Tabela 17.2 mostra quais são as definições de órgãos de risco.

Tabela 17.1 – Correlação entre a forma de acometimento com a idade ao diagnóstico e a porcentagem de sobrevida global

Subtipo	Idade média (anos)	Sobrevida (%)
Sistema único		
■ Somente osso		
– Osso unifocal	5	100
– Osso multifocal	2 a 5	100
■ Somente pele	0 a adulto	100
Multissistêmica		
■ Alto risco (dois ou mais órgãos, incluindo fígado, baço, pulmão e sistema hematopoiético)	< 2	80
■ Baixo risco (dois ou mais órgãos sem órgãos de risco)	4	99

Tabela 17.2 – Definição de órgãos de risco

Comprometimento hematopoiético (com ou sem comprometimento da medula óssea)*	■ Anemia: hemoglobina < 10 gr/dL, lactantes < 9 gr/dL (não decorrente de outras causas; p.ex., deficiência de ferro) ■ Leucopenia: leucócitos < 4 x 10^9/L ■ Trombocitopenia: plaquetas < 100 x 10^9/L
Comprometimento esplênico	■ Aumento > 2 cm abaixo do rebordo costal na linha medioclavicular esquerda
Comprometimento hepático	■ Aumento > 3 cm abaixo do rebordo costal na linha medioclavicular direita ■ Disfunção hepática (p.ex., hipoproteinemia < 55 gr/L, hipoalbuminemia < 25 gr/L não decorrente de outras causas) e/ou ■ Diagnóstico histopatológico
Comprometimento pulmonar	■ Alterações típicas na tomografia computadorizada de alta resolução e/ou ■ Diagnóstico histopatológico/citológico

* O comprometimento da médula óssea se define pela presença de células CD1a +. O significado clínico e prognóstico da sua presença não está ainda comprovado.

Os sintomas da histiocitose podem incluir otite crônica com envolvimento da mastoide, diabetes insípido (pelo envolvimento da hipófise), exoftalmia (pela presença de granulomas retro-orbitários) e sintomas gerais como febre, perda de peso, hepatoesplenomegalia, linfadenopatia generalizada, anemia e ocasionalmente pancitopenia. As formas sistêmicas e disseminadas de histiocitose são mais comuns em lactentes e crianças menores de 2 anos e costumam apresentar pior evolução. A Tabela 17.3 apresenta as porcentagens de envolvimento dos diversos órgãos[14,15].

Tabela 17.3 – Porcentagem de envolvimento da histiocitose de acordo com o órgão de acometimento[19]

Órgãos envolvidos na histiocitose	Porcentagem de casos
Osso	80%
Pele	60%
Fígado, baço e linfonodos	33%
Medula óssea	30%
Pulmão	25%
Órbita	25%
Oro dentário	20%
Otológico	20%
Sistema nervoso central	
– Diabetes insípido	15%
– Hidrocefalia, paralisia de nervos	< 5%
Trato gastrointestinal	< 5%

Um achado clínico importante é o *rash* eczematoso, normalmente disseminado, inespecífico e presente no couro cabeludo como uma dermatite seborreica, sendo necessária biópsia com microscopia eletrônica e imuno-histoquímica para diagnóstico (Figura 17.3). No período neonatal, o acometimento da pele se apresenta na forma de vesículas[3,14].

O envolvimento do sistema nervoso central (SNC), com infiltração histiocitária de hipotálamo e hipófise, pode causar diabetes insípido[3]. A manifestação mais comum do envolvimento do SNC (5%) é a presença de granulomas, que tendem a ser circunscritos e extrameníngeos e raramente se infiltram no parênquima cerebral adjacente. Pode haver acometimento do cerebelo com ataxia e disartria, sendo visualizadas em ressonância magnética (RNM) lesões hipodensas, compatíveis com desmielinização e gliose[1]. As sequelas do envolvimento do SNC podem ser permanentes e se apresentar como diabetes insípido, pan-hipopituitarismo, disfunção neurocognitiva e doença neurodegenerativa do SNC[3].

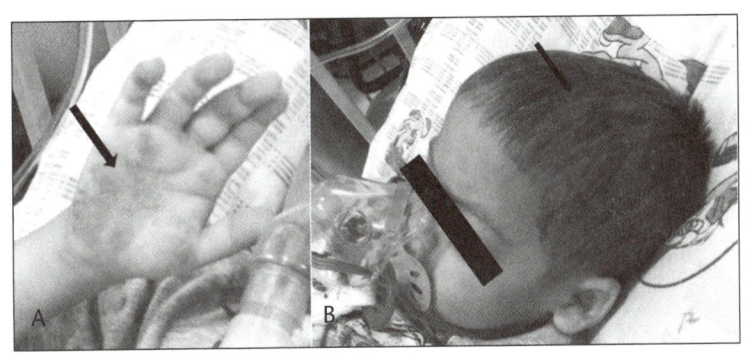

Figura 17.3 Histiocitose com acometimento cutâneo (eczema púrpúrico) na mão (A) e acometimento de couro cabeludo (dermatite seborreica) (B). (Ver imagens coloridas no encarte.)

A evolução da histiocitose varia, porém a maioria dos casos é autolimitada. Os fatores de prognóstico que influenciam nos resultados da doença são a idade ao diagnóstico e o grau de envolvimento dos órgãos. Crianças com menos de 2 anos ao diagnóstico apresentam maior mortalidade. Da mesma forma, pacientes que apresentam disfunção orgânica em órgãos de risco (pulmão, fígado, baço e medula óssea) têm pior prognóstico, e o acometimento de múltiplos órgãos apresenta efeito aditivo negativo na sobrevida; sendo assim, o envolvimento de quatro ou mais órgãos apresenta evolução ruim[14,15]. Apenas 15% dos casos de histiocitose se enquadram nessa categoria mais grave[15]. Quando os pacientes possuem doença disseminada, mas sem envolvimento de um órgão de risco, apresentam boa sobrevida com mínima terapia[14].

O envolvimento pulmonar na histiocitose é raro em crianças e se caracteriza por uma doença pulmonar intersticial, que geralmente é assintomática, mas pode se apresentar com tosse seca, dispneia aos esforços e sintomas gerais, como perda de peso, febre e suor noturno[1,2,14].

A disfunção orgânica dos órgãos de risco presente na doença sistêmica pode resultar em citopenias (pelo envolvimento da medula óssea). Nesse caso, o prognóstico é pior, e também pode apresentar disfunção hepática, hepatoesplenomegalia e infiltração pulmonar[14].

DIAGNÓSTICO

O diagnóstico de HCL inclui a identificação das características clínicas associadas aos estudos histopatológicos e imuno-histoquímicos (Quadro 17.1)[1,18]. Uma história detalhada é importante para verificar sintomas passados e atuais que indiquem o envolvimento de determinado órgão. As investigações são baseadas nos ór-

Quadro 17.1 – Critérios diagnósticos para a histiocitose de células de Langerhans

Diagnóstico definitivo de histiocitose de Langerhans

- Quadro clínico sugestivo mais
- Características morfológicas à microscopia óptica mais
  - a. Grânulos de Birbeck na célula lesional à microscopia eletrônica e/ou
  - b. Reação positiva para o anticorpo CD1a na célula lesional e/ou
  - c. Reação positiva para o anticorpo CD 207 (langerina)

gãos envolvidos com a intenção de estabelecer a extensão da doença e obter material adequado para biópsia[18].

Um diagnóstico presuntivo de HCL pode ser feito por meio de uma clínica compatível associada a achados microscópicos mostrando histiócitos lesionais com fenótipo de CL com um número variável de macrófagos, linfócitos-T, eosinófilos e células gigantes multinucleadas. Alguns marcadores imuno-histoquímicos podem estar presentes nas CL, como a proteína S-100, a alfa-d-manosidade e a lecitina, o CD 68 (em 30% dos casos) e a lecitina de amendoim. Porém, o diagnóstico definitivo requer a presença dos grânulos de Birbeck à microscopia eletrônica e/ou mais facilmente por meio da positividade das CL para os marcadores imuno-histoquímicos CD1a e/ou langerina (CD 207), que é um anticorpo monoclonal dirigido contra uma proteína transmembrana associada aos grânulos de Birbeck, sempre no contexto de um quadro clínico sugestivo[18].

Osso

Os achados de imagem óssea da HCL são variáveis, podendo se manifestar com qualquer aparência radiográfica. O método inicial é a radiografia simples de esqueleto, e a lesão mais característica é lítica, com margens bem ou mal definidas e destruição óssea, geralmente central, nos ossos planos ou na região diafisária dos ossos longos (Figuras 17.4 a 17.6). A tomografia computadorizada (TC) é útil, principalmente nas lesões ósseas localizadas em região de anatomia complexa, como mastoide, articulação atlantoaxial e elementos posteriores dos corpos vertebrais (Figura 17.7). A RNM possui alta sensibilidade e é útil para determinar edema da medula e extensão do envolvimento de partes moles[20,21].

Pele

A apresentação mais comum é um eczema semelhante à dermatite seborreica, que pode ou não ser purpúrico. Outras manifestações cutâneas incluem pápulas, vesículas, placas crostosas, nódulos e nódulos purpúricos. Nesses pacientes, a biópsia de pele é um meio rápido e seguro de confirmar o diagnóstico[1,6,14,18].

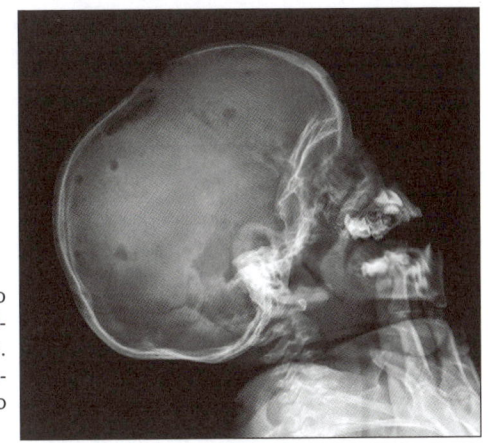

Figura 17.4 Histiocitose com comprometimento de calota craniana. Nota-se a presença de múltiplas lesões líticas de contornos bem definidos. (Imagem gentilmente cedida pelo Serviço de Radiologia do Departamento de Pediatria do ICr do HC-FMUSP – Dra. Luciana Panizza.)

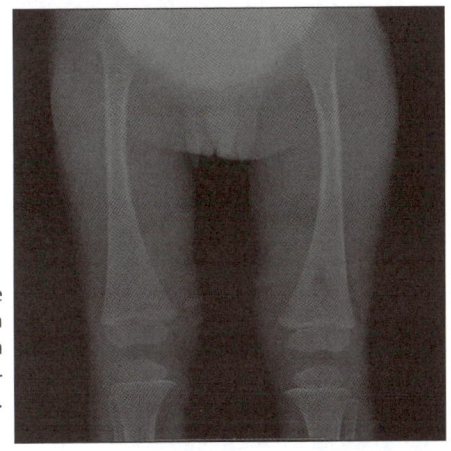

Figura 17.5 Histiocitose com comprometimento de fêmur E. Nota-se a presença de lesão lítica única, em terço distal, de contorno bem definido. (Imagem gentilmente cedida pelo Serviço de Radiologia do Departamento de Pediatria do ICr do HC-FMUSP – Dra. Luciana Panizza.)

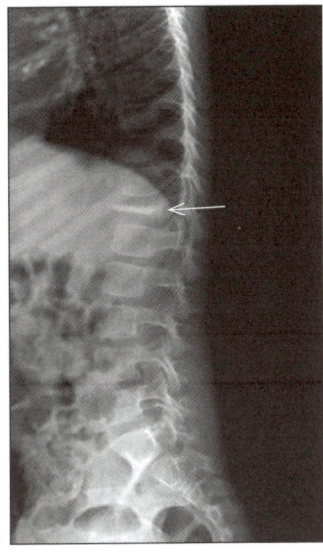

Figura 17.6 Histiocitose com comprometimento de corpo vertebral, observando-se o achatamento de vértebra dorsal baixa (seta). (Imagem gentilmente cedida pelo Serviço de Radiologia do Departamento de Pediatria do ICr do HC-FMUSP – Dra. Luciana Panizza.)

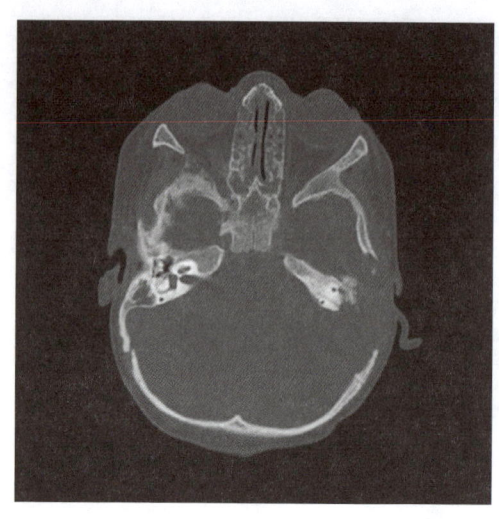

Figura 17.7 Histiocitose com comprometimento da mastoide esquerda, apresentando extensa lesão lítica e material com componente de partes moles. (Imagem gentilmente cedida pelo Serviço de Radiologia do Departamento de Pediatria do ICr do HC-FMUSP – Dra. Luciana Panizza.)

Gânglios Linfáticos

O envolvimento dos linfonodos é geralmente observado na cadeia cervical e pode atingir tamanho enorme, com compressão local e comprometimento das vias aéreas. Quando o envolvimento é isolado, a biópsia é indicada para o diagnóstico diferencial, que inclui linfadenopatia reacional, adenite e linfoma[14].

Região Hipotálamo-Hipofisária

O método de escolha para avaliar o hipotálamo e a hipófise é a RNM. As características incluem espessamento da haste hipofisária, que é mais bem visualizada nos cortes coronal ou sagital. A haste espessada aumenta após contraste. Além disso, há perda de sinal luminoso visto na hipófise posterior em T1. O diagnóstico diferencial inclui tumores de células germinativas e doenças granulomatosas[4]. Além dos exames de imagem, nas crianças com sinais de diabetes insípido, pode-se fazer teste de privação de água e, naquelas com déficit de crescimento, avaliação de idade óssea e hormônio de crescimento. Este último pode estar deficiente em menos de 1% dos casos[1,6].

Trato Gastrointestinal

O envolvimento gastrointestinal ocorre em menos de 5% das crianças. Vômitos, diarreia, sangramento e sinais de má absorção, como deficiência de crescimento, podem estar presentes. Com a suspeita clínica, o diagnóstico é feito por meio da biópsia endoscópica[1,14].

Medula Óssea

Citopenias sugerem o envolvimento da medula óssea pela HCL. A análise da medula pode revelar a presença de células CD1a positivas ou mostrar que a citopenia pode ser decorrente da ativação macrofágica ou hemofagocitose secundária[14].

Pulmão

O acometimento pulmonar geralmente é parte da HCL multissistêmica. O envolvimento pulmonar isolado é raro. A investigação inicial é feita com a radiografia de tórax que mostra infiltrado intersticial/sombreamento reticular e, em alguns casos, nódulos. Entretanto, a melhor maneira de avaliação é por meio da TC de tórax de alta resolução, que revela opacidades reticulares ou reticulonodulares, que evoluem para cistos, e, finalmente, aspecto de "favo de mel" (Figura 17.8). Se, após as imagens, ainda houver dúvida no diagnóstico, o lavado broncoalveolar e a biópsia pulmonar podem ser necessários[14,20,21].

Fígado e Baço

O envolvimento desses órgãos é diagnosticado na presença de hepatoesplenomegalia ou alteração de testes de função hepática. As lesões hepáticas são predominantemente periportais, mas pode haver infiltração do ducto biliar evoluindo com um tipo de colangite esclerosante. Para o diagnóstico, é indicada a realização de ultrassonografia, que mostra lesão hipoecoica periportal, TC de abdome, que evidencia e dá detalhes das visceromegalias, e RNM, que revela a distribuição periportal das lesões, dilatação e distorção dos ductos biliares (Figuras 17.9 e 17.10). Nos casos de necessidade de diagnóstico de outras causas de colangite, podem ser indicadas colangiografia e biópsia hepática[14,18].

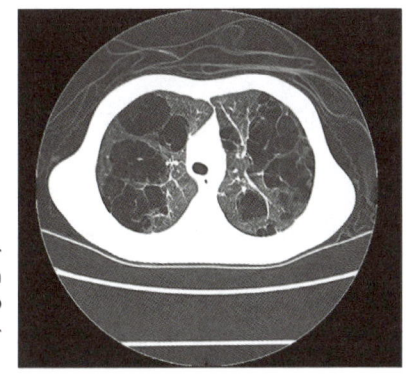

Figura 17.8 Histiocitose com comprometimento pulmonar. Nota-se a presença de múltiplas lesões císticas, com paredes finas. (Imagem gentilmente cedida pelo Serviço de Radiologia do Departamento de Pediatria do ICr do HC-FMUSP – Dra. Luciana Panizza.)

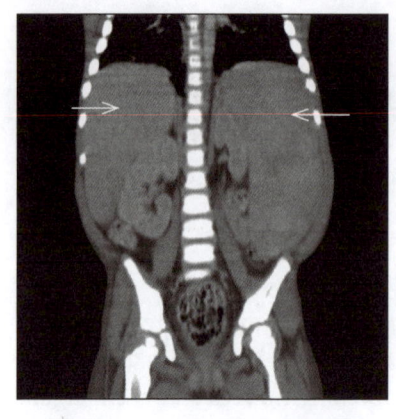

Figura 17.9 Paciente apresentando a forma visceral da histiocitose de células de Langerhans. Reformatação coronal de tomografia do abdome total evidencia importante hepatoesplenomegalia (setas). (Imagem gentilmente cedida pelo Serviço de Radiologia do Departamento de Pediatria do ICr do HC-FMUSP – Dra. Luciana Panizza.)

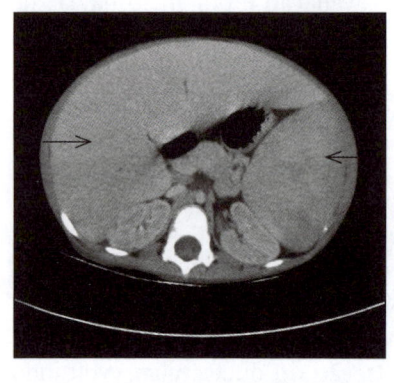

Figura 17.10 Paciente apresentando a forma visceral da histiocitose de células de Langerhans. Corte axial de tomografia do abdome total evidenciando importante hepatoesplenomegalia (setas). (Imagem gentilmente cedida pelo Serviço de Radiologia do Departamento de Pediatria do ICr do HC-FMUSP – Dra. Luciana Panizza.)

TRATAMENTO

O tratamento da HCL é ainda controverso e depende, basicamente, da extensão e da severidade da doença no momento do diagnóstico. Em 1990, o *LCH Study Group* estratificou o tratamento dos pacientes acometidos pela HCL em duas principais categorias denominadas grupos de risco, que foram baseados principalmente nos resultados obtidos pelos principais grupos cooperativos que estudaram profundamente a doença e cujos resultados demonstraram existir uma clara relação entre a extensão da doença e a sua gravidade[22]. Essas duas principais categorias são:

1. Doença em único sistema:
   – Doença em um único sítio: doença de pele isolada, lesão óssea solitária ou doença acometendo apenas um linfonodo.
   – Doença em múltiplos sítios: múltiplas lesões ósseas ou envolvimento múltiplo de linfonodos.
2. Doença envolvendo múltiplos sistemas:
   – Envolvimento de mais de um órgão com ou sem disfunção orgânica.

De acordo com o atual e último estudo da *Histiocyte Society* (LCH III), os pacientes merecedores de terapia sistêmica quimioterápica prolongada são estratificados em três grupos de risco, conforme demonstrado no Quadro 17.2[23-25].

Quadro 17.2 – Classificação dos pacientes com histiocitose de células de Langerhans de acordo com o grupo de risco para finalidades terapêuticas, conforme a *Histiocyte Society* (estudo LCH III)

Grupo 1 – pacientes de risco com doença multissistêmica. Pacientes portadores de HCL multissistêmica com envolvimento de um ou mais dos quatro sabidos órgãos de risco (fígado, baço, pulmões ou sistema hematopoiético)

Grupo 2 – pacientes de baixo risco: portadores de HCL multissistêmica, porém sem envolvimento dos órgãos de risco

Grupo 3 – pacientes com doença em um único sistema, mas com doença óssea multifocal ou envolvimento localizado dos chamados sítios especiais (vértebras ou lesões de risco para o sistema nervoso central, que podem comprometer principalmente a pituitária e levar a diabetes insípido)

HCL: histiocitose de células de Langerhans.

Tratamento da Doença Acometendo um Único Sistema

Lesões de pele

O tratamento das lesões de pele dependem do sítio acometido e da extensão do envolvimento cutâneo. Nos casos leves, o prognóstico costuma ser muito bom, com 50% de chances de regressão dentro de poucos meses. Podem ser usados apenas emolientes ou até corticosteroides tópicos. Os casos de nódulos cutâneos isolados podem ser tratados com biópsia excisional. Já para os casos mais graves, podem ser usadas várias abordagens terapêuticas, como mostarda nitrogenada tópica, tacrolimo, psoralen associado à fotoquimioterapia com raios ultravioleta ou mesmo a combinação de talidomada e interferon[22,23,25].

Deve-se lembrar que pode ocorrer a reativação das lesões, assim como progressão para uma forma mais disseminada; por essa razão, avaliações frequentes para uma melhor monitoração são sempre mandatórias[14]. Nesses casos, uma abordagem quimioterápica mais leve, como a associação de prednisona com vimblastina, ou mesmo o uso prolongado de etoposídeo oral são boas alternativas[6,14,23].

Lesões ósseas

O osso, principalmente do crânio, é o principal órgão isolado acometido pela HCL. Nas lesões unifocais, uma simples curetagem pode fazê-la desaparecer. Algumas lesões assintomáticas podem ser observadas apenas uma vez; é comum apresentarem remissão espontânea. Indicações para tratamento incluem casos de dor, restrição da mobilidade e risco eminente de fratura óssea ou compressão de nervo óptico ou de medula espinal[1,14,25]. Instilação intralesional de esteroides é uma boa opção para os casos de poucas lesões, podendo a radioterapia com doses baixas

(6-8 Gy) ser indicada nos casos de situações emergenciais, como a compressão de nervo óptico, haste hipofisária ou medula espinal[23-25]. O uso de prednisona oral, indometacina e bifosfonatos também pode lograr sucesso, porém reativações podem ocorrer após o término do uso dessas medicações[1,6,22,23]. Existem muitas razões para evitar as reativações, principalmente em razão da possibilidade de problemas, como deformidade óssea ou reativação em localizações críticas com consequências e sequelas graves[14,22,23].

Linfonodos

Quando existe o comprometimento de apenas um linfonodo, uma biópsia excisional com finalidade diagnóstica e terapêutica é suficiente, porém quando há acometimento de muitos linfonodos se faz necessária uma abordagem sistêmica[22,23].

Tratamento de Sítio Especial

A *Histiocyte Society* considera merecedoras de terapia sistêmica as lesões que acometem o crânio e a face, principalmente com comprometimento dos ossos temporal, esfenoidal, etmoidal, zigomático e de órbita com tumor em partes moles se estendendo para a dura-máter e base do crânio, e, que em muitas vezes, provocam proptose, por aumentarem a chance de provocar deformidades, comprimir estruturas cranianas importantes e causar diabetes insípido. O estudo LCH III preconiza, nesses casos e nos de lesões ósseas multifocais, terapia sistêmica por seis meses com prednisona oral e vimblastina intravenosa[25]. É importante lembrar que, uma vez instalado o diabetes insípido, o quadro pode ser irreversível, e o objetivo do tratamento é controlar a doença e evitar sua progressão, com as deficiências hormonais decorrentes ou progressão neurodegenerativa; o uso de cladribina como droga isolada parece ser efetivo[1,22-25]. Nos casos refratários e com relato de muita dor, outra opção é o panidronato[23].

Tratamento da Doença Multissistêmica

Os principais objetivos do tratamento da HCL com envolvimento multissistêmico são reduzir a mortalidade dessas apresentações agressivas e impedir as reativações e as sequelas tardias, muitas vezes definitivas. Os pacientes com essa forma de apresentação se beneficiam com drogas citotóxicas e esteroides, principalmente quando associadas[14]. A *Histiocyte Society* conduziu o seu primeiro estudo em 1991, em que 143 pacientes com doença multissistêmica foram randomizados para receber monoterapia com vinblastina ou etoposídeo. Após seis semanas de tratamento, 53% dos pacientes apresentaram respostas, sem diferença entre os resultados obtidos entre os esquemas monoterápicos, ficando clara a identificação do tempo de resposta ao tratamento inicial como um dos principais fatores de prognóstico para a HCL, uma vez que os pacientes que responderam após seis semanas de tratamento apresentaram 91% de chances de sobrevida global, em contraste com a sobrevida ruim de 34% para os maus respondedores[26]. Como mencionado previamente, esses pacientes são divididos em dois grupos, com abordagens terapêuticas distintas. Porém, ao comparar esses resultados com os dos estudos realizados previamente pelos grupos formados por profissionais da Alemanha, Suíça e Holanda, conhecidos como DAL HX-83 e DAL HX-90, observou-se uma clara superioridade desses estudos em relação ao HCL-I, com índices de resposta superiores e de menor probabilidade de reativação da doença quando era acrescida ao tratamento inicial a prednisona por seis semanas e as duas drogas eram associadas, confirmando assim a importância da realização de uma terapia de manutenção com a associação de drogas com comprovada efetividade contra a HCL, como o uso da 6-mercaptopurina oral e pulsos a cada três semanas de vinblastina, etoposídeo, prednisona e metotrexato, resultando em um tratamento total de um ano e diminuindo a possibilidade de reativação da doença[27].

O LCH II, iniciado em 1996, dividiu os pacientes com doença multissistêmica em grupos de risco para a maior chance de óbito pela gravidade da doença. Os pacientes classificados como de alto risco foram assim chamados por se apresentarem ao diagnóstico com idade inferior a 2 anos e possuírem envolvimento de órgãos como o fígado, baço, pulmões e sistema hematopoiético, e são classicamente conhecidos por uma maior chance de falha terapêutica e merecedores de uma terapia mais intensiva que os pacientes classificados como de risco, que, apesar de apresentação inicial de doença multissistêmica, não apresentam as características definidas para o grupo de alto risco[28]. O estudo comparou se existia diferença entre a adição de etoposídeo ou não ao esquema de tratamento inicial com vimblastina e prednisona, sem diferenças entre esses dois grupos. Nos 170 pacientes pertencentes aos grupos de risco, 113 (66%) foram considerados bons respondedores, em contraste com a resposta superior a 89% dos pacientes de baixo risco[28]. Ficou claro que existia um grupo de 20% de pacientes de alto risco que não poderia ser curado com a utilização de todas essas combinações de drogas.

Por fim, o estudo atual, HCL III, que perdurou ente 2001 e 2007 e está para ser publicado, teve como principal objetivo avaliar o valor da adição do metotrexato ao esquema inicial contendo duas drogas para os pacientes classificados como de risco, todos já com tratamento prolongado para 12 meses, buscando lograr não somente uma maior taxa de resposta como também uma menor chance de reativação da doença, além de comparar se o aumento de 6 para 12 meses de tratamento para os pacientes de baixo risco também poderia ter impacto positivo na menor chance de a doença reaparecer ou provocar sequelas[25].

De acordo com estudos recentes japoneses, taxas significativas de sobrevida global de cinco anos foram conseguidas nesses pacientes, desde que os pacientes classificados como maus respondedores fossem realocados mais precocemente para terapias mais intensivas de tratamento[29].

Tratamento da Doença Refratária ou Recaída

Embora a maioria dos pacientes portadores de HCL responda aos tratamentos quimioterápicos preconizados, o prognóstico para aqueles com doença multissistêmica que se mostrem refratários após dois cursos indutórios é muito ruim, com uma chance potencial de mortalidade próxima a 66%. Nesses casos e naqueles que apresentam recidiva, muitas modalidades terapêuticas têm sido propostas, como a combinação das drogas citarabina, vincristina e prednisolona, entre outras[1].

Os pacientes classificados como de baixo risco e que apresentam doença refratária ou recidiva parecem se beneficiar do uso de ciclos repetidos de cladribina isolada na dose de 5 mg/m^2/dia por cinco dias consecutivos ou de metotrexato em doses intermediárias de 100 a 175 mg/m^2 a cada 14 dias, sem resgate de leucovorin[1,30].

Porém, para os pacientes com doença multissistêmica refratária ou recidivada e com envolvimento de órgãos de risco e cujo prognóstico é sabidamente desfavorável, estudos franceses e japoneses demonstraram que um regime intensivo, semelhante ao preconizado para o tratamento de leucemia mieloide aguda (LMA), utilizando a combinação de cladribina na dose de 9 mg/m^2 e citarabina na dose de 1 g/m^2 por cinco dias, não obstante a sua reconhecida toxicidade, mostraram resultados promissores com remissões completas nesse grupo de pacientes, o que levou a *Histiocyte Society* a conduzir atualmente um estudo prospectivo utilizando essa combinação alentadora nesse grupo de pacientes[31,32].

A clofarabina, um novo análogo das purinas com emprego promissor para as LMA refratárias, também tem se mostrado efetiva como monoterapia nos casos recidivados, mesmo nos refratários à cladribina[1,14,22-24].

Outras estratégias terapêuticas, por exemplo, o uso de inibidores do TNF-alfa como a talidomida ou etanercept, ciclosporina ou interferon-alfa, mostraram respostas anedóticas e erráticas, merecendo estudos prospectivos para conhecer melhor o seu real valor[1,3].

O uso de transplante alogênico utilizando regimes de condicionamento de intensidade reduzida mostrou resultados promissores com resposta em 9/11 pacientes, com uma menor probabilidade de morte relacionada ao transplante de medula óssea (TMO), o que levou a *Histiocyte Society* a conduzir um estudo prospectivo utilizando essa modalidade terapêutica para aqueles com doença multissistêmica refratária e que não responderam à combinação 2CDA/ARAC[33].

CONCLUSÕES

A HCL é uma doença rara, enigmática e com muitas questões não respondidas, sobretudo em relação aos seus mecanismos etiopatogênicos ainda não totalmente compreendidos. Apresenta diferentes formas de manifestação clínica inicial e com evoluções distintas, variando de formas localizadas favoráveis a doenças multissistêmicas extremamente agressivas, em que o prognóstico desfavorável é determinado principalmente pela presença de envolvimento de órgãos de risco (pulmão, medula óssea, baço e fígado) e pela ausência de resposta após seis semanas da instituição do tratamento quimioterápico sistêmico.

REFERÊNCIAS BIBLIOGRÁFICAS

1. Abla O, Egeler RM, Weitzman S. Langerhans cell histiocytosis. Current concepts and treatments. Cancer Treatment Reviews. 2010;36(4):354-9.
2. Schmitz L, Favara BE. Nosology and pathology of Langerhans cell histicytosis. Hematol Oncol Cl North Am. 1998;12(2):221-46.
3. Allen CE, McClaim KL. Langerhans cell histiocytosis. A review of past, current and future therapies. Drugs Today. 2007;43(9):627-43.
4. Nezelof C, Basset F, Rousseau MF. Histicytosis X histogenetic arguments for a Langerhans cell origen. Biomedicine. 1973;18(5):365-71.
5. Salotti JA, Nanduri V, Pearce MS, Parker L, Lynn R, Windebank KP. Incidence and clinical features of Langerhans cell histiocytosis in the UK and Ireland. Arch Dis Child. 2009;94(5):376-80.
6. Windebank K, Nanduri V. Langerhans cell histiocytosis. Arch Dis Child. 2009;94:904-8.
7. Lipton JM, Arceci RJ. Histiocytics disorders. In: Hoffman R, Furie B, Benz Jr EJ, McGlave P, Silberstein LE, Shattil SJ. Hematology: basic principles and practice. 5th ed. Philadelphia: Elsevier Inc; 2005. p.857-72.
8. Braier JL, Goldeberg J, Chantada G, Rosso D. Histiocitosis. 2012;1-56. Disponível em: http://www.cure4kids.org/private/oncochap/ocrev261/Onco-Ch53-Histiocitosis.pdf.
9. Murphy GF, Bhan AK, Sato S, Mihm MC Jr, Harrist TJ. A new immunologic marker for human Langerhans cells. N Engl J Med. 1981;304(13):791-2.
10. Emile JF, Wechsler J, Brousse N, Boulland ML, Cologon R, Fraitag S, et al. Langerhans cell histiocytosis. Definitive diagnosis with the use of monoclonal antibody 010 on routinely paraffin-embedded samples. Am J Surg Pathol. 1995;19(6):636-41.
11. Valladeau J, Duvert-Frances V, Pin J, Dezutter-Dambuyant C, Vincent C, Massacrier C, et al. The monoclonal antibody DCGM4 recognizes Langerin, a protein specific of Langerhans cells, and is rapidly internalized from the cell surface. Eur J Immunol. 1999;29(9):2695-704.
12. Valladeau J, Ravel O, Dezutter-Dambuyant C, Moore K, Kleijmeer M, Liu Y, et al. Langerin, novel C-type lectin specific to Langerhans cells, is an endocytic receptor that induces the formation of Birbeck granules. Immunity. 2000;12(1):71-81.
13. Arico' M, Scappaticci S, Danesino C. The genetics of Langerhans cell histiocytosis. In: Weitzman S, Egeler RM (eds.). Histiocytic disorders of children and adults. Cambridge: Cambridge University Press; 2005. p.83-94.
14. Mcclain KL, Allen CE, Hicks J. The Histiocytoses. In: Pizzo PA, Poplack DG. Principles and practice of pediatric oncology. 6th ed. Philadelphia: Lippincott Williams & Wilkins; 2006. p.703-16.
15. Weitzman S, Egeler RM. Langerhans cell histiocytosis: update for the pediatrician. Curr Opin Pediatr. 2008;20(1):23-9.

16. Ng-Cheng-Hin B, O'Hanlon-Brown C, Alifrangis C, Waxman J. Langerhans cell histiocytosis: old disease new treatment. Q J Med. 2011;104(2):89-96.
17. Egeler RM, Van Halteren AGS, Hogendoorn PCW, Laman JD, Leenen PJM. Langerhans cell histiocytosis: fascinating dynamics of the dendritic cell-macrophage lineage. Immunol Rev. 2010;234(1):213-32.
18. Satter EK, High WA. Langerhans cell histiocytosis: a review of the current recommendations of the Histiocyte Society. Pediatr Dermatol. 2008;25(3):291-5.
19. Callihan TR. The surgical pathology of the differetiated histiocytoses. In: Jaffe ES (ed.). Surgical pathology of the lymph nodes and related organs. Philadelphia: WB Saunders; 1985. p.357.
20. Costa DFF, Siqueira LTB, Bordalo-Rodrigues M. Qual o seu diagnóstico? Radiol Bras. 2008;41:IX-XI.
21. Kilborn TN, Teh J, Goodman TR. Paediatric manifestations of Langerhans cell histiocytosis: a review of the clinical and radiological findings. Clin Radiol. 2003;58(4):269-78.
22. Broadbent V, Gadner H. Current therapy for Langerhans cell histicytosis. Hematol Oncol Clin North Am. 1998;12(2):327-38.
23. Minkov M. Multisystem Langerhans cell histiocytosis in children. Current treatment and future directions. Pediatr Drugs. 2011;13(5):75-86.
24. Oliveira BM, Campos MK, Viana MB. Histiocitose de células de Langerhans. In: Braga JAP, Tone LG, Loggetto SR. Hematologia para o Pediatra. São Paulo: Atheneu; 2007. p.349-62.
25. LCH-III (2nd Version: January 2002). Treatment Protocol of the Third International Study for Langerhans Cell Histiocytosis. p.1-56.
26. Gadner H, Grois N, Arico M, Broadbent V, Ceci A, Jakobson A, et al. A randomized trial of treatment for multisystem Langerhans' cell histiocytosis. J Pediatr. 2001;138(5):728-34.
27. Gadner H, Heitger A, Grois N, Gatterer-Menz I, Ladisch S. Treatment strategy for disseminated Langerhans cell histiocytosis. Med Pediatr Oncol. 1994;23(2):72-80.
28. Gadner H, Grois N, Potschger U, Minkov M, Aricò M, Braier J, et al. Improved outcome in multisystem Langerhans cell histiocytosis is associated with therapy intensification. Blood. 2008;111(5):2556-62.
29. Morimoto A, Ikushima S, Kinugawa N, Ishii E, Kohdera U, Sako M, et al. Improved outcome in the treatment of pediatric multifocal Langerhans cell histiocytosis. Results from the Japan Langerhans Cell Histiocytosis Study Group-96 protocol study. Cancer. 2006;107(3):613-9.
30. Weitzman S, Braier J, Donadieu J, Egeler RM, Grois N, Ladisch S, et al. 2'-Chlorodeoxyadenosine (2-CdA) as salvage therapy for Langerhans cell histiocytosis (LCH). Results of the LCH-S-98 protocol of the Histiocyte Society. Pediatr Blood Cancer. 2009;53(7):1271-6.
31. Bernard F, Thomas C, Bertrand Y. Multi-centre pilot study of 2-chlorodeoxyadenosine and cytosine arabinoside combined chemotherapy in refractory Langerhans cell histiocytosis with haematological dysfunction. Eur J Cancer. 2005;41(17):2682-9.
32. Imamura T, Sato T, Shiota Y, Kanegane H, Kudo K, Nakagawa S, et al. Outcome of pediatric patients with Langerhans cell histiocytosis treated with 2 chlorodeoxyadenosine: a nationwide survey in Japan. Int J Hematol. 2010;91(4):646-51.
33. Steiner M, Matthes-Matin S, Attarbaschi A, Minkov M, Grois N, Unger E, et al. Improved outcome of treatment-resistant high-risk Langerhans cell histiocytosis after allogeneic stem cell transplantation with reduced-intensity conditioning. Bone Marrow Transplant. 2005;36(3):215-25.

Carolina Sgarioni Camargo Vince
Camila Peixoto França Pereira de Souza
Lilian Maria Cristofani

Após ler este capítulo, você estará apto a:

1. Reconhecer os principais tumores raros na faixa etária pediátrica.
2. Adquirir conhecimento básico sobre o diagnóstico e tratamento desses tumores.
3. Reconhecer a apresentação clínica de cada um deles.
4. Compreender os métodos de diagnóstico e os diagnósticos diferenciais da doença.

INTRODUÇÃO

Para facilitar o entendimento, serão descritos neste capítulo os principais tumores raros na infância, respeitando-se o sentido anatômico craniocaudal. Pela sua raridade, há poucos dados disponíveis na literatura, sendo a maioria das informações extraídas da experiência com adultos.

CABEÇA E PESCOÇO

Tumores Orofaríngeos

Os tumores orofaríngeos são raros na faixa etária pediátrica, sendo o mais prevalente o carcinoma nasofaríngeo, que corresponde a 20 a 50% dos diversos tumores malignos desse grupo, mas a menos de 1% da totalidade das neoplasias pediátricas[1,2].

A classificação histopatológica definida pela Organização Mundial de Saúde (OMS) divide esses tumores em três subtipos:

- Tipo I: carcinoma de células escamosas queratinizante, que tem associação com alcoolismo e tabagismo, além de infecção pelo vírus Epstein-Barr (EBV) em áreas endêmicas.
- Tipo II: carcinoma epidermoide não queratinizante.
- Tipo III: também chamado linfoepitelioma, é a forma indiferenciada, sendo o tipo histológico da quase totalidade dos casos pediátricos.

Os adolescentes são os mais acometidos, por volta dos 13 anos de idade, principalmente os do sexo masculino e da etnia negra. Na maioria dos casos, esses tumores originam-se da fossa de Rosenmuller e apresentam-se como uma massa dolorosa na região cervical alta associada à linfonodomegalia locorregional (Figura 18.1). Dependendo da extensão do acometimento, os pacientes podem apresentar hipoacusia, otite serosa, obstrução nasal, epistaxe e disfagia. A invasão do XII e VI pares cranianos pode causar, respectivamente, disfonia e diplopia. A média de evolução dos sintomas é de cinco meses, sendo frequente a disseminação linfática locorregional à ocasião do diagnóstico. Metástase a distância é rara, com predominância para pulmão, ossos, mediastino, medula óssea e vísceras abdominais.

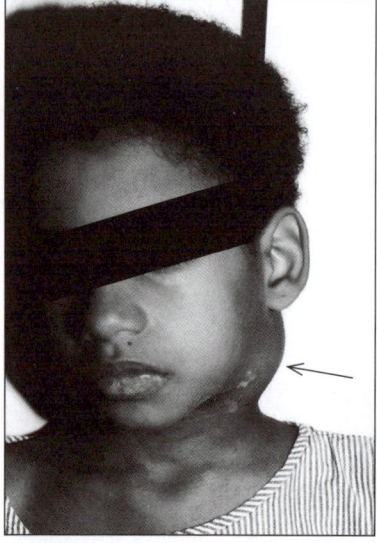

Figura 18.1 Metástase ganglionar cervical em criança com carcinoma de nasofaringe (seta).

O estadiamento desse tumor é feito segundo o TNM, baseado na classificação AJCC, sendo que a maioria das crianças se apresenta com doença avançada ao diagnóstico (estádio III ou IV):

- T1: tumor confinado à nasofaringe.
- T2: tumor invade tecidos moles.
- T2a: tumor se estende à orofaringe e/ou cavidade nasal, sem comprometimento da parafaringe.
- T2b: qualquer tumor com invasão da parafaringe.
- T3: tumor invade estruturas ósseas e/ou seios paranasais.
- T4: comprometimento intracraniano, de nervos cranianos, hipofaringe, órbitas e fossa infratentorial.

A ressonância nuclear magnética do tumor primário é o método diagnóstico de escolha para determinar a extensão tumoral, complementada por tomografia computadorizada de pulmão, cintilografia óssea, ultrassonografia de abdome e mielograma para avaliar a presença de metástases.

O diagnóstico diferencial deve ser feito principalmente com o rabdomiossarcoma e o linfoma não Hodgkin, entre os tumores malignos, e com o angiofibroma, entre os benignos.

A radioterapia é o pilar do tratamento do carcinoma de nasofaringe, podendo ser usada isoladamente nos estádios mais localizados (T1/T2), com sobrevida de 75 a 80%. A ressecção cirúrgica é raramente factível pela localização desse tumor e sua natureza infiltrativa. Já nos pacientes com doença mais avançada, o tratamento radioterápico é precedido por quimioterapia neoadjuvante com cisplatina, metotrexato, ácido folínico e 5-fluorouracil, com sobrevida global de 30 a 40% nesse grupo[3].

Ameloblastoma

O ameloblastoma, também conhecido como adamantinoma, é um dos tumores odontogênicos mais agressivos e comuns na pediatria. Eles originam-se da lâmina dental primitiva ou de cistos odontogênicos, acometendo preferencialmente a mandíbula (Figura 18.2). É mais prevalente na África, com idade média ao diagnóstico de 15,5 anos. Mutações no p53, MDM2 e p14 parecem estar envolvidas na patogênese desse tumor. Apresenta-se como edema na face e ausência de erupção dentária na área afetada, podendo se disseminar para pulmão e linfonodos. O tratamento é cirúrgico, estando reservadas a radioterapia para os casos recorrentes e a quimioterapia com carboplatina e paclitaxel para os metastáticos[3].

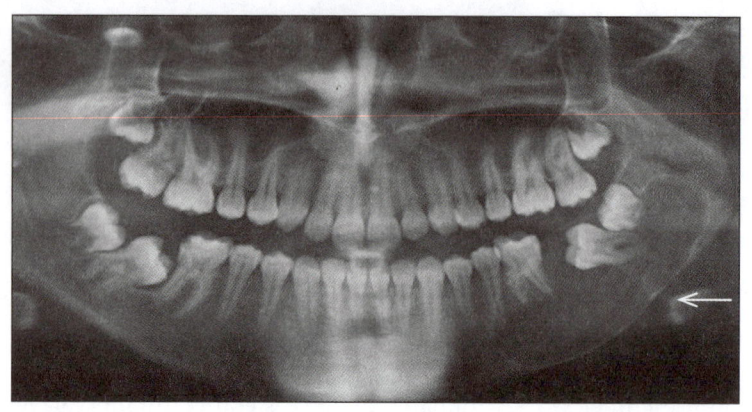

Figura 18.2 Radiografia simples de adolescente mostrando lesão lítica em ramo mandibular esquerdo (seta), decorrente de ameloblastoma. Notar o desaparecimento da raiz do 3º molar.

Tumores das Glândulas Salivares

Os tumores das glândulas salivares se originam da glândula parótida em mais de 80% dos casos, sendo o mais frequente o carcinoma mucoepidermoide. Podem ser primários ou secundários à irradiação prévia. Anormalidades citogenéticas e infecção pelo EBV têm sido descritas. O tratamento de escolha é cirúrgico, complementado por radioterapia quando a ressecção completa não é possível. Quimioterapia com cisplatina é reservada para os casos paliativos ou metastáticos[4].

Carcinoma Laríngeo

O carcinoma laríngeo tem associação com o tabagismo, podendo também ser secundário à radiação prévia ou papilomatose juvenil. Manifesta-se com sintomas de obstrução das vias aéreas superiores, como estridor, disfonia e disfagia. O tratamento é cirúrgico ou radioterápico nos casos localizados, sendo complementado com cisplatina quando há disseminação locorregional[3].

Tumores da Tireoide

Os tumores da glândula tireoide podem ser divididos em adenomas e carcinomas, na maioria das vezes não produtores de hormônios.

Os carcinomas de tireoide são neoplasias malignas, geralmente de boa evolução, principalmente em crianças. Correspondem a 1,5% dos tumores que ocorrem antes dos 15 anos de idade e a 7% dos tumores de cabeça e pescoço na infância. Sua incidência é maior em meninas entre 7 e 12 anos de idade. A radioterapia cervical prévia, mesmo em doses tão baixas quanto 150 cGy, favorece seu aparecimento após cerca de 7 anos da exposição[5,6]. A variedade histológica mais frequente é o carcinoma papilífero (75% dos casos), seguido do folicular (16%) e do misto (6%). A variedade medular é rara, com menos de 3% dos casos, podendo estar associada à neoplasia endócrina múltipla tipo II-a e II-b ou ser de origem familiar[7,8]. O carcinoma anaplásico é extremamente raro[7].

Mais de 50% dos casos apresentam envolvimento de linfonodos cervicais ou mediastinais ao diagnóstico, sem significar um pior prognóstico. O sítio mais comum de metástases é o pulmão, acometendo 20% dos casos, principalmente na variedade papilífera. O tipo folicular pode produzir hormônios T3, T4 ou ambos. O tipo anaplásico é muito agressivo e o medular pode produzir calcitonina.

O quadro clínico mostra um nódulo indolor na topografia da glândula ou nódulos cervicais aumentados de volume, sendo que a combinação de ambos ocorre em 50% dos casos. Geralmente o paciente é eutireoideo.

A cintilografia com I^{125} ou Tc^{99m} mostra nódulos hipocaptantes ou frios. A radiografia simples e a tomografia computadorizada de tórax podem mostrar nódulos pulmonares metastáticos.

O diagnóstico é feito por punção aspirativa ou biópsia de nódulo. O tratamento de escolha é a ressecção cirúrgica do tumor. Apesar da controvérsia, a maioria dos autores recomenda a tireoidectomia total para os tumores bilaterais, que são a maioria nos pacientes pediátricos, e também para os tumores medulares. Recomenda-se também a remoção dos linfonodos cervicais, mesmo que tenham aspecto normal, pois é grande a ocorrência de metástases microscópicas.

O uso pós-cirúrgico de I^{131} terapêutico é indicado pela maioria dos autores, pela alta frequência de doença residual metastática. Mais de 20% das crianças têm metástases pulmonares não detectadas ao diagnóstico.

Terapia supressiva hormonal, visando reduzir o nível de TSH, é recomendada pela maior parte dos autores. A tireoglobulina é secretada em pequenas quantidades pela maioria dos tumores e a análise de seus níveis sanguíneos pode evidenciar a presença do tumor.

O prognóstico é bom, com cerca de 90% de sobrevida livre de doença[5,6].

TÓRAX

Os tumores primários pleuropulmonares são raros na infância e têm apresentação clínica variada e frequente atraso no diagnóstico. Sintomas como tosse persistente, pneumonia de repetição e hemoptise devem ser levados em consideração para o diagnóstico precoce desses tumores, tendo assim impacto no prognóstico desses pacientes[9].

Carcinoma Broncogênico

O carcinoma broncogênico acomete principalmente adolescentes, que se apresentam com tosse, pneumonias de repetição e hemoptise. Metástases em mediastino e a distância são frequentes. Pode também ser secundário à papilomatose juvenil, sendo o indiferenciado e o adenocarcinoma seus subtipos mais comuns. O tratamento é cirúrgico, sempre que possível. Nos casos irressecáveis, quimioterapia e radioterapia podem ser benéficas[10-12].

Timoma

Os timomas são tumores frequentes na 4ª e 5ª décadas de vida, com menos de 10% dos casos acometendo pacientes com idade inferior a 20 anos. É um tumor que se origina das células epiteliais do timo no mediastino anterior, fazendo diagnóstico diferencial principalmente com os linfomas, tumores de células germinativas, tumores carcinoides, carcinomas, timolipomas e lesões metastáticas. Na maioria dos casos, esse tumor é diagnosticado incidentalmente durante exames de imagem do tórax, podendo manifestar-se com tosse, dor torácica, síndrome da veia cava superior e disfagia em uma minoria dos casos. Desordens paraneoplásicas como a *miastenia gravis* são comuns.

Os timomas são tumores de crescimento lento, raramente se disseminando para linfonodos regionais ou a distância. São histologicamente divididos em três grupos: predomínio linfocítico, misto linfoepitelial e predomínio epitelial, esse último mo de pior prognóstico pelo maior potencial de invasão.

O método diagnóstico de escolha é a tomografia computadorizada de tórax, sendo o estadiamento cirúrgico proposto por Masaoka: não invasivos (estádio I), minimamente invasivos (estádio II), extensamente invasivos (estádio III) e metastáticos (estádio IV). A sobrevida global em cinco anos é de 83 a 100% nos pacientes de estádio I, caindo para 46 a 70% nos estádios III ou IV.

O tratamento é cirúrgico, sendo a ressecção completa o melhor fator preditivo de prognóstico. Nos pacientes com doença invasiva, a radioterapia está indicada, mesmo se ressecados, com melhora na sobrevida. A quimioterapia é reservada para pacientes com doença avançada que não responderam à radioterapia ou à corticoterapia. Os agentes mais utilizados são a doxorrubicina e a cisplatina. Ensaios clínicos com octreotide e prednisona têm sido realizados em pacientes com doença refratária, já que esses tumores apresentam alta capacidade de captação desse análogo da somatostatina[9].

Tumores das Glândulas Brônquicas

Esse grupo de tumor é representado principalmente pelo carcinoma mucoepidermoide, pelo tumor carcinoide brônquico e pelo carcinoma cístico de adenoide, este último extremamente raro na faixa etária pediátrica e com maior potencial de invasão locorregional. O carcinoma mucoepidermoide corresponde a 10% das neoplasias pulmonares na criança, sendo histologicamente idêntico ao carcinoma epidermoide das glândulas salivares. Ele se origina das células mucosas da árvore respiratória, sem tendência à disseminação. O tratamento é cirúrgico[13].

Mesotelioma

O mesotelioma maligno ocorre na superfície serosa da pleura, pericárdio, peritôneo e túnica vaginal. Apresenta-se como tumor primário ou secundário e a origem histológica é epitelial, sarcomatosa ou de histologia mista. Assim como nos adultos, a etiologia desses tumores na infância é multifatorial. Radiação, exposição medicamentosa no período pré e pós-natal e fatores genéticos parecem estar envolvidos com a gênese desse tumor, além de fatores ambientais, como exposição a asbesto (mais bem documentado em adultos) e outros metais pesados. A sobrevida média estimada para mesoteliomas primários é de 4 a 18 meses, sendo de pior prognóstico tumores não epiteliais, estado geral comprometido, idade avançada e doença avançada. O tratamento inclui cirurgia, quimioterapia e radioterapia, com sobrevida de apenas 50% para pacientes com estádio I[10-12].

Tumores Cardíacos

A maioria das massas cardíacas corresponde à vegetação ou trombose, sendo rara a etiologia tumoral. Os tumores malignos cardíacos são em sua grande parte secundários, principalmente a câncer de mama, pulmão e melanoma. Entre os primários, apenas 25% são malignos, principalmente sarcomas (90%), com destaque para os angiossarcomas, e linfomas. Os tumores benignos primários incluem mixomas (50%), lipomas e neurofibromas, sendo os mais comuns na criança os rabdomiomas e fibromas. Os sintomas são decorrentes da localização do tumor, podendo ser secundários a alterações de ritmo cardíaco, dilatação de câmaras e disfunção valvar, tamponamento cardíaco e tromboembolismo pulmonar. O tratamento efetivo requer cirurgia, quimioterapia e, em alguns casos, transplante cardíaco[9].

Câncer Esofágico

Carcinoma esofágico ocorre esporadicamente na infância, sendo em mais de 90% dos casos adenocarcinoma ou carcinoma de células escamosas. Manifesta-se com disfagia, perda de peso e dificuldade de deglutição, e, mais raramente, podem aparecer vômitos, tosse, hemoptise e regurgitação, além de dor óssea secundária a metástases. O diagnóstico é feito por exame histológico e a base do tratamento é a ressecção cirúrgica do tumor.

Câncer de Mama

Os tumores de mama em crianças e adolescentes são geralmente benignos, sendo o mais comum o fibroadenoma. Esse tumor costuma acometer meninas após a puberdade e é benigno na sua maioria. O tratamento é cirúrgico.

Os carcinomas são raros nessa faixa etária, acometendo ambos os gêneros igualmente, principalmente quando há parente de primeiro grau com câncer de mama. O gene *BRCA1*, localizado no cromossomo 17, tem sido estudado nos casos familiares, com incidência mais precoce dessa neoplasia em suas portadoras.

Tumores na mama também podem ser secundários a outras neoplasias, como leucemia e rabdomiossarcoma.

ABDOME E PELVE

Câncer Gástrico

Apenas 1 a 3% dos carcinomas gástricos ocorrem em pacientes com menos de 30 anos. Na infância, a maioria dos cânceres gástricos são linfomas ou sarcomas e menos de 5% são carcinomas. Os sintomas são relacionados a desconforto gástrico, podendo ou não estar associados à anorexia e perda de peso. Presença de sangue oculto nas fezes e anemia ferropriva, além de sintomas secundários a doença metastática, são comuns nos carcinomas. A raridade desse tumor na faixa etária pediátrica associada a sintomas inespecíficos acarreta em diagnóstico tardio. O tratamento é cirúrgico, podendo ser combinado à quimioterapia e, mais raramente, à radioterapia[14-16].

Câncer de Pâncreas

Os tumores pancreáticos constituem um grupo heterogêneo de tumores malignos e benignos, que se originam de células endócrinas e exócrinas. Acomete 0,191 crianças entre 0 a 19 anos de idade por milhão de habitantes (*Surveillance, Epidemiology and End Results* – SEER) e trata-se do tumor visceral maligno mais agressivo. O pancreatoblastoma, tumor maligno originário de células-tronco pancreáticas pluripotentes, é a variedade mais comum na infância. Outros tumores descritos na infância são os insulinomas, VIPomas (*vasoactive intestinal polypetpideo-secreting tumor*), tumor sólido pseudopapilar, carcinoma acinar, linfomas, rabdomiossarcomas, teratomas e tumores neuroectodérmicos primitivos. Múltiplas alterações genéticas estão relacionadas ao câncer de pâncreas, incluindo a síndrome de Beckwith-Wiedemann. O tratamento de escolha é a cirurgia, incluindo a pancreatectomia total. Estudos recentes da biologia do tumor permitiram incluir quimioterapia para controle sistêmico da doença com descrição, em algumas séries, do uso de altas doses de quimioterapia com suporte de células-tronco hematopoiéticas, além do uso de agentes antiangiogênicos e inibidores de tirosinoquinase nos tumores irressecáveis[17].

Tumores de Estroma Gastrointestinal

Tumor de estroma gastrointestinal (GIST) é o tumor mesenquimal mais comum do trato gastrointestinal em adultos, porém sua real incidência na faixa etária pediátrica é desconhecida. Alguns estudos estimam que represente 2% de todos os sarcomas não rabdomiossarcomas de partes moles ou 2% de todos os GIST. Acredita-se que se origina de células mesenquimais primitivas relacionadas às células de Cajal, que regulam motilidade e função nervosa autonômica do trato gastrointestinal. Sabe-se que há mutação no proto-oncogene *c-kit* e expressão imuno-histoquímica de CD117 (KIT) e/ou mutação de *PDGR*, porém em crianças são mais comuns outras alterações cromossômicas (p.ex., amplificação do *IGF1R*). Esse grupo de tumores se relaciona a síndromes genéticas, entre as quais a tríade de Carney e a díade de Carney-Stratakis, que estão relacionadas ao aparecimento dessa afecção em pacientes com menos de 19 anos. Os sintomas dependem do tamanho e do local do tumor – dor abdominal, úlceras, hemorragia gastrointestinal, sangramentos, perfuração ou massa abdominal palpável. Cerca de 85% desses tumores originam-se no estômago, e o subtipo histológico mais comum é o epitelioide ou misto (fuso e epitelial). Além disso, na faixa etária pediátrica é comum o envolvimento ganglionar e a evolução lenta e multifocal. A avaliação desses pacientes deve incluir endoscopia digestiva alta e tomografia computadorizada de abdome, além do uso de PET-CT. O tratamento desse tumor em crianças baseia-se na cirurgia com tratamento adjuvante com inibidores de tirosinoquinase. A sobrevida média dos pacientes tratados com esse grupo de medicamentos é de 57 meses[18].

Carcinoma Colorretal

Ocorre mais comumente em países desenvolvidos, o que se associa a fatores ambientais, dietéticos e genéticos. Nas duas primeiras décadas de vida, corresponde a menos de 1% de todos os cânceres nos Estados Unidos. Apesar de raro, o carcinoma de cólon em crianças e adolescentes cursa com prognóstico pior quando comparado ao de adultos, pois o diagnóstico é geralmente tardio e mais de 50% são da variedade adenocarcinoma mucinoso, que tem crescimento rápido e invasivo. Na faixa etária pediátrica, ocorre principalmente no intestino grosso e está menos associado à história familiar de câncer de cólon. Nas crianças, a distribuição é de 2 meninos:1 menina.

Muitos fatores foram associados ao aparecimento de câncer de cólon em pacientes jovens. Sabe-se que 20 a 30% desses tumores se associam a alterações genéticas, porém em apenas 3 a 5% dos casos essas alterações são bem definidas – síndrome Peutz-Jeghers, polipose familiar juvenil, síndrome da polipose hereditária mista, câncer de cólon hereditário não familiar e polipose adenomatosa familiar (mais comum, 90% de penetrância), entre outras, como as síndromes de Turcot, de Oldfield e de Gardner e neurofibromatose (Tabela 18.1)[14,19,20].

Tabela 18.1 – Síndromes de poliposes associadas a carcinoma colorretal

Nome	Descrição
Polipose adenomatosa familiar (FAP)	Mais de 100 pólipos em jovens, adenomas colônicos, adenomas de delgado, polipose gástrica, hipertrofia congênita do epitélio pigmentar da retina, odontomas, osteomas, fibromas, lipomas, cistos epidermoides e tumores desmoides
Síndrome de Gardner	Osteomas, poliposes e múltiplos cistos sebáceos
Síndrome de Turcot	FAP associada a tumores de SNC
Síndrome Muir-Torre	Múltiplas lesões de pele com mais de 100 pólipos adenomatosos
Síndrome polipoide hamartomatosa	
Síndrome Peutz-Jeghers	Numerosos pólipos hamartomatosos no trato gastrointestinal e pigmentação mucocutânea dos lábios, região perioral e mucosa bucal
Polipose juvenil	10 pólipos juvenis, lesão de pele, hamartomas intestinais e anomalias congênitas
Síndrome de Cowden	Hamartomas intestinais e de outros tecidos e anomalias de SNC

SNC: sistema nervoso central.

Fearon e Vogelstein propuseram um modelo de desenvolvimento dessa afecção. Observaram que muitos desses tumores se originavam de adenomas que evoluíam com mutações que promoviam ativação de oncogenes, associados à perda de genes supressores de tumor. Concluíram que mutações em genes supressores de tumor em pacientes com polipose adenomatosa ocorrem precocemente, seguidos por mutação no *Ki-ras* e finalmente seguidos pela perda da sequência de alguns cromossomos, o que culminaria com a transformação maligna do pólipo. Na faixa etária pediátrica, há evidencias de diferentes mecanismos moleculares envolvidos com a gênese desse tumor.

Não há evidencia de que história familiar de câncer aumenta o risco de ocorrência de carcinoma colorretal em menores de 20 anos. A maioria dos membros de famílias com carcinoma colorretal familiar, síndromes de cânceres familiares ou polipose familiar juvenil evolui com esse diagnóstico após a 3ª década de vida[19-21].

O paciente pode se apresentar assintomático ou com sintomas inespecíficos. O primeiro sinal pode ser uma alteração na característica das fezes, com obstipação ou diarreia, e alteração no calibre das fezes. Outros sintomas incluem dor abdominal persistente (90%), vômitos, perda de peso (77%), sangue oculto nas fezes com anemia crônica (60%) e tenesmo. Diante disso, o diagnóstico pode ser retardado em meses e até anos.

A avalição clínica e laboratorial inclui exame clínico minucioso, o qual deve incluir toque retal (tenesmo, sangramento e massa palpável). A avalição das fezes deve ser feita na tentativa da detecção de sangue oculto, assim como exames inespecíficos para avaliação geral do paciente (hemograma completo, função renal, perfil hepático e função hepática). O uso de marcadores tumorais não está bem definido nessa faixa etária (antígeno carcinoembrionário – CEA, CA19-9, IL-6, expressão dos genes *DCC* e *P27*, *P53*, *Ras*, perda de heterozigose do cromossomo 18q, entre outros).

A avaliação imagenológica deve incluir exame endoscópico do cólon e via digestiva alta (risco de tumores sincrônicos), enema opaco, tomografia computadorizada de abdome, pelve e tórax (avalição de metástases hepáticas, ovarianas, pulmonares ou nodais) e, mais recentemente, inclusão do *18 fluorodeoxina-D-glucose positron emission tomography* (FDG-PET), com uso ainda questionável.

Mais de 50% dos carcinomas colorretais na infância são adenocarcinomas mucinosos pouco diferenciados. Aparecem na superfície da mucosa intestinal, usualmente em locais acometidos por pólipos adenomatosos. Pode comprometer a camada muscular, serosa, perfurar a serosa e penetrar a gordura do omento, linfonodos, fígado, ovário e outras alças intestinais, em algumas situações, causando obstrução intestinal. O diagnóstico diferencial deve ser feito com tumor carcinoide, leiomiossarcoma, histiocitoma fibroso maligno e metástases de outros tumores.

Existem alguns sistemas de estadiamento de carcinoma colorretal (Dukes, Astler-Coller modifificado, *Gastrointestinal Tumor Study Group* – GITSG), mas a classificação TNM é a mais comumente utilizada.

O diagnóstico é feito por biópsia do tumor e análise anatomopatológica. O tratamento de escolha é a ressecção cirúrgica completa, com margens livres de pelo menos 5 cm, com ressecção de linfonodos (maior ou igual a 12 linfonodos), que é considerada a única modalidade terapêutica curativa. A hemicolectomia direita está indicada para tumores de cólon ascendente e a colectomia subtotal está indicada para tumores de cólon esquerdo. A ressecção de metástases hepáticas e pulmonares pode ser considerada. Radioterapia neoadjuvante pode ser útil em pacientes com tumor de reto e de retossigmoide. A utilização de imunoterapia e quimioterapia adjuvante (p.ex., 5FU + leucovorin) é discutível. Crianças com alto risco de desenvolver um tumor primário ou com alto risco de recidiva devem ser submetidas à colonoscopia a cada 2 anos[19-21].

Carcinoma Renal

O carcinoma renal corresponde a 2 a 5% dos tumores renais na faixa etária pediátrica, mas apenas 0,5 a 2% de todos os carcinomas renais ocorrem em menores de 21 anos. Na infância, a idade média ao diagnóstico varia de 9 a 15 anos[2,7,14]. Na criança, pode estar associado à síndrome de von Hippel-Lindau, na qual os tumores tendem a ser múltiplos e de manifestação mais precoce[22].

Via de regra, o carcinoma renal é de tamanho menor que o tumor de Wilms. A incidência dos diferentes tipos histológicos é distinta daquela dos adultos. A forma papilar ocorre em 20 a 50% dos casos de crianças, e o restante frequentemente é representado por carcinoma de células claras clássico[7,14]. Translocações cromossômicas são encontradas em 30% dos casos diagnosticados na infância, a maioria envolvendo o cromossomo Xp11.2, resultando em fusões de *TFE3*. Morfologicamente, esses carcinomas se parecem com o tumor de células claras convencional, mas possuem também áreas de arquitetura papilar e agora formam um grupo distinto de carcinoma na mais recente classificação da OMS.

As manifestações clínicas são similares às dos adultos: hematúria macroscópica indolor, dor no flanco e massa palpável. Metástases para pulmões, fígado ou cérebro estão presentes em 20% dos pacientes ao diagnóstico.

O diagnóstico se realiza utilizando métodos de imagem, como a ultrassonografia, inicialmente, e, mais acuradamente, pela tomografia computadorizada, que mostra lesão sólida intrarrenal pouco contrastada com áreas de hemorragia e necrose e às vezes com calcificações[22,23] (Figura 18.3).

O tratamento consiste na remoção cirúrgica completa do tumor. A técnica cirúrgica indicada inclui a retirada do rim (nefrectomia radical) com a gordura perirrenal (fáscia de Gerota) e adrenalectomia, tanto pela via aberta como laparoscópica.

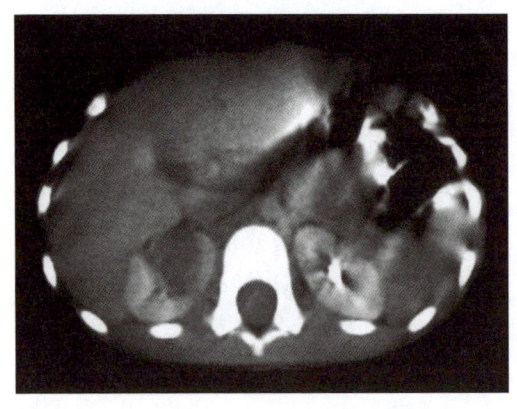

Figura 18.3 Tomografia computadorizada revelando massa renal à direita compatível com carcinoma renal de células claras.

A exérese dos linfonodos está indicada somente para estadiamento. A preservação da adrenal pode ser considerada em casos de tumores de polo inferior. O tumor é resistente à quimioterapia e radioterapia, sendo o tratamento das metástases um desafio. Nos pacientes com doença avançada, novas drogas inibidoras da angiogênese e terapia imune (vacinas, interferon e interleucina 2) são as alternativas, com limitados resultados temporários. Estudos recentes indicam que a sobrevida de crianças com tumores metastáticos em linfonodos é melhor que em adultos (72% *versus* 20%, respectivamente). Tumores metastáticos com a translocação XP11.2 podem responder ao tratamento com alfainterferon. Não há experiência com outros moduladores como sorafenibe ou inibidores de mTOR (everolimus ou tensirolimus) em crianças[22,23].

Recentemente, foi descrita uma variável denominada carcinoma medular renal, que afeta adultos jovens da etnia negra portadores de estigma falciforme. Esse tumor é agressivo, com índices de metástase elevados e taxa de mortalidade próxima a 100%. O carcinoma medular renal é raro e o tratamento consiste em nefrectomia radical, sendo pouco responsivo à quimioterapia e radioterapia.

Carcinoma de Adrenal

Os tumores adrenocorticais são raros em crianças e adolescentes, com incidência em torno de 14 casos novos/ano nos Estados Unidos. Na região Sudeste do Brasil, principalmente em São Paulo, e no Paraná, observa-se incidência 15 vezes maior dessa doença quando comparada a outras regiões do mundo por razões não definidas. O tipo histológico mais comum é o carcinoma de adrenal em 80 a 90% dos casos, tumor esse de natureza muito agressiva, que corresponde a 1,3% de todos os carcinomas e a 0,2% dos casos de câncer na faixa etária pediátrica. Predisposições genéticas familiares ao câncer, como mutações constitucionais no gene p53 (síndrome de Li-Fraumeni) e algumas síndromes genéticas, como a síndrome de Beckwith-Wiedemann, podem estar associadas a essa neoplasia. Na população brasileira, em contrapartida, mutações germinativas pontuais no gene TP53 têm sido identificadas, especialmente nas crianças mais novas, sem aumento na incidência de outras neoplasias entre os pacientes e seus familiares[24,25].

A idade média ao diagnóstico é de três a quatro anos, com aproximadamente cinco meses de intervalo desde o aparecimento dos primeiros sintomas. As meninas são preferencialmente acometidas nos primeiros três anos de vida e na adolescência, sem diferença de sexo entre 4 e 12 anos de idade[26].

Os tumores são funcionais em aproximadamente 90% dos casos, com aumento da produção hormonal, levando a virilização (androgênios), síndrome de Cushing (cortisol), feminização (estrogênios) ou síndrome de Conn (aldosterona). A virilização é a manifestação predominante em crianças, podendo vir isolada ou em combinação a outras síndromes endócrinas (Figura 18.4). Os adolescentes e adultos jovens geralmente apresentam-se com síndrome de Cushing ou tumores não funcionais. Hipertensão é observada em 43% dos pacientes, principalmente naqueles com hipercortisolismo. A causa mais comum é o aumento da produção de glicocorticoides e mineralocorticoides, seguido por compressão da artéria renal e aumento da produção de aldosterona. Independente do mecanismo, há melhora após ressecção tumoral[24-26].

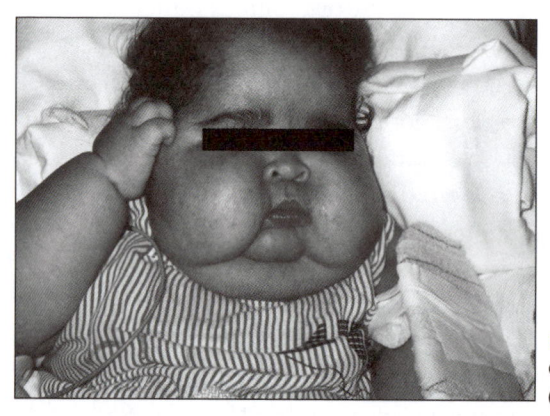

Figura 18.4 Criança com síndrome de Cushing causada por neoplasia de adrenal. (Ver imagem colorida no encarte.)

O diagnóstico é baseado em exames de imagem (TC ou RNM de abdome) mostrando massa em suprarrenal envolta por uma fina pseudocápsula com áreas de calcificação, hemorragia e necrose, associado a aumento da concentração de hormônios adrenocorticais, sendo os mais sensíveis o 17-cetoesteroide urinário (17-KS) e sulfato de dehidroepiandrostenediona plasmático (DHEA-S), que estão aumentados em mais de 90% dos casos. Outros hormônios importantes são o cortisol livre urinário e plasmático, testosterona, androstenediona, 17-hidroxiprogesterona, aldosterona e atividade da renina, marcadores esses bastante úteis durante o seguimento clínico para detecção precoce de recidiva[24].

O estadiamento é cirúrgico, sendo o peso tumoral menor ou igual a 200g o mais importante fator de prognóstico para recaída após a ressecção tumoral completa. Outros fatores prognósticos favoráveis são idade inferior a 4 anos e virilização como manisfetação isolada[25].

Os estádios I e II são ditos localizados, com ressecção tumoral completa e ausência de metástase a distância e compreendem 2/3 dos casos. Já os estádios III e IV são considerados avançados e caracterizam-se por doença residual e/ou presença de metástase, respectivamente. Os sítios mais comuns de metástase são fígado, pulmão, rim e osso.

Sistema de Classificação Modificado[24]:

1. Tumor completamente ressecado, margens negativas, peso tumoral < ou = 200 g, ausência de metástase e normalização dos níveis hormonais após a cirurgia.
2. Tumor completamente ressecado, margens negativas, peso tumoral > 200 g, ausência de metástase e normalização dos níveis hormonais após a cirurgia.
3. Tumor residual ou inoperável ou persistência de níveis hormonais aumentados após a cirurgia.
4. Metástase a distância ao diagnóstico.

Nos estádios localizados, o tratamento é eminentemente cirúrgico, enquanto que nos casos de doença avançada, a quimioterapia adjuvante está indicada com cisplatina, etoposide, doxorrubicina e mitotane. O mitotane age tanto inibindo a síntese de corticosteroides, quanto destruindo as células adrenocorticais. Pelo seu efeito adrenolítico, o paciente deve ser rigorosamente monitorado quanto ao risco de insuficiência adrenal, frequentemente necessitando de reposição de hidrocortisona e fluor-hidrocortisona. A radioterapia raramente é usada.

A taxa de sobrevida global em 5 anos está em torno de 54% no geral, chegando a mais de 90% nos pacientes estádio I e a apenas 10% naqueles estádio IV[24-26].

Carcinoma de Bexiga

O tipo histológico mais frequente é o carcinoma de células transicionais, que pode ser secundário à exposição prolongada à ciclofosfamida. Apresenta-se como hematúria macroscópica e indolor e é tratado da mesma forma que nos adultos.

OUTROS SÍTIOS ANATÔMICOS

Cordoma

Esse tumor origina-se da notocorda remanescente na linha média, envolvendo o osso adjacente, principalmente o cóccix, o sacro e a base do crânio, especialmente o clívus. Pode se disseminar a distância para pulmão, fígado e osso. O diagnóstico diferencial deve ser feito com condrossarcoma mixoide e carcinoma metastático. O tratamento é cirúrgico, complementado por radioterapia após sua ressecção, mas a recorrência local é bastante frequente.

Câncer de Pele

O melanoma é o câncer de pele mais comum na infância, seguido pelo carcinoma de células basais e de células escamosas. O principal fator de risco é a exposição à luz ultravioleta, que exerce seu efeito carcinogênico mediante alterações fotoquímicas no DNA e na imunidade. Pessoas de pele e cabelo claros e olhos azuis são mais suscetíveis, não havendo diferença entre os gêneros. Outros fatores de risco menos relevantes são os carcinogênicos químicos e a radiação ionizante, sendo essa última relacionada ao câncer de pele como segunda neoplasia em crianças com leucemia que irradiavam o sistema nervoso central e nos pacientes com linfoma de Hodgkin que foram submetidos a tratamento radioterápico. Outras condições clínicas associadas são a imunodeficiência e a imunossupressão[24].

Os melanomas podem ser hereditários em até 11% dos casos, com risco estimado 1,7 vezes maior de acometer parentes de primeiro grau de pacientes com melanoma do que a população geral. A síndrome do nevus displásico e o carcinoma gástrico também têm associação com o melanoma familiar.

A maioria das lesões de melanomas é plana à apresentação inicial, com uma coloração variada. Podem demorar anos para crescer no sentido radial, sendo raras as metástases nessa época. Ao passar do tempo, elas passam a crescer no sentido vertical, penetrando nos tecidos mais profundos da pele, quando passam a se disseminar pelas vias linfática e hematogênica. Os sinais de malignização são mudanças na cor, irregularidade nas bordas e na superfície da lesão.

O tratamento do melanoma depende da localização, tamanho, profundidade da invasão e presença de metástases. Nos estágios iniciais, uma excisão ampla é curativa, mas quando há disseminação locorregional, quimioterapia com ciclofosfamida, dactinomicina e vincristina é necessária. Nos casos de metástase a distância, cisplatina e etoposide têm sido usados. Radioterapia é comumente realizada nos carcinomas após cirurgia[24,25].

O enfoque atual baseia-se na prevenção do câncer de pele, evitando a exposição solar nos horários em que a radiação é maior e incentivando o uso de bloqueador/ filtro solar no dia a dia.

Feocromocitoma

Feocromocitoma é uma neoplasia originária das células cromafins derivadas da crista neural, podendo ocorrer na medular adrenal, órgão de Zuckerkandl, gânglios simpáticos e nervos. Apenas 10% dos feocromocitomas ocorrem em crianças[7]. Um terço delas têm múltiplos tumores primários, um quarto têm doença bilateral e 15% apresentam tumores extra-adrenais ou paragangliomas. Cerca de 10 a 20% dos casos são relacionados a doenças hereditárias, como a neoplasia endócrina múltipla tipo 2A, doença de von Hippel-Lindau e neurofibromatose tipo 1.

Geralmente, são tumores pequenos, com menos de 100 g. Raramente são malignos, causando invasão local ou metástases a distância.

Sua principal característica é a excessiva produção de epinefrina e norepinefrina, causando sintomas como hipertensão arterial, cefaleia, vômitos, taquicardia, palpitação, fraqueza e distúrbios visuais. Às vezes, complicações graves, como arritmias ou infarto do miocárdio, podem ocorrer. A epinefrina, a norepinefrina e a cromogranina A geralmente estão elevadas no plasma e seus metabólitos, normetanefrina, metanefrina e VMA estão aumentados na urina, auxiliando o diagnóstico desses tumores. Porém, sua elevação ocorre naqueles pacientes com hipertensão mantida ou nas crises paroxísticas.

Nos pacientes com intervalos assintomáticos, o diagnóstico pode ser difícil. Nesses casos, pode-se recorrer à indução do paroxismo com a injeção de 1 mg de glucagon endovenoso, o que desencadeará a crise hipertensiva na maioria dos casos. A histamina também pode ser utilizada na dose de 25 a 50 mcg. O diagnóstico também pode ser feito com o teste de supressão pela clonidina, um agente agonista alfa-2-adrenérgico, que geralmente falha na inibição de secreção de catecolaminas em pacientes com feocromocitoma.

Feito o diagnóstico, a tomografia computadorizada, a ressonância nuclear magnética e a cintilografia com ^{131}I-MIBG são utilizadas para a localização desses tumores, mesmo quando bem pequenos.

O tratamento do feocromocitoma é cirúrgico. Deve haver um preparo pré-operatório do paciente para redução dos sintomas e controle da pressão arterial, diminuindo os riscos anestésicos e cirúrgicos. Os agentes mais usados são a fentolamina (Regitina®), um alfa-antagonista competitivo; a fenoxibenzamina, um alfa-1-antagonista adrenérgico não competitivo e de longa duração; e o prazosin, um alfa-1-antagonista de curta ação. Recidivas são mais frequentes nos casos de tumores ectópicos e naqueles com baixos níveis plasmáticos de epinefrina[7].

Os pacientes com tumores irressecáveis ou metastáticos podem ter seus sintomas controlados com fenoxibenzamina, e receber tratamento com ^{131}I-MIBG em altas doses ou quimioterapia com vincristina, dacarbazina e ciclofosfamida. As metástases ósseas podem receber radioterapia de alívio. Os resultados são desfavoráveis nos tumores disseminados.

REFERÊNCIAS BIBLIOGRÁFICAS

1. Chow CW, Tabrizi SN, Tiedemann K, Waters KD. Squamous cell carcinomas in children and young adults: a new wave of a very rare tumor? J Pediatr Surg. 2007;42(12):2035-9.
2. Rodriguez-Galindo C, Wofford M, Castleberry RP, Swanson GP, London WB, Fontanesi J, et al. Preradiation chemotherapy with methotrexate, cisplatin, 5-fluorouracil, and leucovorin for pediatric nasopharyngeal carcinoma. Cancer. 2005;103(4):850-7.
3. Pizzo PA, Poplack DG. Principles and practice of pediatric oncology. 4th ed. Philadelphia: Lippincott Williams & Wilkins; 2001.
4. Rutt AL, Hawkshaw MJ, Lurie D, Sataloff RT. Salivary gland cancer in patients younger than 30 years. Ear Nose Throat J. 2011;90(4):174-84.
5. Vaisman F, Corbo R, Vaisman M. Thyroid carcinoma in children and adolescents-systematic review of the literature. J Thyroid Res. 2011;2011:8453-62.

6. O'Gorman CS, Hamilton J, Rachmiel M, Gupta A, Ngan BY, Daneman D. Thyroid cancer in childhood: a retrospective review of childhood course. Thyroid. 2010;20(4):375-80.
7. Almeida MQ, Stratakis CA. Solid tumors associated with multiple endocrine neoplasias. Cancer Genet Cytogenet. 2010;203(1):30-6.
8. Johnson KJ, Carozza SE, Chow EJ, Fox EE, Horel S, McLaughlin CC, et al. Birth characteristics and childhood carcinomas. Br J Cancer. 2011;105(9):1396-401.
9. Newman B. Thoracic neoplasms in children. Radiol Clin North Am. 2011;49(4):633-64.
10. Hullo E, Cotta L, Rabeyrin M, Larroquet M, Plantaz D. Bronchial carcinoid tumors in children. Bull Cancer. 2011;98(6):709-15.
11. McCarville MB. Malignant pulmonary and mediastinal tumors in children: differential diagnoses. Cancer Imaging. 2010;10(Spec no A):S35-41.
12. Yu DC, Grabowski MJ, Kozakewich HP, Perez-Atayde AR, Voss SD, Shamberger RC, et al. Primary lung tumors in children and adolescents: a 90-year experience. J Pediatr Surg. 2010;45(6):1090-5.
13. Roby BB, Drehner D, Sidman JD. Pediatric tracheal and endobronchial tumors: an institutional experience. Arch Otolaryngol Head Neck Surg. 2011;137(9):925-9.
14. Alkhouri N, Franciosi JP, Mamula P. Familial adenomatous polyposis in children and adolescents. J Pediatr Gastroenterol Nutr. 2010;51(6):727-32.
15. Ladd AP, Grosfeld JL. Gastrointestinal tumors in children and adolescents. Semin Pediatr Surg. 2006;15(1):37-47.
16. Ladino-Torres MF, Strouse PJ. Gastrointestinal tumors in children. Radiol Clin North Am. 2011;49(4):665-77.
17. Yu DC, Kozakewich HP, Perez-Atayde AR, Shamberger RC, Weldon CB. Childhood pancreatic tumors: a single institution experience. J Pediatr Surg. 2009;44(12):2267-72.
18. Benesch M, Wardelmann E, Ferrari A, Brennan B, Verschuur A. Gastrointestinal stromal tumors (GIST) in children and adolescents: a comprehensive review of the current literature. Pediatr Blood Cancer. 2009;53(7):1171-9.
19. Shih HH, Lu CC, Tiao MM, Ko SF, Chuang JH. Adenocarcinoma of the colon in children presenting as abdominal pain: report of two cases. Chang Gung Med J. 2002;25(5):349-54.
20. Herráiz M, Muñoz-Navas M. Recognition and management of hereditary colorectal cancer syndromes. Rev Esp Enferm Dig. 2009;101(2):125-32.
21. Hill DA, Furman WL, Billups CA, Riedley SE, Cain AM, Rao BN, et al. Colorectal carcinoma in childhood and adolescence: a clinicopathologic review. J Clin Oncol. 2007;25(36):5808-14.
22. Spreafico F, Collini P, Terenziani M, Marchianò A, Piva L. Renal cell carcinoma in children and adolescents. Expert Rev Anticancer Ther. 2010;10(12):1967-78.
23. Sausville JE, Hernandez DJ, Argani P, Gearhart JP. Pediatric renal cell carcinoma. J Pediatr Urol. 2009;5(4):308-14.
24. Michalkiewicz E, Sandrini R, Figueiredo B, Miranda ECM, Caran E, Oliveira-Filho AG, et al. Clinical and outcome characteristics of children with adrenocortical tumors: a Report from the International Pediatric Adrenocortical Tumor Registry. J Clin Oncol. 2004;22:838-45.
25. Rodriguez-Galindo C, Figueiredo B, Zambetti GP, Ribeiro RC. Review biology, clinical characteristics, and management of adrenocortical tumors in children. Pediatric Blood Cancer. 2005;45:265-73.
26. Ribeiro RC, Michalkiewicz EL, Figueiredo BC, Lacerda L, Sandrini F, Pianovski MD, et al. Adrenocortical tumors in children. Brazilian Journal of Medical and Biological Research. 2000;33:1225-34.
27. Paradela S, Fonseca E, Prieto VG. Melanoma in children. Arch Pathol Lab Med. 2011;135(3):307-16.
28. Haliasos HC, Zalaudek I, Malvehy J, Lanschuetzer C, Hinter H, Hofmann-Wellenhof R, et al. Dermoscopy of benign and malignant neoplasms in the pediatric population. Semin Cutan Med Surg. 2010;29(4):218-31.

Índice remissivo

Encarte – imagens coloridas

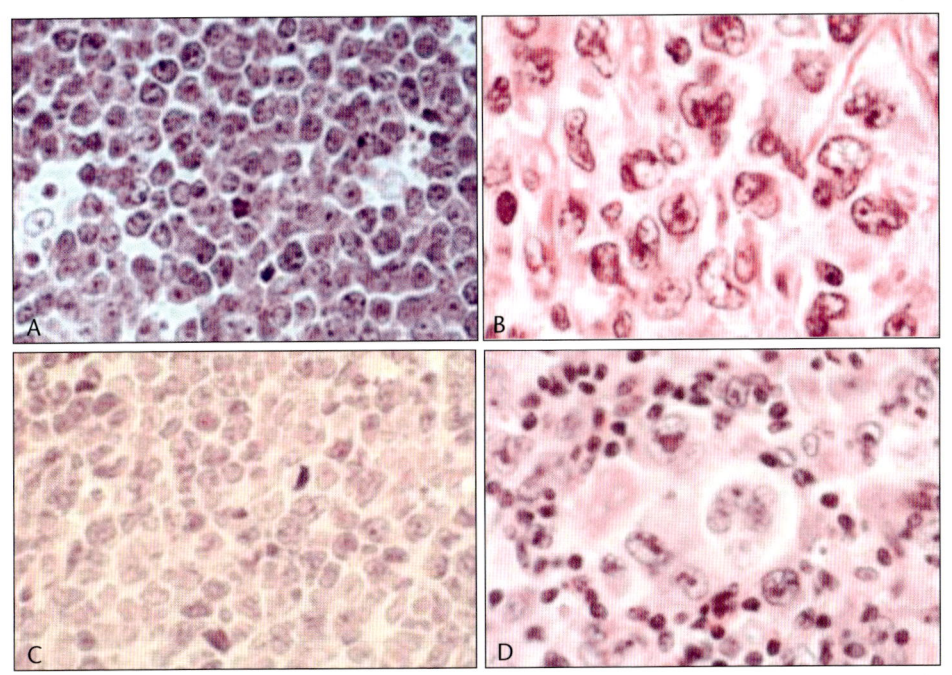

Figura 2.1 A: linfoma de Burkitt; B: linfomas difusos de grandes células B (DLBCL); C: linfoma linfoblástico; D: ALCL.

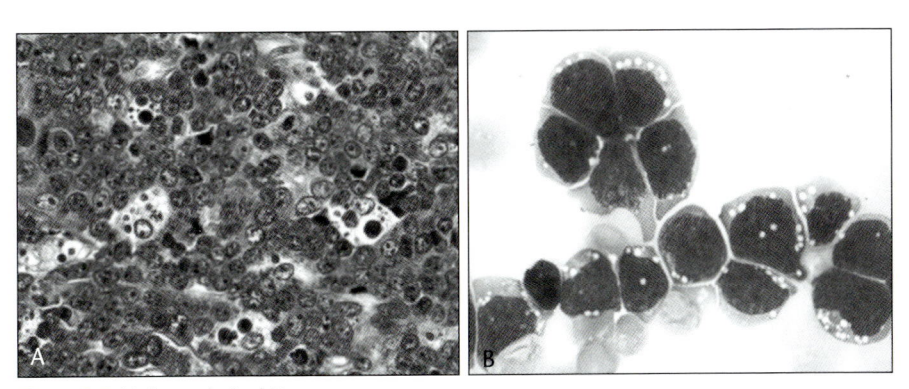

Figura 2.6 Linfoma de Burkitt.

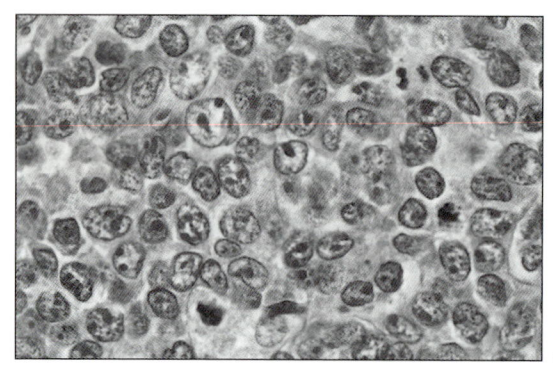

Figura 2.7 Linfomas difusos de grandes células B.

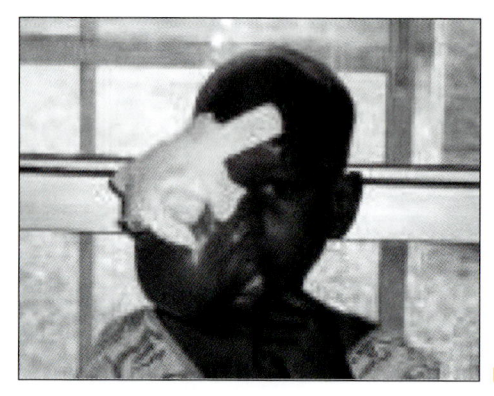

Figura 2.8 Linforma de Burkitt de tipo africano.

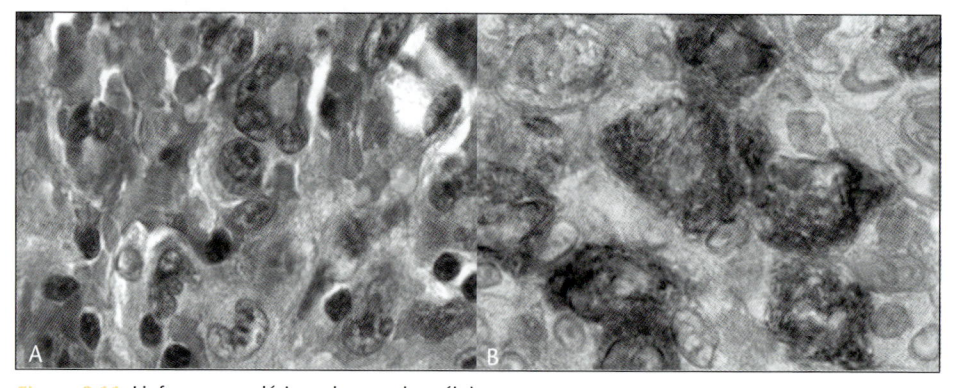

Figura 2.11 Linfomas anaplásicos de grandes células.

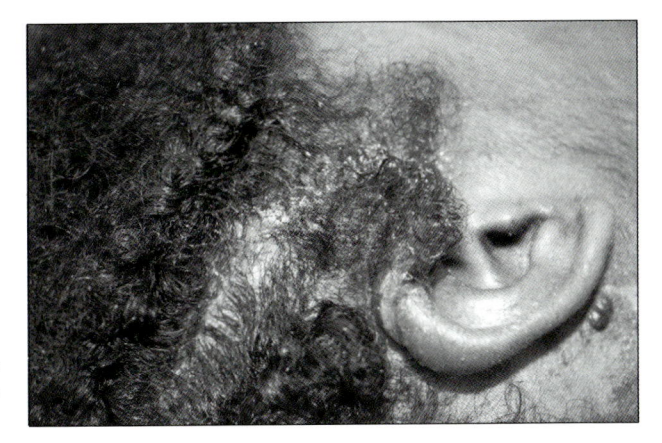

Figura 2.12 Linfomas anaplásicos de grandes células com envolvimento de couro cabeludo.

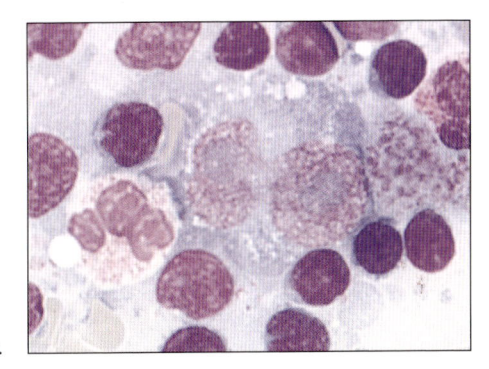

Figura 3.1 Célula de Reed-Sternberg.

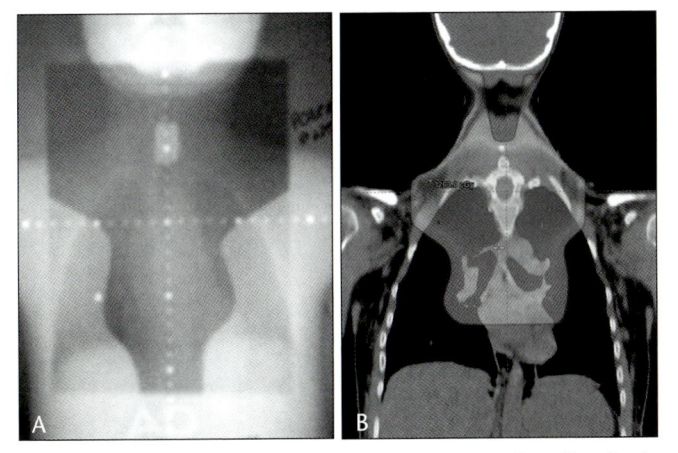

Figura 3.7 Volume irradiado em um paciente segundo a filosofia de campos envolvidos. A apresentação inicial mostrava comprometimento difuso de linfonodos mediastinais, nas fossas supraclaviculares e cervicais médias e altas bilateralmente. Não havia comprometimento de linfonodos axilares ou infradiafragmáticos. A: radiografia de tratamento; B: distribuição de dose mostrando volume recebendo 25 Gy.

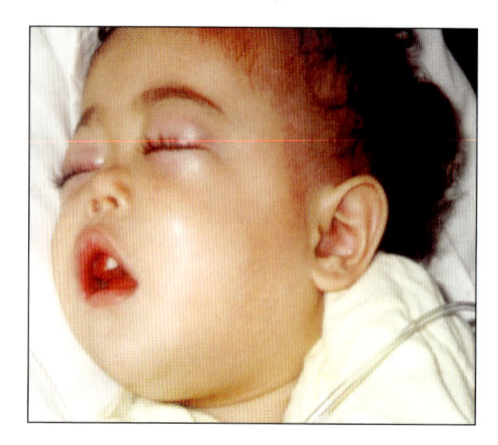

Figura 4.1 Criança portadora de leucemia mieloide aguda com infiltração orbitária bilateral e de gengivas.

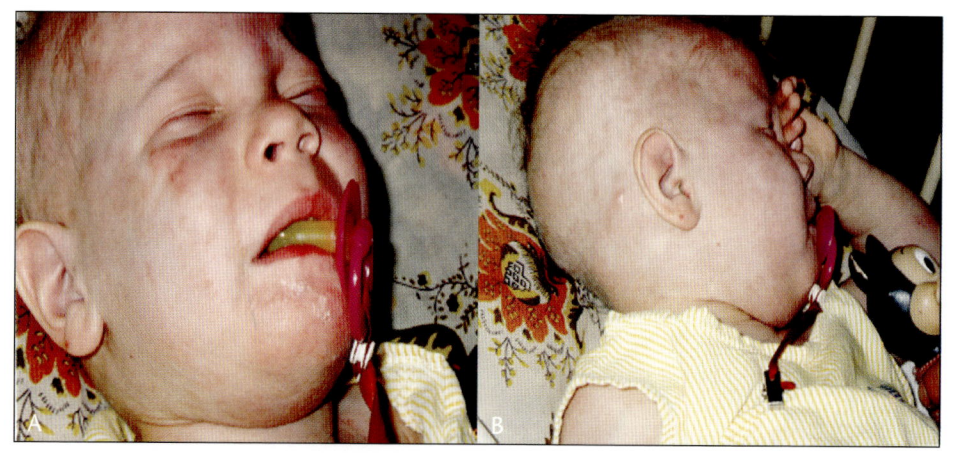

Figura 4.2 Criança portadora de leucemia mieloide aguda com infiltração cutânea nodular difusa em face.

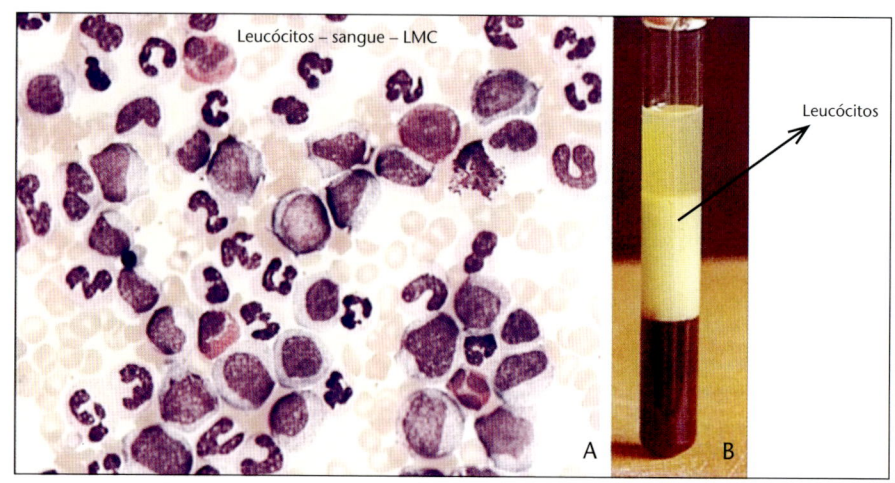

Leucócitos – sangue – LMC

Leucócitos

Figura 5.2 A: esfregaço de sangue periférico da leucemia mieloide crônica; B: tubo com sangue de paciente portador de leucemia mieloide crônica. Notar a camada branca correspondente aos leucócitos.

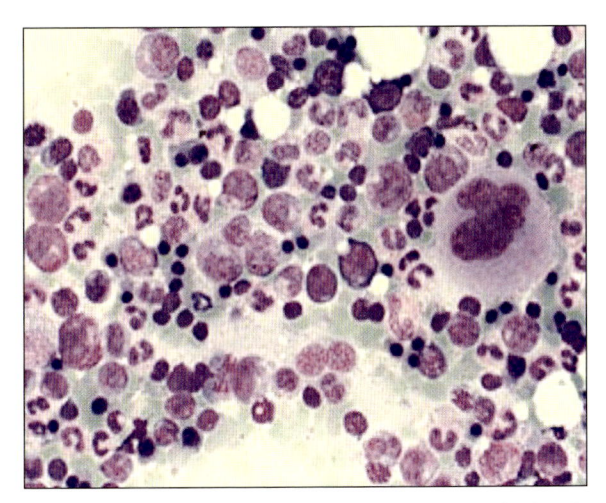

Figura 5.3 Lâmina de medula óssea de leucemia mieloide crônica. Observar a hipercelularidade e o aumento de elementos da série granulocítica.

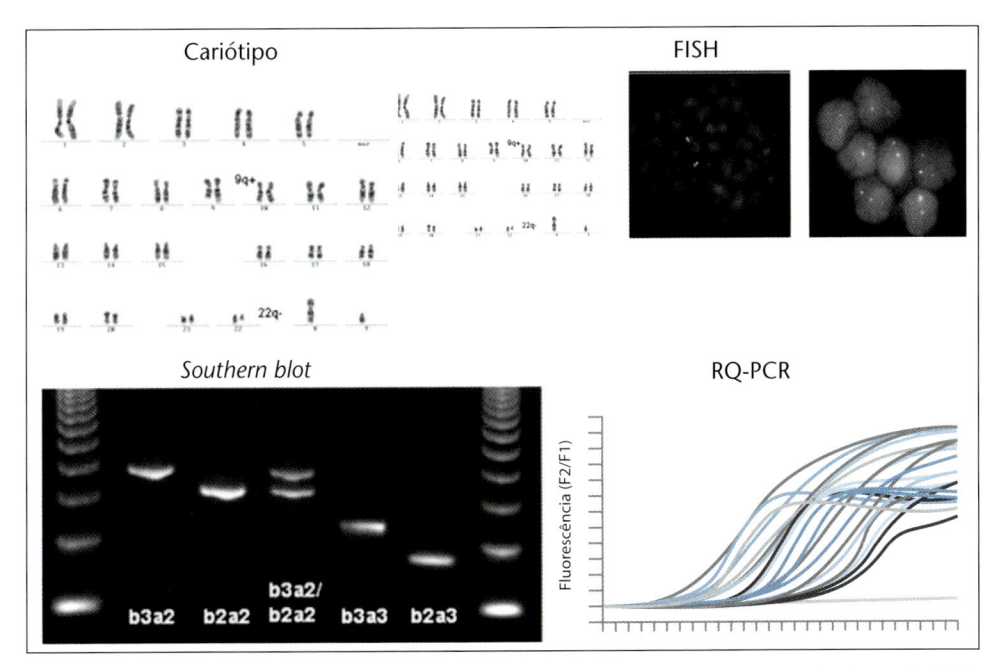

Figura 5.4 Os diversos tipos de exames importantes para o diagnóstico da leucemia mieloide aguda. FISH: hibridização *in situ* por fluorescência; *southern blot*: sequenciamento de DNA; RQ-PCR: reação em cadeia de polimerase quantitativo em tempo real.

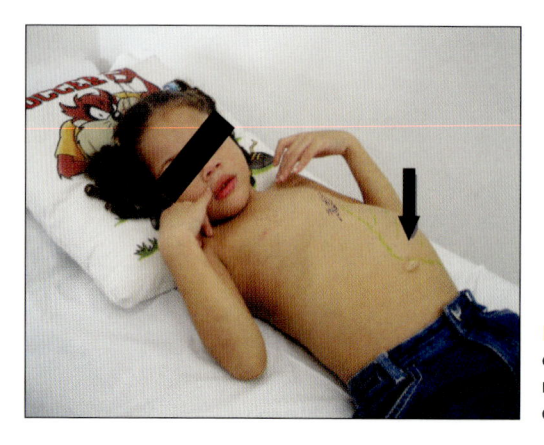

Figura 6.2 Massa abdominal visível em flanco direito notado em exame clínico de rotina, em criança com bom estado geral e cujo diagnóstico revelou tumor de Wilms.

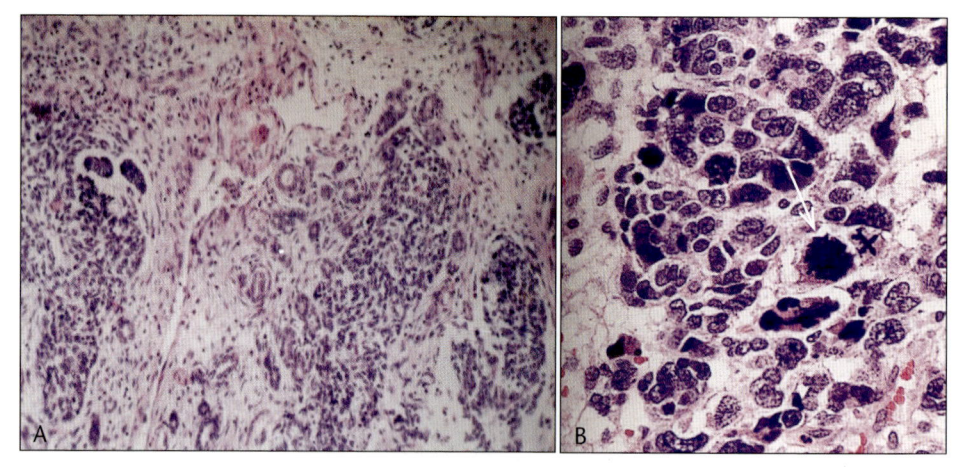

Figura 6.6. Achados histológicos no tumor de Wilms (A). Paciente com histologia favorável evidenciado a forma clássica (B) e o tumor de Wilms com histologia desfavorável. Notar, pela seta, a célula anaplásica gigante com hipercromasia celular e figuras mitóticas.

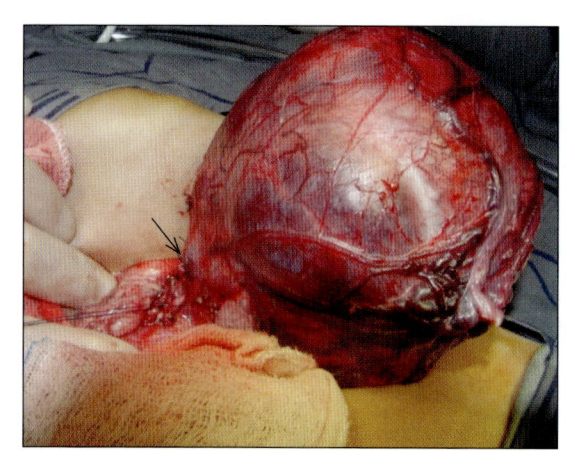

Figura 6.7 Tumor de Wilms. Notar o detalhe da artéria renal, reparada com fio de sutura. A veia renal foi previamente ligada e seccionada (seta).

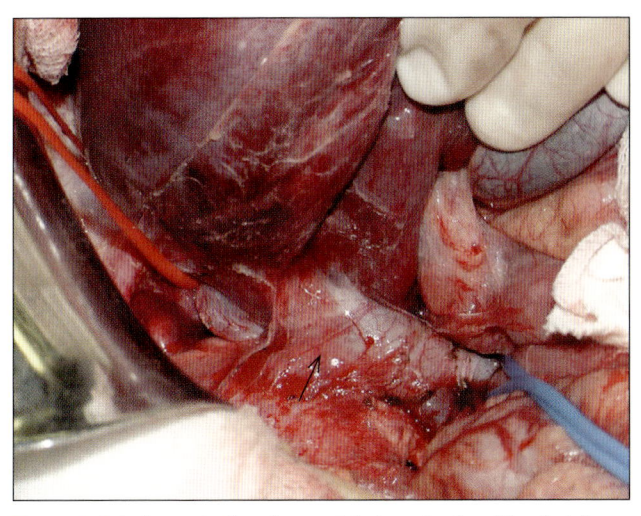

Figura 6.9 Isolamento da veia cava inferior retro-hepática (seta), em sua porção infra (fio de reparo de cor azul) e supra-hepática (fio de reparo vermelho).

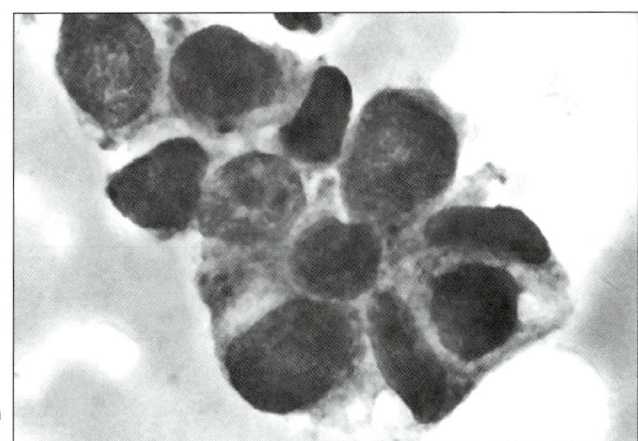

Figura 7.3 Neuroblastoma em medula óssea.

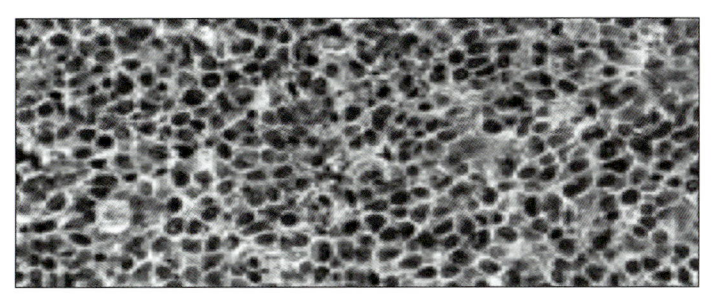

Figura 7.4 Indiferenciado.

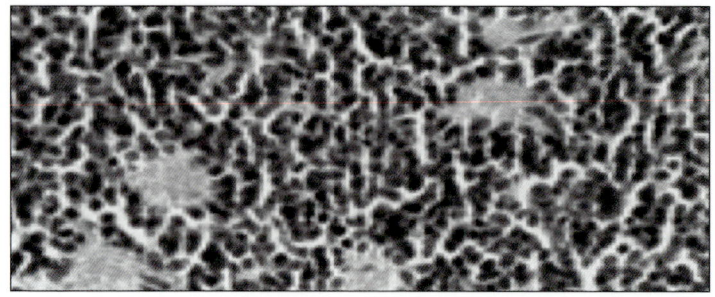

Figura 7.5 Pobremente diferenciado.

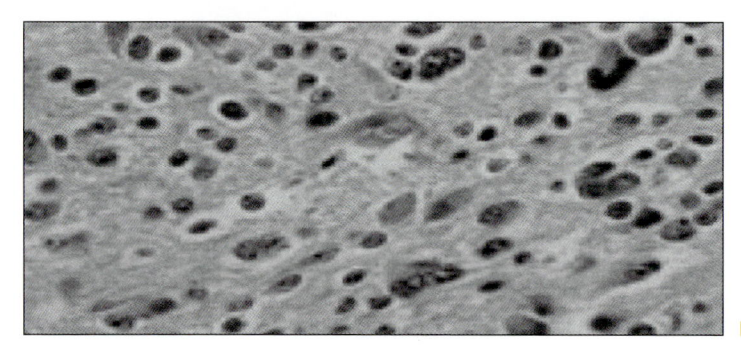

Figura 7.6 Diferenciado.

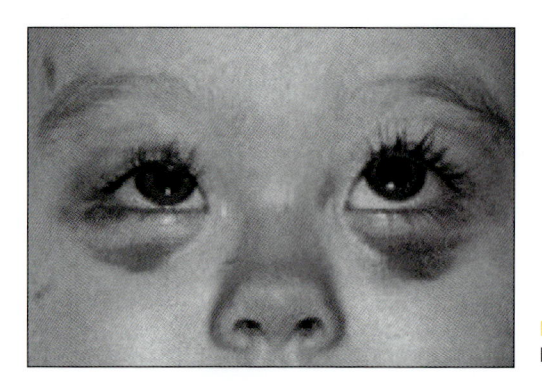

Figura 7.8 Equimoses orbitais e síndrome de Horner.

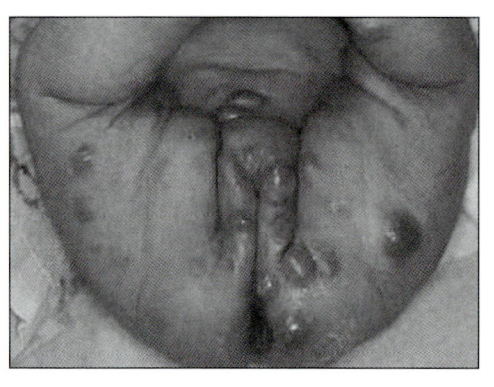

Figura 7.9 Nódulos cutâneos de neuroblastoma (*blueberry muffin baby*).

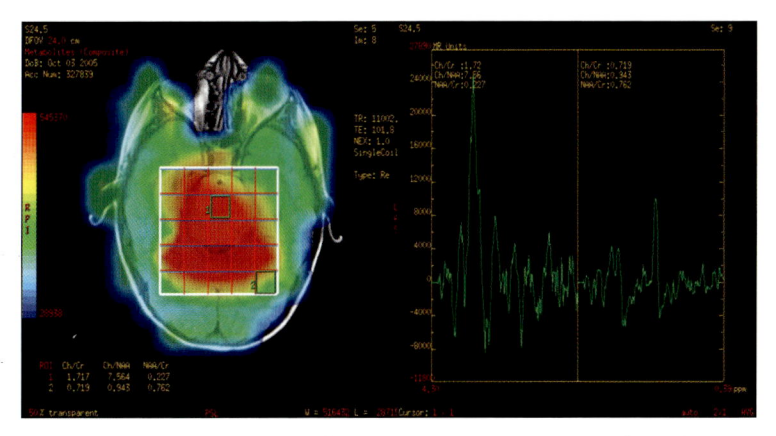

Figura 12.5 Espectroscopia de prótons (ressonância nuclear magnética) demonstrando aumento do pico de colina, o que infere aumento da proliferação/destruição de membranas celulares. Perfil de característica tumoral.

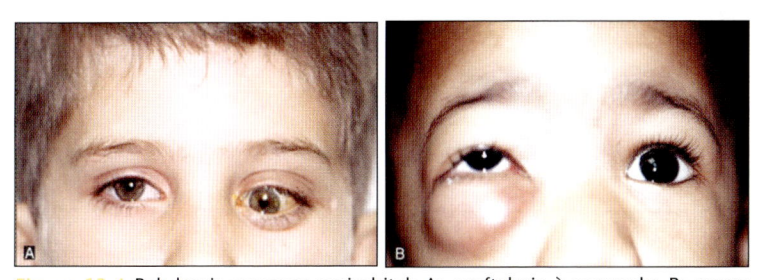

Figura 13.4 Rabdomiossarcoma periorbital: A: exoftalmia à esquerda; B: massa em borda orbital inferior à direita.

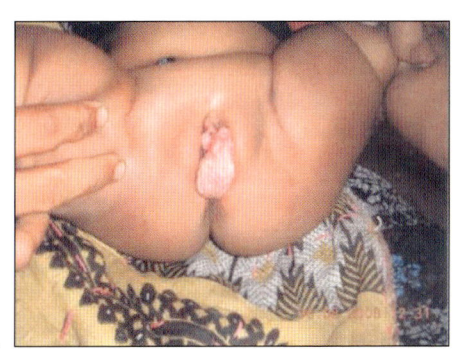

Figura 13.5 Rabdomiossarcoma de vagina.

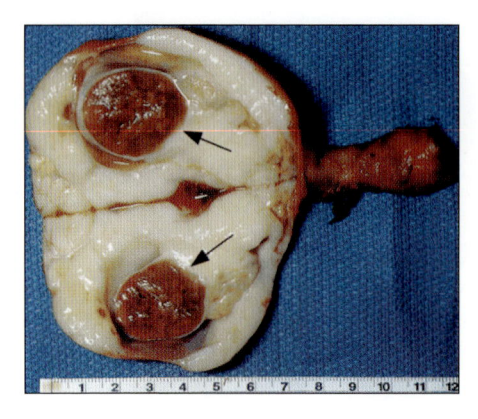

Figura 13.6 Rabdomiossarcoma paratesticular.

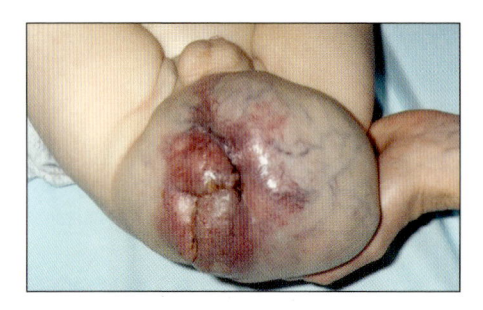

Figura 13.7 Rabdomiossarcoma de região glútea.

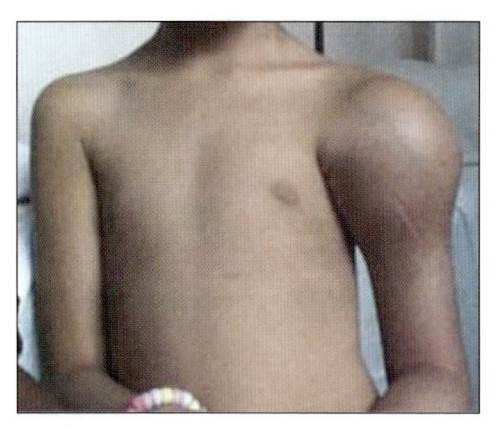

Figura 15.1 Paciente com osteossarcoma de úmero.

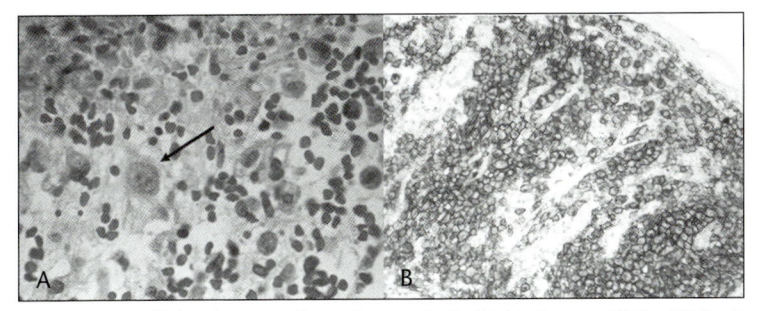

Figura 17.1 Células de Langerhans (A – seta). Positividade para CD1a. Histiocitose em biópsia de pele em paciente com histiocitose de Langerhans por imuno-histoquímica (B).

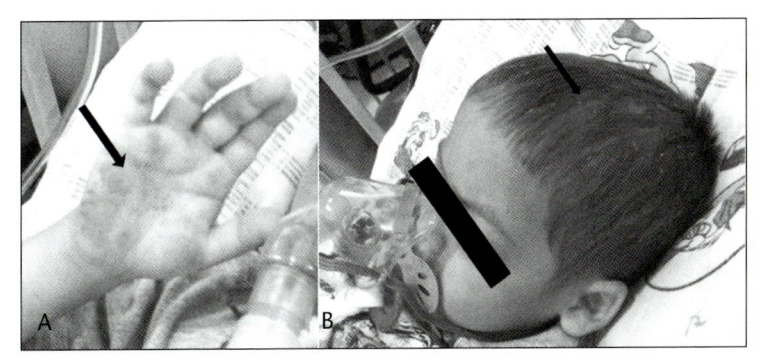

Figura 17.3 Histiocitose com acometimento cutâneo (eczema púrpúrico) na mão (A) e acometimento de couro cabeludo (dermatite seborreica) (B).

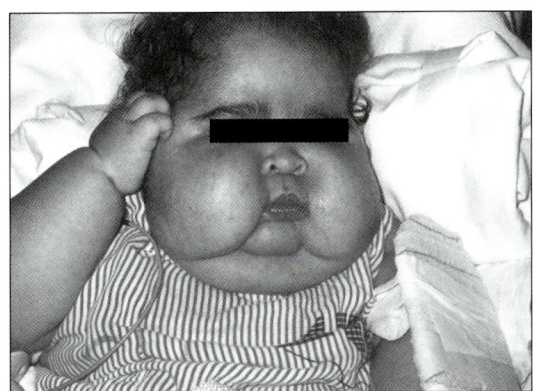

Figura 18.4 Criança com síndrome de Cushing causada por neoplasia de adrenal.